PYTHON WEISHENG JIANKANG JIQI XUEXI
JIBEN FANGFA YU SHIJIAN

Python
卫生健康机器学习基本方法与实践

曾四清 著

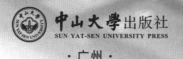

·广州·

版权所有　翻印必究

图书在版编目（CIP）数据

Python卫生健康机器学习基本方法与实践/曾四清著. -- 广州：中山大学出版社，2025.2. -- ISBN 978-7-306-08373-9

Ⅰ.R19-39

中国国家版本馆CIP数据核字第2025J8X548号

出 版 人：	王天琪
策划编辑：	曾育林
责任编辑：	曾育林
封面设计：	曾　斌
责任校对：	王百臻
责任技编：	靳晓虹
出版发行：	中山大学出版社
电　　话：	编辑部 020-84113349，84110776，84111997，84110779，84110283
	发行部 020-84111998，84111981，84111160
地　　址：	广州市新港西路135号
邮　　编：	510275　　传　真：020-84036565
网　　址：	http://www.zsup.com.cn　E-mail：zdcbs@mail.sysu.edu.cn
印 刷 者：	佛山家联印刷有限公司
规　　格：	787mm×1092mm　1/16　15.25印张　386千字
版次印次：	2025年2月第1版　2025年2月第1次印刷
定　　价：	68.00元

如发现本书因印装质量影响阅读，请与出版社发行部联系调换

内容简介

本书主要总结著者多年学习、实践、探索、研究和应用 Python 语言机器学习的基本算法，系统全面地介绍了机器学习 Scikit-learn 库、数据预处理、模型评估和模型选择方法、分类、回归、聚类、降维，以及图像处理和图像识别等内容。全书重点介绍了 30 多种 Python 语言机器学习基本算法在卫生健康领域的实践。分类算法包括逻辑回归分类、线性判别分析、朴素贝叶斯分类、K 近邻分类、决策树分类、随机森林分类、支持向量机分类和多层感知机分类 8 种；回归算法包括普通线性回归、多项式回归、岭回归、Lasso 回归、K 近邻回归、决策树回归、随机森林回归、支持向量回归和多层感知机回归 9 种；聚类算法包括 K-means 聚类、加速 K-means 聚类、谱聚类、均值转换聚类、DBSCAN 聚类、层次聚类和近邻传播算法 7 种；降维算法包括主成分分析、核主成分分析、独立成分分析、非负矩阵分解、截断奇异值分解、线性判别分析、因子分析和特征选择 8 种。各种方法的实践部分主要按照基本原理简介、实践数据、实践任务、语法、实践程序和实践结果六部分进行编写。本书的案例主要来源于卫生健康相关专题调查数据摘编和著者为本书专门创建的数据，具有较好的代表性。本书的案例实践程序是在 Anaconda Spyder 集成开发环境中完成的。在程序部分，各条语句均有较为详尽的注释，便于读者学习理解。各案例的实践程序均具有较好的可复用性。

本书通俗易懂，注重 Python 语言机器学习的技术路线和基本方法实践，易学好用。主要读者对象包括卫生健康行业从业人员、高等院校预防医学和临床医学等专业本科生和研究生，以及其他对机器学习预测和评估技术有需求的人员。本书可以作为 Python 语言机器学习技术培训的入门级教材或参考书。

前　言

2024年12月，我的著作《Python卫生健康统计与可视化——方法与实践》正式出版发行了。3年前，开始撰写该书的时候，原计划除了Python语言基础外，还有另外三个方面的主题内容，包括数据统计分析、可视化和机器学习。初稿基本完成后，我发现如果将它们整合在一起出版，字数将超过百万，一本书的篇幅明显过大。因此，我只好将机器学习方面的内容另行安排，单独成册，写成这本《Python卫生健康机器学习基本方法与实践》。也正因如此，这本书中就没有重复介绍Python语言基础知识方面的内容了。应该说，前后两本书联系起来，就形成了一个较为完整的包括以上四个方面内容的基于Python语言的卫生健康数据处理技术和方法实践体系。

新时代，数据资源多源丰富，数据技术日新月异，数据产业蓬勃发展。随着计算机技术的迅猛发展，人工智能已经渗透到我们学习、工作和生活的各个方面。人工智能包括机器学习、自然语言处理和计算机视觉等许多不同的技术。机器学习使用算法和统计模型来让计算机自动从数据中学习，发现数据中的模式和规律，从而可以预测结果。近年来，机器学习在医学临床领域得到了越来越广泛的应用，并被认为是医疗领域的一个重要新型工具，可被用于包括疾病诊断及预后的临床预测、疾病预测和风险评估等应用中，可谓大有可为，前景广阔。然而，机器学习在疾病控制和公共卫生领域的应用远不及临床领域深入，当下很有必要加强这方面的探索、研究和推广。应该让疾病控制和公共卫生领域成为机器学习方法和技术的重要用武之地。

机器学习能为我们更加充分地实现卫生健康数据价值开发带来更好的解决方案。著作此书的主要目的，是为疾病控制和公共卫生机器学习实践提供一些基本的Python语言解决方案，期望有更多的相关专业人员学习、了解和运用机器学习技术和方法解决卫生健康方面的预测预警和评估等问题，从而让机器学习技术更加广泛、深入地走向卫生健康领域。

Python语言机器学习库有多种，本书介绍的是其中最基本、最有代表性的Scikit-learn机器学习库的基本方法和卫生健康案例实践。全书共分为八章，包括：第一章机器学习Scikit-learn库概述，第二章数据预处理，第三章模型评估和模型选择方法，第四章分类，第五章回归，第六章聚类，第七章降维，第八章图像处理和图像识别。全书共介绍了30多种Python语言机器学习算法实践。各种算法的实践部分主要按照基本原理简介、实践数据、实践任务、语法、实践程序和实践结果六部分进行编写。至于各种机器学习算法的数学模型和结果解释等则没有编入书中，读者可以查阅相应的专业书籍进行学习了解。同时，需要提醒的是，本书的实践程序是在Anaconda Spyder集成开发环境中完成的；Python语言和Scikit-learn库也在不断更新和完善之中，如果读者运行本书提供的程序时，出现有关更新或变动的提示，可根据提示进行处理。

本书的主要特点是基础性、实用性和导向性。本书内容主要包括最基本的监督学习和无监督学习主要算法；本书主要提供了基于Python语言Spyder开发环境和Scikit-learn库的较为全面和完整的各种机器学习算法解决方案，即实践程序具有较好的实用性和可复用性，著者期望读者能够通过将本书提供的算法程序进行移植或者利用新数据置换，从而解决现实中遇到的类似的预测和评估问题；同时，本书内容能为读者进一步深入学习与应用强化学习和深度学习等机器学习人工智能技术打下良好的基础，具有鲜明的技术导向性。著者提出，通过学习并不断应用机器学习等技术，在未来的疾病预测和风险评估中，突破传统的数据分析中"模型选择性应用"的思维，逐步建立"模型动态适配"的思维，以智能化机器学习解决方案解决预测预警和风险评估问题。"模型动态适配"的主要思路是，利用历史数据，通过多种机器学习模型算法和调整参数，建立由多种原生模型及其衍生模型组成的预测预警和风险评估模型池。针对现实问题，再利用现实新数据，并通过智能化"模型动态适配"的方法，在模型池中进行适宜模型的动态比对选择和参数优化调整，从而动态确定实时最优模型以用于动态预测预警和风险评估。这个过程就如同一个人在成长过程中需要穿衣着装，从前是随着个体生长发育情况请裁缝师傅"量身定制"衣服，而现在是制衣厂批量生产服装，个人根据需要可以随时去到服装店试衣服和买衣服穿着。机器学习和人工智能技术完全能够帮助我们在数据分析利用方面实现类似的转变、改进和创新，甚至是飞跃。因此，希望本书能够起到这样的导向作用，让大家重视机器学习技术的学习和其在卫生健康领域的创新应用。

本书通俗易懂，易学实用。主要读者对象包括卫生健康行业从业人员、高等院校预防医学和临床医学等专业的本科生和研究生，以及其他对机器学习预测和评估技术有需求的人员。本书可以作为 Python 语言机器学习技术培训的入门级教材或参考书。如果您需要了解 Python 语言的基础知识和数据统计分析与可视化技术，可以阅读著者前期出版的《Python 卫生健康统计与可视化——方法与实践》一书。

这里，著者需要提醒读者在阅读参考本书时需要注意以下情况。

本书第一章第一节 Scikit-learn 机器学习简介介绍了比较完整的机器学习技术路线，其中包括在创建和训练机器学习算法模型之前，首先需要对特征数据进行标准化或独热编码等预处理。当然，如果特征数据本身就是统一标准的，就不需要进行标准化处理这一步骤了。在本书中，为了节省部分篇幅和展示有所不同的技术路线，在第四章分类和第五章回归的学习算法均省略了数据标准化处理过程，部分还省略了独热编码过程；在第六章聚类和第七章降维的大部分学习算法则均按照比较全面和完善的技术路线，先将数据拆分为训练集和测试集，再分别进行标准化处理，然后再训练机器学习算法模型。如果先将数据进行标准化处理，再将数据拆分为训练集和测试集，然后再训练机器学习算法模型，则可能由于测试集数据的部分信息被提前"泄露"到训练集中，而对模型训练和测试结果产生一定的负面影响。希望读者能注意到这一点，可以自己针对同样的机器学习任务，尝试比较一下两种技术路线学习结果之间的差异。在实际应用过程中，要尽可能选择比较合适和完善的技术路线。

另外，本书的实践程序中，"#"符号主要作为实践程序文件名、程序代码块内容和代码行注释语句的标识符使用，也有少数代码行前加有"#"符号，表示该行代码临时禁止运行，如果删除该"#"符号，即可恢复所在行代码的运行。

在本书的写作过程中，著者学习参阅了大量的文献和公开课程，在此对它们的贡献者表示最诚挚的感谢！非常感谢我的同事们提供了一些用于摘编实践案例的原始数据，正是这些代表性案例让各种机器学习算法在实践中生辉。本书能够及时出版，要感谢我的同事们和中山大学出版社多位老师的大力支持和帮助！还要感谢家人的热情支持和鼓励！

由于著者水平和能力有限，书中可能会出现一些错漏或不当之处，还请读者谅解并不吝指教！

人工智能和机器学习技术方兴未艾，将为我们的工作和生活带来更多更美好的改变。让我们一起，在各自的领域学习、探索和应用机器学习技术，共同迎接更加智能、美好的明天！

曾四清

2024 年 12 月于广州

目　录

第一章　机器学习 Scikit-learn 库概述 …… 1

第一节　Scikit-learn 机器学习简介 …… 1
一、机器学习算法分类 …… 1
二、Scikit-learn 库的特点 …… 2
三、Scikit-learn 库的主要功能 …… 3
四、Scikit-learn 库的调用、安装、升级和卸载 …… 3
五、Scikit-learn 机器学习技术路线 …… 4

第二节　数据预处理方法 …… 6
一、数值型数据预处理方法 …… 6
二、分类数据预处理方法 …… 7
三、特征提取方法 …… 8
四、数据预处理类的主要方法 …… 9

第三节　监督学习和无监督学习算法 …… 9
一、监督学习：分类与回归 …… 9
二、无监督学习：聚类与降维 …… 12

第四节　模型评估和选择方法 …… 14
一、模型评估方法 …… 14
二、模型选择方法 …… 15
三、模型评估可视化方法 …… 15

第二章　数据预处理 …… 16

第一节　数据清理 …… 16
一、实践数据 …… 16
二、实践任务 …… 17
三、实践程序 …… 17
四、实践结果 …… 18

第二节　缺失值填充 …… 19
一、实践数据 …… 19
二、实践任务 …… 19
三、实践程序 …… 19

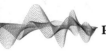

  四、实践结果 ………………………………………………………………………… 20
 第三节 数据转化和转换 ……………………………………………………………… 22
  一、实践数据 ………………………………………………………………………… 22
  二、实践任务 ………………………………………………………………………… 22
  三、实践程序 ………………………………………………………………………… 22
  四、实践结果 ………………………………………………………………………… 24
 第四节 特征缩放和标准化归一化 …………………………………………………… 26
  一、实践数据 ………………………………………………………………………… 26
  二、实践任务 ………………………………………………………………………… 26
  三、实践程序 ………………………………………………………………………… 26
  四、实践结果 ………………………………………………………………………… 28
 第五节 分类变量编码和哑变量转化 ………………………………………………… 29
  一、实践数据 ………………………………………………………………………… 29
  二、实践任务 ………………………………………………………………………… 29
  三、实践程序 ………………………………………………………………………… 29
  四、实践结果 ………………………………………………………………………… 30

第三章 模型评估和模型选择方法 …………………………………………………… 32
 第一节 回归模型评估 …………………………………………………………………… 32
  一、评估指标和计算方法 …………………………………………………………… 32
  二、语法示例 ………………………………………………………………………… 33
 第二节 分类模型评估 …………………………………………………………………… 33
  一、评估指标和计算方法 …………………………………………………………… 33
  二、语法示例 ………………………………………………………………………… 35
 第三节 交叉验证 ………………………………………………………………………… 38
  一、交叉验证方法 …………………………………………………………………… 38
  二、语法 ……………………………………………………………………………… 38
 第四节 聚类模型评估 …………………………………………………………………… 39
  一、评估指标和计算方法 …………………………………………………………… 39
  二、语法示例 ………………………………………………………………………… 40
 第五节 工作流机器学习 ……………………………………………………………… 40
  一、实践数据 ………………………………………………………………………… 40
  二、实践任务 ………………………………………………………………………… 40
  三、Pipeline 和 train_test_split 语法 ……………………………………………… 41
  四、实践程序 ………………………………………………………………………… 42
  五、实践结果 ………………………………………………………………………… 44

第六节　模型选择
一、GridSearchCV 穷举搜索法 ······ 46
二、RandomizedSearchCV 随机搜索法 ······ 47
三、从多种学习算法中选择最佳模型 ······ 48

第四章　分类 ······ 50
第一节　逻辑回归分类 ······ 50
一、Logistic 回归二分类 ······ 50
二、Logistic 回归多分类 ······ 54

第二节　线性判别分析 ······ 57
一、实践数据 ······ 57
二、实践任务 ······ 57
三、LinearDiscriminantAnalysis 语法 ······ 58
四、实践程序 ······ 58
五、实践结果 ······ 60

第三节　朴素贝叶斯分类 ······ 60
一、实践数据 ······ 61
二、实践任务 ······ 61
三、GaussianNB 语法 ······ 61
四、实践程序 ······ 62
五、实践结果 ······ 63

第四节　K 近邻分类 ······ 64
一、实践数据 ······ 64
二、实践任务 ······ 64
三、KNeighborsClassifier 语法 ······ 64
四、实践程序 ······ 65
五、实践结果 ······ 66

第五节　决策树分类 ······ 67
一、实践数据 ······ 67
二、实践任务 ······ 68
三、DecisionTreeClassifier 语法 ······ 68
四、实践程序 ······ 69
五、实践结果 ······ 71

第六节　随机森林分类 ······ 72
一、实践数据 ······ 73
二、实践任务 ······ 73

三、RandomForestClassifier 语法 ······ 73
四、实践程序 ······ 74
五、实践结果 ······ 76

第七节 支持向量机分类 ······ 77
一、实践数据 ······ 77
二、实践任务 ······ 77
三、SVC 语法 ······ 78
四、实践程序 ······ 79
五、实践结果 ······ 80

第八节 多层感知机分类 ······ 81
一、实践数据 ······ 81
二、实践任务 ······ 81
三、MLPClassifier 语法 ······ 81
四、实践程序 ······ 83
五、实践结果 ······ 84

第五章 回归 ······ 85

第一节 普通线性回归 ······ 85
一、实践数据 ······ 85
二、实践任务 ······ 85
三、LinearRegression 语法 ······ 85
四、实践程序 ······ 86
五、实践结果 ······ 87

第二节 多项式回归 ······ 88
一、实践数据 ······ 88
二、实践任务 ······ 89
三、PolynomialFeatures 语法 ······ 89
四、实践程序 ······ 89
五、实践结果 ······ 91

第三节 岭回归 ······ 92
一、实践数据 ······ 92
二、实践任务 ······ 92
三、Ridge 语法 ······ 93
四、实践程序 ······ 94
五、实践结果 ······ 95

第四节　Lasso 回归 ··· 96
一、实践数据 ··· 96
二、实践任务 ··· 97
三、Lasso 语法 ··· 97
四、实践程序 ··· 98
五、实践结果 ··· 99

第五节　K 近邻回归 ··· 100
一、实践数据 ··· 100
二、实践任务 ··· 100
三、KNeighborsRegressor 语法 ··· 101
四、实践程序 ··· 101
五、实践结果 ··· 103

第六节　决策树回归 ··· 104
一、实践数据 ··· 104
二、实践任务 ··· 104
三、DecisionTreeRegressor 语法 ··· 104
四、实践程序 ··· 104
五、实践结果 ··· 106

第七节　随机森林回归 ··· 107
一、实践数据 ··· 107
二、实践任务 ··· 107
三、RandomForestRegressor 语法 ··· 107
四、实践程序 ··· 108
五、实践结果 ··· 109

第八节　支持向量回归 ··· 110
一、实践数据 ··· 110
二、实践任务 ··· 110
三、SVR 语法 ··· 111
四、实践程序 ··· 111
五、实践结果 ··· 112

第九节　多层感知机回归 ··· 113
一、实践数据 ··· 113
二、实践任务 ··· 114
三、MLPRegressor 语法 ··· 114
四、实践程序 ··· 114
五、实践结果 ··· 116

第六章 聚类 …… 117

第一节 K-means 聚类 …… 117
一、实践数据 …… 117
二、实践任务 …… 117
三、KMeans 语法 …… 117
四、实践程序 …… 118
五、实践结果 …… 120

第二节 加速 K-means 聚类 …… 122
一、实践数据 …… 122
二、实践任务 …… 122
三、MiniBatchKMeans 语法 …… 122
四、实践程序 …… 123
五、实践结果 …… 125

第三节 谱聚类 …… 126
一、实践数据 …… 127
二、实践任务 …… 127
三、SpectralClustering 语法 …… 127
四、实践程序 …… 128
五、实践结果 …… 130

第四节 均值转换聚类 …… 131
一、实践数据 …… 131
二、实践任务 …… 131
三、MeanShift 语法 …… 131
四、实践程序 …… 132
五、实践结果 …… 133

第五节 DBSCAN 聚类 …… 134
一、实践数据 …… 135
二、实践任务 …… 135
三、DBSCAN 语法 …… 135
四、实践程序 …… 136
五、实践结果 …… 138

第六节 层次聚类 …… 139
一、实践数据 …… 139
二、实践任务 …… 139
三、AgglomerativeClustering 语法 …… 140
四、实践程序 …… 140

五、实践结果 …………………………………………………………………………… 142
　第七节　近邻传播算法 ………………………………………………………………… 143
　　　一、实践数据 …………………………………………………………………………… 143
　　　二、实践任务 …………………………………………………………………………… 143
　　　三、AffinityPropagation 语法 …………………………………………………………… 144
　　　四、实践程序 …………………………………………………………………………… 144
　　　五、实践结果 …………………………………………………………………………… 146

第七章　降维 ……………………………………………………………………………… 148

　第一节　主成分分析 …………………………………………………………………… 148
　　　一、实践数据 …………………………………………………………………………… 148
　　　二、实践任务 …………………………………………………………………………… 148
　　　三、PCA 语法 …………………………………………………………………………… 148
　　　四、实践程序 …………………………………………………………………………… 149
　　　五、实践结果 …………………………………………………………………………… 151
　第二节　核主成分分析 ………………………………………………………………… 154
　　　一、实践数据 …………………………………………………………………………… 154
　　　二、实践任务 …………………………………………………………………………… 154
　　　三、KernelPCA 语法 …………………………………………………………………… 154
　　　四、实践程序 …………………………………………………………………………… 155
　　　五、实践结果 …………………………………………………………………………… 158
　第三节　独立成分分析 ………………………………………………………………… 161
　　　一、实践数据 …………………………………………………………………………… 161
　　　二、实践任务 …………………………………………………………………………… 161
　　　三、FastICA 语法 ……………………………………………………………………… 162
　　　四、实践程序 …………………………………………………………………………… 162
　　　五、实践结果 …………………………………………………………………………… 164
　第四节　非负矩阵分解 ………………………………………………………………… 166
　　　一、实践数据 …………………………………………………………………………… 166
　　　二、实践任务 …………………………………………………………………………… 166
　　　三、NMF 语法 …………………………………………………………………………… 166
　　　四、实践程序 …………………………………………………………………………… 167
　　　五、实践结果 …………………………………………………………………………… 169
　第五节　截断奇异值分解 ……………………………………………………………… 170
　　　一、实践数据 …………………………………………………………………………… 170
　　　二、实践任务 …………………………………………………………………………… 170

三、TruncatedSVD 语法 ... 171
四、实践程序 ... 171
五、实践结果 ... 173

第六节 线性判别分析 ... 175
一、实践数据 ... 175
二、实践任务 ... 175
三、LinearDiscriminantAnalysis 语法 ... 175
四、实践程序 ... 175
五、实践结果 ... 177

第七节 因子分析 ... 178
一、实践数据 ... 179
二、实践任务 ... 179
三、FactorAnalysis 语法 ... 179
四、实践程序 ... 180
五、实践结果 ... 181

第八节 特征选择 ... 182
一、实践数据 ... 182
二、实践任务 ... 183
三、VarianceThreshold 语法 ... 183
四、实践程序 ... 183
五、实践结果 ... 184

第八章 图像处理和图像识别 ... 185

第一节 图像基本知识 ... 185
一、颜色值 ... 185
二、像素 ... 186
三、图像坐标系 ... 186

第二节 Pillow 库安装及主要模块 ... 186
一、安装和导入 Pillow 库 ... 186
二、主要模块及功能 ... 186

第三节 Image 模块和 Image 类的主要功能用法 ... 188
一、打开图像 ... 189
二、保存图像 ... 190
三、查看图像的属性 ... 190
四、图像缩放 ... 191
五、图像裁剪 ... 192

六、图像旋转 …………………………………………………………………… 193
七、图像翻转 …………………………………………………………………… 193
八、新建图像 …………………………………………………………………… 194
九、图像复制 …………………………………………………………………… 195
十、图像粘贴 …………………………………………………………………… 195
十一、图像合并 ………………………………………………………………… 196
十二、图像合成 ………………………………………………………………… 197
十三、改变像素生成新图像 …………………………………………………… 199
十四、生成缩略图像 …………………………………………………………… 199
十五、图像颜色直方图 ………………………………………………………… 200
十六、分解像素值 ……………………………………………………………… 203

第四节　ImageStat 模块图像统计 ………………………………………………… 205
一、语法 ………………………………………………………………………… 205
二、用法示例程序 ……………………………………………………………… 205
三、运行结果 …………………………………………………………………… 206

第五节　其他模块的用法 …………………………………………………………… 207
一、图像滤镜 …………………………………………………………………… 207
二、添加水印 …………………………………………………………………… 208

第六节　图像数字化处理 …………………………………………………………… 209
一、实践数据 …………………………………………………………………… 209
二、实践任务 …………………………………………………………………… 211
三、主要技术路线 ……………………………………………………………… 211
四、实践程序 …………………………………………………………………… 211
五、实践结果 …………………………………………………………………… 213

第七节　图像分类 …………………………………………………………………… 214
一、采用单一分类算法进行图像分类 ………………………………………… 214
二、从多种学习算法中选择最佳模型进行图像分类 ………………………… 218

主要参考文献 ………………………………………………………………………… 223

第一章　机器学习 Scikit-learn 库概述

第一节　Scikit-learn 机器学习简介

一、机器学习算法分类

机器学习（machine learning）的主要目的是通过解释数据来建立模型，是实现人工智能的手段。机器学习致力于研究如何通过计算的手段，利用经验来改善系统自身的性能。机器学习研究的主要对象是在计算机上从数据中产生"模型"（model）的算法，即"学习算法"（learning algorithm）。从数据中学得模型的过程称为"学习"（learning）或"训练"（training），这个过程就是通过执行某个学习算法来完成的；有了学习算法，就能基于经验数据产生模型，在面对新的数据时，就能根据模型提供相应的判断。可以说，机器学习是关于"学习算法"的学问。

机器学习一般分为监督学习（supervised learning）、无监督学习（unsupervised learning）、半监督学习（semi supervised learning）、强化学习（reinforcement learning，也称增强学习）和深度学习（deep learning）。

监督学习和无监督学习的最大区别在于数据是否有标签（label，或称标记）。

监督学习是利用一组带有标签的数据，学习从输入到输出的映射，然后将这种映射关系应用到未知标签的新数据上，从而达到分类或回归的目的。监督学习算法包括分类和回归：当输出是离散的，学习任务为分类任务；当输出是连续的，学习任务为回归任务。分类主要是确定对象所属的类别，可用于体质分类、疾病预测和图像识别等，其中包括逻辑回归分类、线性判别分析和支持向量机分类等算法。回归主要是预测对象的连续值属性，可用于体质指标预测、疾病流行强度预测和健康危害因素评估等，其中包括普通线性回归、多项式回归和随机森林回归等。

无监督学习是利用无标签的数据学习数据的分布或数据与数据之间的关系。无监督学习最常应用的场景是聚类（clustering）和降维（dimensionality reduction）。聚类就是将相似对象自动分配到同一组别中，可用于客户细分和实验结果分组，是根据数据的"相似性"将数据分为多类的过程。评估两个不同样本之间的"相似性"通常使用的方法就是计算两个样本之间的"距离"。距离的定义方法包括欧氏距离、曼哈顿距离、马氏距离和余弦相似度等。使用不同的方法计算样本间的距离会关系到聚类结果的好坏。聚类算法包含 K-means 聚类、DBSCAN 聚类和层次聚类等。以同样的数据集应用于不同的算法，可能会得到不同的结果，算法所耗费的时间也不尽相同，这是由算法的特性决定的。聚类算法可用于指标归类、样本归类和疾病归类（分期）等。降维就是在保证数据所具有的代表性特性或者分布的情况下，将高维数据转化为低维数据的过程，就是减少需要考虑的随机变量数量。其可用于数据的可视化和提高效率。降维算法包括主成分分析、非负矩阵分解和因子分析等，其可用于指标综合分析、样品综合评价、寻找解释原始变量之间关系的公因子等。

半监督学习是在无法使用大规模注释数据时,使用无标签数据来提高模型性能的方法。该方法的核心在于为无标签数据生成伪标签,再联合有标签数据协同训练目标检测模型。

强化学习是关于知识的学习,即从经验中学习。强化学习的目标是利用智能体与其环境的交互以及潜在的延迟反馈来优化决策,它通过采样、评估和延迟反馈同时处理顺序决策问题。在标准的强化学习设置中,一个代理机制与它的环境进行交流,并被赋予一个它试图优化的奖励功能。代理的目的是理解其决策的效果,并发现在训练和学习过程中最大化其奖励的最佳策略。

典型的深度学习模型就是很深层的神经网络,它包括多层感知器(multilayer perceptron,MLP)、卷积神经网络(convolutional neural network,CNN)、循环神经网络(recurrent neural network,RNN)和目标检测算法等。其中,MLP 是最基础的深度神经网络(deep neural network,DNN)算法模型,它是一种包含多个隐藏层的前馈人工神经网络模型,能够学习输入数据的复杂特征表示。它广泛应用于图像分类、语音识别、自然语言处理和推荐系统等领域。CNN 是深度学习的代表性算法之一,是一类包含卷积计算且具有深度结构的前馈神经网络(feedforward neural networks,FNN)。基于 CNN 的深度学习算法在图像目标智能识别、目标检测和场景分类等方面已得到广泛应用。RNN 是一种能够处理序列数据的神经网络,具有记忆功能,能够捕捉序列中的长期依赖关系。常见的 RNN 变体有长短时记忆网络(long short-term memory,LSTM)和门控循环单元(gated recurrent unit,GRU),它们有效解决了传统 RNN 存在的梯度消失和梯度爆炸问题。还有一类深度学习算法是目标检测算法。其中 Mask R-CNN 是一种用于对象检测和实例分割的 CNN 模型,不仅具有较高检测性能,还能对检测目标进行像素级分割,是近年来较为常用的深度学习算法之一,已广泛用于自动驾驶、人脸识别、医学图像分析等领域。

Python 的机器学习库有很多,其中最常用的几个包括 Scikit-learn、TensorFlow、PyTorch 和 Keras 等。本书主要介绍 Scikit-learn 库的机器学习方法及其在卫生健康领域的应用。

二、Scikit-learn 库的特点

Scikit-learn(Sklearn)是基于 NumPy、SciPy 和 Matplotlib 构建的 Python 语言的机器学习库,是简单高效的数据挖掘和数据分析工具,可在各种环境中重复使用。它是一个开源的机器学习库,是机器学习领域初学者首选的 Python 库。其主要优势包括:

(1)易用性。使用简单,用户不一定需要具备模型背后的数理知识。

(2)易切换。因其一致的 API 和语法,使用时非常容易从一个模型切换到另外一个模型。

(3)高涵盖性。Scikit-learn 库涵盖了大部分的监督学习和无监督学习算法,而且仍在不断添加新的算法模型。

(4)可靠性。在多个合作者的不断维护下,Scikit-learn 的性能比较完善和可靠。

(5)易学性。Scikit-learn 库提供了较为完整的学习帮助文档和案例,便于使用者学习参考。

不过,Scikit-learn 库也有不足,主要是:

(1)缺乏灵活性。用户在模型架构或参数调整方面没有太多自由发挥的空间。

(2)不支持深度学习。Scikit-learn 库的神经网络模块目前支持用于回归和分类的多层感知器,不支持更多的深度神经网络模型分析,不适合处理复杂数据的机器学习问题。

三、Scikit-learn 库的主要功能

Scikit-learn 库主要用于处理数据和训练模型，其功能包括：

（1）数据预处理。包括数值型数据特征缩放、标准化、归一化、生成多项式和交互特征、异常值的识别和处理、特征离散化、分组，以及无序分类特征编码、有序特征分类编码、特征字典编码、处理不均衡分类等数据预处理方法。

（2）机器学习算法。

Scikit-learn 库的分类算法包括：①逻辑回归分类（LogisticRegressionCV）。②线性判别分析（LinearDiscriminantAnalysis）。③K 近邻分类（KNeighborsClassifier）。④决策树分类（DecisionTreeClassifier）。⑤随机森林分类（RandomForestClassifier）。⑥AdaBoost 分类。⑦Bagging 分类。⑧支持向量机分类（SVC）。⑨朴素贝叶斯（naive_bayes）分类。⑩人工神经网络多层感知机分类（MLPClassifier）等。

回归算法包括：①普通线性回归（LinearRegression）。②多项式回归（PolynomialFeatures）。③岭回归（Ridge）。④Lasso 回归（Lasso）。⑤偏最小二乘回归（PLSRegression）。⑥K 近邻回归（KNeighborsRegressor）。⑦支持向量回归（SVR）。⑧决策树回归（DecisionTreeRegressor）。⑨随机森林回归（RandomForestRegressor）。⑩AdaBoost 回归。⑪Bagging 回归。⑫人工神经网络多层感知机回归（MLPRegressor）等。

聚类算法包括：①K-means 聚类（KMeans）。②加速 K-means 聚类（MiniBatchKMeans）。③谱聚类（SpectralClustering）。④均值转换聚类（MeanShift）。⑤基于密度的聚类（DBSCAN）。⑥层次聚类（AgglomerativeClustering）。⑦近邻传播算法（AffinityPropagation）等。

降维算法包括：①主成分分析（PCA）。②核主成分分析（KernelPCA）。③独立成分分析（FastICA）。④非负矩阵分解（NMF）。⑤截断奇异值分解（TruncatedSVD）。⑥线性判别分析（LinearDiscriminantAnalysis）。⑦因子分析（FactorAnalysis）。⑧特征选择（feature_selection）等。

（3）模型评估。采用 Hold-out 验证（hold-out validation）、K 折交叉验证（K-fold cross-validation）、受试者工作特征（receiving operating characteristic，ROC）曲线、混淆矩阵（confusion matrix）等方法评估分类模型；采用计算均方误差（mean squared error，MSE）、决定系数 R^2 等评估回归模型；采用轮廓系数（silhouette coefficient）评估聚类模型；采用学习曲线（learning curve）评估训练集中观察值的数量对模型效果的影响；采用嵌套交叉验证评估通过模型选择所找到的模型的性能。

（4）生成样本数据集来测试算法。

（5）模型选择。包括穷举搜索（GridSearchCV）、随机搜索（RandomizedSearchCV），以及算法及其超参数搜索等方法。

（6）进行预测。将新数据输入模型以预测结果。

（7）进行特征提取。从图像或文本数据中提取特征。

四、Scikit-learn 库的调用、安装、升级和卸载

1. 开发环境和调用

Anaconda 包括最新版本的 Scikit-learn 库，还有一大批适用于 Windows、Mac OSX 和 Linux 的

科学 Python 库。Anaconda 提供的 Scikit-learn 库是作为其免费分发的一部分。

本书的实践程序是在 Python 集成开发平台 Anaconda 管理的 Spyder 开发环境下编写和运行的。Anaconda 是可以便捷获取包且能够对包进行管理，同时可以对环境统一管理的发行版本。Anaconda 包含了 Conda、Python 在内的超过 800 个科学包及其依赖项。其包含的科学包包括：Conda、NumPy、SciPy、Pandas、Scikit-learn、IPython、Spyder、Jupyter Notebook 等。其中，Spyder 是一个简单的集成开发环境，提供高级的代码编辑、交互测试、调试和运行等功能。

Anaconda 集成开发平台可以通过访问其官网 https://www.anaconda.com/（https://www.continuum.io）下载安装，也可以访问国内镜像站，如清华大学开源软件镜像站 https://mirrors.tuna.tsinghua.edu.cn/anaconda/archive/ 下载安装。成功安装了 Anaconda 集成开发平台，就可以直接在该平台中的 Spyder 开发环境下调用 Scikit-learn 库。

2. 安装最新版本

如果你已经有一个合适的 NumPy 和 SciPy 版本，安装 Scikit-learn 库最简单的方法是使用 pip install 或者 conda install：

pip install -U scikit-learn

conda install scikit-learn

如果你还没有安装 NumPy 或 SciPy，还可以使用 Conda 或 pip 来安装它们。

3. 升级或卸载

（1）pip 命令升级或卸载。

仅适用于通过 pip install 安装的软件包。

使用 pip install -U scikit-learn 升级，使用 pip uninstall scikit-learn 卸载。但可能无法正确删除 Conda 命令安装的文件。

（2）Anaconda 或者 Conda 安装的 Scikit-learn 库升级或卸载。

不应该使用 pip 命令升级或卸载。

升级 Scikit-learn 库：

conda update scikit-learn

卸载 Scikit-learn 库：

conda remove scikit-learn

五、Scikit-learn 机器学习技术路线

（一）Scikit-learn API

Scikit-learn API 提供了一种有效统一的语法和逻辑，其具有 3 个接口，包括估算器、预测器和转换器。由于 API 具有一致性，将某种方法用于一种机器学习算法就同样可以应用于其他算法。

估算器用于创建模型并利用数据进行拟合训练模型。它的工作原理是首先初始化要使用的模型，然后应用 fit() 方法和数据学习训练模型。在监督学习算法中，fit() 方法以两组独立的变量，即特征变量（X_train）和目标变量（Y_train）接受训练数据作为参数；在无监督学习算法中，它只接受第一个参数（X_train）。除了训练数据之外，有些算法模型还需要其他参数（称之为超参数），这些超参数的初始值一般为其默认值，但可以进行人为调整从而提高模型的性能。估算器还可用于特征提取、特征选择和降维。

预测器是根据训练学习得到的模型，其可利用新数据进行预测。对于监督学习算法，其向估算器学习训练得到的模型提供一组新特征变量数据（X_test），通过在模型训练后学习得到的参数获得相应的目标或标签（Y_predict）。对于无监督学习，其将利用训练得到的模型把新的实例分配给相应的集群。预测器还可以估算预测的置信度。预测的方法为 predict( )。

转换器用于转换数据，其通过 transform( ) 方法对数据进行预处理。如果对输入模型的数据进行了转换，那么在利用模型对新数据进行预测前，对新数据也要进行相同的转换，以保证新数据和训练模型使用的数据遵循相同的分布。

（二）Scikit-learn 机器学习步骤

1. Python 机器学习技术路线

（1）加载相关库 / 包 / 模块 / 类。包括 NumPy、Pandas 等基本库，matplotlib.pyplot 等可视化库，sklearn.preprocessing.StandardScaler 等标准化模块，以及 sklearn.Linear_model.LinearRegression、sklearn.neighbours.KNeighboursClassifier 或 sklearn.cluster.KMeans 等机器学习模型算法类。

（2）加载数据。

（3）拆分数据。传统的机器学习方法是将数据拆分为训练集、验证集和测试集 3 个子集。训练集用于训练不同的模型，验证集用于评估和调整每个模型的超参数以选择一个最优的超参数组合，测试集的目的是对最终模型进行无偏评估。数据拆分可以分两步完成，即先将数据拆分为训练集和测试集 2 个子集，然后将训练集拆分为训练集和验证集，也可以通过交叉验证将训练集多折拆分为训练集和验证集。本书主要采用交叉验证方法。

（4）对特征数据进行标准化、独热编码或特征提取等预处理。

（5）创建机器学习初始模型。

（6）训练和验证模型。

（7）模型评估和选择。

（8）模型预测。

（9）展示结果。

2. 机器学习技术路线示例

#（1）加载相关库 / 包 / 模块 / 类

import pandas as pd　# 导入 Pandas 库，取别名为 pd

import numpy as np　# 导入 NumPy 库，取别名为 np

from sklearn import preprocessing　# 导入标准化处理模块

from sklearn.model_selection import train_test_split　# 导入拆分数据函数

from sklearn.linear_model import LogisticRegressionCV

　# 导入 Logistic 回归分类模型类

from sklearn.metrics import accuracy_score,precision_score,recall_score

　# 导入准确率、精确度和召回率函数

　#（2）加载数据

data=pd.read_excel( )

　#（3）拆分数据

x_train,x_test,y_train,y_test=train_test_split(data)

　#（4）对特征数据进行标准化

```
Zscore=preprocessing.StandardScaler( )   #建立 Z-score 标准化对象
x_train=Zscore.fit_transform(x_train)   #对训练集数据进行 Z-score 标准化处理
x_test=Zscore.fit_transform(x_test)   #对测试集数据进行 Z-score 标准化处理
    #（5）创建机器学习初始模型
model=LogisticRegressionCV(cv=3)   #设置 3 折交叉验证
    #（6）训练模型
model.fit(x_train,y_train)
    #（7）模型预测
y_predict=model.predict(x_test)   #计算模型对测试集数据的预测值
    #（8）模型评估和选择
score=model.score(x_test,y_test)   #计算模型预测结果准确率
accuracy=accuracy_score(y_test,y_predict)   #计算模型预测结果准确率
precision=precision_score(y_test,y_predict)   #计算模型预测结果精确度
recall=recall_score(y_test,y_predict)   #计算模型预测结果召回率
    #（9）展示结果
print(model.score(x_test,y_test))   #计算并输出模型预测结果准确率
print(model.coef_)   #输出模型系数
print(model.intercept_)   #输出模型截距
print(accuracy)   #输出准确率
print(precision)   #输出精确度
print(recall)   #输出召回率
```

第二节　数据预处理方法

数据预处理主要是对数据进行转换，以便机器学习算法使用，其主要包括预处理（preprocessing）和特征提取（feature extraction）等算法。需要注意的是，在机器学习时，为了避免数据信息泄露，一般要求先将数据集拆分为训练集和测试集，然后分别进行预处理；而不是先进行预处理，然后再拆分数据集用于训练和测试。

一、数值型数据预处理方法

各种数值型数据预处理方法见表 1-1。

表 1-1　数值型数据预处理方法

任务	加载库 / 类 / 函数
特征缩放	from sklearn.preprocessing import MinMaxScaler
Z-score 标准化	from sklearn.preprocessing import StandardScaler from sklearn.preprocessing import scale #导入标准化函数
归一化	from sklearn.preprocessing import Normalizer from sklearn.preprocessing import normalize #导入归一化函数

续上表

任务	加载库 / 类 / 函数
0/1 离散化	from sklearn.preprocessing import Binarizer
生成多项式和交互特征	from sklearn.preprocessing import PolynomialFeatures
检测高斯分布数据集中的异常值	from sklearn.covariance import EllipticEnvelope
使用聚类方法将观察值分组	例如使用 KMeans 聚类分组 from sklearn.cluster import KMeans　# 导入 K-means 聚类类

1. MinMaxScaler 类

MinMaxScaler(feature_range=(0,1),*,copy=True,clip=False) 类将特征缩放到一个固定的范围，默认参数 feature_range=(0,1)，即缩放到 0 和 1 之间。计算方法如下：

X_std=(X-X.min(axis=0))/(X.max(axis=0)-X.min(axis=0))

X_scaled=X_std×(max-min)+min

其中，min，max 分别为参数 feature_range 设定的最小值和最大值。

2. StandardScaler 类

StandardScaler(*,copy=True,with_mean=True,with_std=True) 类通过减去均值并按标准差缩放对特征进行标准化。计算公式如下：

z=(x-u)/s

其中，u 为样本特征均值，如果 with_mean=False，则 u 为 0；s 为样本特征标准差，如果 with_std=False，则 s 为 1。

3. Normalizer 类和 normalize( ) 函数

Normalizer(norm='l2',*,copy=True) 类的参数范数 norm 可取值为 'l1'、'l2' 或 'max'，默认为 'l2'。范数用于规范非 0 的样本，'l1' 倾向用于非 0 样本较稀疏，'l2' 倾向用于非 0 样本较稠密（均衡）。如果设置为 'max'，则以绝对值最大的值作为范数进行再缩放。

也可以通过 normalize(X,norm='l2',*,axis=1,copy=True,return_norm=False) 函数将输入向量分别缩放到单位范数（向量长度）。其参数 norm 同 Normalizer 类。参数 axis 默认为 1，即按样本（行）进行归一化；如果为 0，则按每个特征（列）进行归一化。

4. PolynomialFeatures 类

PolynomialFeatures(degree=2,*,interaction_only=False,include_bias=True,order='C') 类的参数中，多项式的次数 degree 默认为 2；interaction_only 为 True 时，仅处理交互特征；include_bias 为 True 时，包含偏倚项，此时特征多项式的幂次均为 0；order 为密集情况下输出数组的顺序，可选 'C' 或 'F'。'C' 为 C 语言的数据存储结构（mencory layout），数据存储时行优先，即一行一行地存储；'F' 为 FORTRAN 语言的数据存储结构，数据存储时列优先，即一列一列地存储。'F' 形式数据存储结构的计算速度更快，但可能会减慢后续估计器的速度。

二、分类数据预处理方法

各种分类数据预处理方法见表 1-2。

表1-2 分类数据预处理方法

任务	加载库/类
将类别标签转换为二进制形式的编码	from sklearn.preprocessing import LabelBinarizer
将每个样本的多个标签转化为一个二进制数组	from sklearn.preprocessing import MultiLabelBinarizer
对目标标签类别进行编码	from sklearn.preprocessing import LabelEncoder
将分类特征转换为独热编码数字数组	from sklearn.preprocessing import OneHotEncoder
对分类特征进行序数编码	from sklearn.preprocessing import OrdinalEncoder
用目标变量的平均值来替换分类变量的每个类别	from sklearn.preprocessing import TargetEncoder

三、特征提取方法

Scikit-learn库的sklearn.feature_extraction模块可用于从文本和图像等格式组成的数据集中提取机器学习算法支持的格式的特征。特征提取与特征选择（feature selection）功能不同：前者包括将任意数据（如文本或图像）转换为可用于机器学习的数值特征，后者是一种应用于这些特征的机器学习技术，其具体用法可见第七章第八节"特征选择"。特征提取方法见表1-3。

表1-3 特征提取方法

	任务	加载库/类/函数
特征转化	将字典列表转化为稀疏特征矩阵	from sklearn.feature_extraction import DictVectorizer
	计算特征哈希值	from sklearn.feature_extraction import FeatureHasher
文本特征提取	将文本转化为词频矩阵	from sklearn.feature_extraction.text import CountVectorizer
	将文本转化为TF-IDF*特征矩阵	from sklearn.feature_extraction.text import TfidfVectorizer
	将词频矩阵转化为TF-IDF特征矩阵	from sklearn.feature_extraction.text import TfidfTransformer
	使用哈希技巧将文本文档集合转换为标记出现矩阵	from sklearn.feature_extraction.text import HashingVectorizer
图像特征提取	从图像集合中提取补丁（固定大小的块）	from sklearn.feature_extraction import image image.PatchExtractor( )
	将二维图像重塑为一组补丁	from sklearn.feature_extraction import image image.extract_patches_2d( )
	生成像素间连接图	from sklearn.feature_extraction import image image.grid_to_graph( )
	生成像素梯度连接图	from sklearn.feature_extraction import image image.img_to_graph( )
	从所有补丁重建图像	from sklearn.feature_extraction import image image.reconstruct_from_patches_2d( )

*注：TF-IDF（Term frequency-Inverse document frequency）用于衡量词在文本中的重要程度。

四、数据预处理类的主要方法

数据预处理类的主要方法包括拟合、转换和还原。
（1）fit()：拟合类的对象，学习转换规则，但不进行转换。
（2）fit_transform()：包括 fit 和 transform 两个步骤，学习转换规则，然后进行转换。
（3）transform()：在已有学习转换规则的情况下进行转换。
（4）inverse_transform()：将转换后的数据还原，即反向转换。

第三节　监督学习和无监督学习算法

一、监督学习：分类与回归

1. 分类（classfication）

Scikit-learn 库中的分类算法并未被统一封装在一个子模块中，因此对分类算法的 import 方式各有不同。它提供的部分分类器及加载方法见表 1-4 至表 1-11。

表 1-4　逻辑回归（logistic regression）分类器

任务	加载库 / 类
训练一个二元或多元分类器模型	from sklearn.linear_model import LogisticRegression

表 1-5　线性判别分析和二次判别分析（linear and quadratic discriminant analysis）

任务	加载库 / 类
线性判别分析	from sklearn.discriminant_analysis import LinearDiscriminantAnalysis
二次判别分析	from sklearn.discriminant_analysis import QuadraticDiscriminantAnalysis

表 1-6　最近邻（nearest neighbors）分类器

任务	加载库 / 类
找到距离一个观察值最近的 k 个观察值	from sklearn.neighbours import NearestNeighbours
对于分类未知的观察值，基于邻居的分类来预测它的分类	from sklearn.neighbours import KNeighboursClassifier
为 KNN 分类器找到最佳的 k 值	from sklearn.neighbours import KNeighboursClassifier from sklearn.pipeline import Pipeline from sklearn.model_selection import GridSearchCV
对于分类未知的观察值，基于一定半径范围内所有观察值的分类来预测它的分类	from sklearn.neighbours import RadiusNeighboursClassifier

在 KNN 分类器中，观察值的分类是根据它的 k 个邻居的分类来预测的；而在基于半径的最近邻分类器中，观察值的分类是根据某一半径 r 范围内所有观察值的分类来预测的。

表1-7 决策树（decision trees）分类器

任务	加载库/类
使用决策树训练分类器	from sklearn.tree import DecisionTreeClassfier
可视化一个决策树模型	import pydotplus from sklearn.tree import DecisionTreeClassfier from IPython.display import Image from sklearn import tree

表1-8 集成学习（ensemble learning）分类器

任务	加载库/类
使用随机森林训练一个分类器模型	from sklearn.ensemble import RandomForestClassifier
在随机森林中进行特征选择	from sklearn.feature_selection import SelectFromModel
AdaBoost分类算法训练一个比决策树或随机森林更好的模型	from sklearn.ensemble import AdaBoostClassifier
Bagging分类算法	from sklearn.svm import SVC # 导入一种分类器（SVC）作为基学习器 from sklearn.ensemble import BaggingClassifier

集成学习（ensemble learning）通过构建并结合多个学习器来完成学习任务。根据个体学习器的生成方式不同，集成学习方法大致可分为两大类，包括：①个体学习器间存在强依赖关系，必须串行生成的序列化方法，其代表是Boosting算法；②个体学习器间不存在强依赖关系，可同时生成的并行化方法，其代表是Bagging算法和随机森林（random forest）算法。AdaBoost算法是Boosting串行集成学习算法的代表，可通过重复训练基学习器并加权多个基学习器的方法将弱学习器提升为强学习器。Bagging算法的基本原理是通过有放回的重复自助采样得到的数据集训练多个基学习器，再将这些基学习器进行结合。针对分类任务，Bagging通常使用简单投票法；针对回归任务，Bagging通常使用简单平均法。

表1-9 支持向量机（support vector machines）分类器

任务	加载库/类
训练一个线性支持向量分类器模型	from sklearn.svm import LinearSVC
训练一个线性不可分数据的支持向量分类器模型	from sklearn.svm import SVC
类似于SVC，但使用参数来控制支持向量的数量	from sklearn.svm import NuSVC

表1-10 朴素贝叶斯（naive Bayes）分类器

任务	加载库/类
训练一个连续型数据的朴素贝叶斯分类器模型	from sklearn.naive_bayes import GaussianNB
训练一个离散型数据的朴素贝叶斯分类器模型	from sklearn.naive_bayes import MultinomialNB
训练一个具有二元特征数据的朴素贝叶斯分类器模型	from sklearn.naive_bayes import BernoulliNB

表1-11 人工神经网络多层感知机（multilayer perception）分类器

任务	加载库/类
训练一个多层感知机分类器模型	from sklearn.neural_network import MLPClassifier

2. 回归（regression）

Scikit-learn 库提供的部分回归器及加载方法见表 1-12 至表 1-18。它提供的回归函数主要被封装在 2 个子模块中，分别是 sklearn.linear_model 和 sklearn.preprocessing。sklearn.linear_model 封装的是一些线性函数，包括普通线性回归（LinearRegression）、岭回归（Ridge）和 Lasso 回归（Lasso）。非线性回归函数，如多项式回归（PolynomialFeatures），则可通过 sklearn.preprocessing 子模块进行调用。其他的机器学习子模块中的一些算法也可以执行相应的回归任务，包括 sklearn.neighbors、sklearn.svm 和 sklearn.ensemble 等子模块，分别可以执行最近邻回归、支持向量回归和随机森林回归等分析。也可以先进行主成分分析，然后利用主成分进行回归分析，通常称之为主成分回归分析，也称主元回归分析。

表 1-12　线性回归（linear regression）和多项式回归（polynomial regression）

任务	加载库 / 类
训练一个能表示特征和目标向量之间线性关系的模型	from sklearn.linear_model import LinearRegression
处理两个特征之间的影响	from sklearn.preprocessing import PolynomialFeatures
训练一个非线性关系（多项式回归）模型	from sklearn.linear_model import LinearRegression from sklearn.preprocessing import PolynomialFeatures
使用惩罚项（正则化项）以减少线性回归模型的方差（岭回归和 Lasso 回归）	from sklearn.linear_model import Ridge from sklearn.linear_model import Lasso
通过减少特征数量来简化线性回归模型（Lasso 回归）	from sklearn.linear_model import Lasso

表 1-13　偏最小二乘回归（partial least squares regression）

任务	加载库 / 类
偏最小二乘回归	from sklearn.cross_decomposition import PLSRegression

表 1-14　最近邻（nearest neighbors）回归

任务	加载库 / 类
基于 K 近邻的回归	from sklearn.neighbors import KNeighborsRegressor
基于固定半径内邻居的回归	from sklearn.neighbors import RadiusNeighborsRegressor

表 1-15　支持向量回归（SVR）

任务	加载库 / 类
Epsilon 支持向量回归	from sklearn.svm import SVR
类似于 SVR，但使用参数来控制支持向量的数量	from sklearn.svm import NuSVR
线性支持向量回归	from sklearn.svm import LinearSVR

表 1-16　决策树（decision trees）回归

任务	加载库 / 类
使用决策树训练回归模型	from sklearn.tree import DecisionTreeRegressor

表1-17 集成学习（esemble learning）回归器

任务	加载库/类
使用随机森林训练一个回归模型	from sklearn.ensemble import RandomForestRegressor
AdaBoost回归算法训练一个比决策树或随机森林更好的模型	from sklearn.ensemble import AdaBoostRegressor
Bagging回归	from sklearn.svm import SVR # 导入一种回归器（SVR）作为基学习器 from sklearn.ensemble import BaggingRegressor

表1-18 人工神经网络多层感知机（multilayer perception）回归

任务	加载库/类
训练一个多层感知机回归模型	from sklearn.neural_network import MLPRegressor

二、无监督学习：聚类与降维

1. 聚类（clustering）

Scikit-learn库提供的常用聚类算法函数包含在sklearn.cluster这个模块中，如KMeans、谱聚类（SpectralClustering）、均值转换（MeanShift）、近邻传播算法（AffinityPropagation）、基于密度的聚类算法DBSCAN等算法。聚类算法见表1-19至表1-25。以不同的算法应用于同样的数据集，可能会得到不同的结果，算法所耗费的时间也不尽相同，这是由算法的特性决定的。

表1-19 K-means聚类

任务	加载库/类
要把观察值聚类为k个分类	from sklearn.cluster import KMeans

表1-20 加速K-means聚类

任务	加载库/类
要把观察值聚类为k个分类，并减少计算时间	from sklearn.cluster import MiniBatchKMeans

MiniBatchKMeans与KMeans算法的工作原理类似。不过，前者计算量最大的步骤只在部分随机样本上而非所有观察值上进行，可在只损失一小部分质量的情况下显著缩短算法收敛所需要的时间。

表1-21 谱聚类（SpectralClustering）

任务	加载库/类
将聚类应用于标准化拉普拉斯算子的映射	from sklearn.cluster import SpectralClustering

表1-22 均值转换聚类（MeanShift）

任务	加载库/类
在不对分类的数量和形状做假设的情况下对观察值聚类	from sklearn.cluster import MeanShift

表 1-23　DBSCAN 聚类

任务	加载库 / 类
要把观察值分组成高密度的聚类	from sklearn.cluster import DBSCAN

表 1-24　层次聚类（AgglomerativeClustering）

任务	加载库 / 类
使用聚类的层次来给观察值分组	from sklearn.cluster import AgglomerativeClustering

表 1-25　近邻传播（AffinityPropagation，AP）算法

任务	加载库 / 类
使用近邻传播算法给观察值分组	from sklearn.cluster import AffinityPropagation

2. 降维（dimensionality reduction）

Scikit-learn 库中降维模块的命名为 decomposition，因此，使用降维算法时，需要调用 sklearn.decomposition 模块。另外，利用判别分析和特征选择也可以进行降维。它们的调用方法见表 1-26 至表 1-33。

表 1-26　主成分分析（principal component analysis，PCA）

任务	加载库 / 类
对于给定的一组特征，在保留信息量的同时减少特征的数量	from sklearn.decomposition import PCA

表 1-27　核主成分分析（KernelPCA）

任务	加载库 / 类
对线性不可分数据进行特征降维	from sklearn.decomposition import KernelPCA

表 1-28　独立成分分析（FastICA）

任务	加载库 / 类
通过观察值估计潜在特征，进行特征提取和信号分离	from sklearn.decomposition import FastICA

表 1-29　非负矩阵分解（non negative matrix factorization，NMF）

任务	加载库 / 类
对非负特征矩阵进行降维	from sklearn.decomposition import NMF

表 1-30　截断奇异值分解（truncated singular value decomposition，TSVD）

任务	加载库 / 类
对稀疏特征矩阵进行特征降维	from sklearn.decomposition import TruncatedSVD from scipy.sparse import csr_matrix

表 1-31　线性判别分析（linear discriminant analysis，LDA）

任务	加载库 / 类
对特征进行降维操作，然后将其应用于分类器	from sklearn.discriminant_analysis import LinearDiscriminantAnalysis

表 1-32 因子分析（factor analysis）

任务	加载库 / 类
对特征进行潜在因子分析降维	from sklearn.decomposition import FactorAnalysis

表 1-33 特征选择（feature selection）

任务	加载库 / 类 / 函数
从一组数值型特征中挑选出方差大于给定阈值的特征	from sklearn.feature_selection import VarianceThreshold
挑选出方差大于给定阈值的二值特征	from sklearn.feature_selection import VarianceThreshold
根据分类的目标向量，筛选信息量（分类型特征的卡方值和数值型特征的 F 值）较大的特征	from sklearn.feature_selection import SelectKBest from sklearn.feature_selection import chi2 from sklearn.feature_selection import f_classif
通过交叉验证(cross validation)进行递归式特征消除(recursive feature elimination,RFE)，保留最优特征	from sklearn.feature_selection import RFECV

第四节 模型评估和选择方法

一、模型评估方法

评估模型性能主要可通过交叉验证、量化指标和评分、绘制验证曲线和学习曲线等方法。各种模型评估方法见表 1-34。

表 1-34 模型评估方法

任务	加载库 / 类 / 函数
采用 Hold-out 验证评估模型（将数据分成训练集和测试集用训练集训练模型，用测试集评估模型）	from sklearn.model_selection import train_test_split
采用 K 折交叉验证评估模型	from sklearn.model_selection import KFold,cross_val_score
采用交叉验证评估二元分类器	from sklearn.model_selection import cross_val_score
采用受试者工作特征曲线评估二元分类器阈值	import matplotlib.pyplot as plt from sklearn.metrics import roc_curve,roc_auc_score
采用混淆矩阵可视化分类模型性能	import matplotlib.pyplot as plt import seaborn as sns from sklearn.metrics import confusion_matrix
采用均方误差评估回归模型	from sklearn.model_selection import cross_val_score cross_val_score(*, scoring='neg_mean_squared_error')
采用决定系数评估回归模型	from sklearn.model_selection import cross_val_score cross_val_score(*, scoring='r2')
采用轮廓系数评估聚类模型	from sklearn.metrics import silhouette_score
采用学习曲线评估训练集中观察值的数量对模型效果的影响	import matplotlib.pyplot as plt from sklearn.model_selection import learning_curve

续上表

任务	加载库 / 类 / 函数
嵌套交叉验证评估通过模型选择所找到的模型的性能	from sklearn.model_selection import GridSearchCV,cross_val_score
生成对分类模型性能评估指标的报告	from sklearn.metrics import classification_report
绘制验证曲线，通过可视化了解超参数的变化对模型性能的影响	import matplotlib.pyplot as plt from sklearn.model_selection import validation_curve

二、模型选择方法

模型选择就是比较、验证、选择参数和模型。通过参数调整提高模型精度。包括网络搜索（grid search）、交叉验证（cross validation）和度量指标矩阵（metrics）等算法。各种模型选择方法见表1-35。

表1-35 模型选择方法

任务	加载库 / 类
采用穷举搜索法选择最佳模型	from sklearn.model_selection import GridSearchCV
采用随机搜索法选择最佳模型	from sklearn.model_selection import RandomizedSearchCV
通过搜索多种学习算法及其超参数来选择最佳模型	from sklearn.model_selection import GridSearchCV from sklearn.pipeline import Pipeline

三、模型评估可视化方法

Scikit-learn库定义了一个简单的API，用于创建机器学习的可视化。此API的关键功能是允许快速绘图和视觉调整，而无须重新计算。所提供的Display类包括两种创建绘图的方法：from_estimator和from_predictions。几种模型评估可视化方法见表1-36。

表1-36 模型评估可视化方法

任务	加载库 / 类
ROC曲线可视化	from sklearn.metrics import RocCurveDisplay
混淆矩阵可视化	from sklearn.metrics import ConfusionMatrixDisplay
绘制学习曲线	from sklearn.model_selection import LearningCurveDisplay
绘制精确度召回率曲线	from sklearn.metrics import PrecisionRecallDisplay

第二章 数据预处理

第一节 数据清理

一、实践数据

现有3128名18～85岁成年人的调查体检结果,包括编号(Num)、年龄(Age,岁)、性别(Sex,男、女)、身高(Height,单位:cm)、体重(Weight,单位:kg),腰围测量结果1、结果2(Waistl1、Waistl2,单位:cm),收缩压测量结果1、结果2、结果3(SBP1、SBP2、SBP3,单位:mmHg),舒张压测量结果1、结果2、结果3(DBP1、DBP2、DBP3,单位:mmHg)。其中部分数据示例见表2-1。数据文件为":/Python机器学习202406—数据/GDAdults3128.xlsx"。

表2-1 3128名成年人的调查体检结果示例(GDAdults3128.xlsx)

Num	Age	Sex	Height	Weight	Waistl1	Waistl2	SBP1	DBP1	SBP2	DBP2	SBP3	DBP3
1	19	女	165.7	56.8	71.4	71.3	105	62	105	59	104	64
2	58	女	164.0	70.8	93.0	92.9	114	60	110	62	116	64
3	28	男	182.7	90.7	102.0	102.1	99	65	105	59	104	60
4	65	女	143.4	43.1	76.0	76.1	134	78	131	75	130	76
5	67	男	154.7	54.6	84.7	84.8	140	68	112	65	128	68
6	57	女	157.2	63.7	87.5	87.6	148	80	150	85	146	84
7	29	女	159.6	61.5	80.1	80.0	107	63	104	58	102	62
8	62	男	164.3	72.1	90.3	90.3	128	85	119	82	125	76
9	53	男	167.5	66.3	86.5	86.5	107	69	106	66	104	68
10	69	女	153.0	73.4	98.4	98.5	195	87	199	87	194	88
......												
3119	29	男	161.5	50.1	70.0	70.2	98	65	95	67	100	64
3120	62	男	152.7	48.0	86.4	86.7	140	68	141	69	140	69
3121	52	女	148.3	43.8	76.2	76.0	131	90	130	88	132	87
3122	26	女	149.6	51.6	73.9	74.0	102	55	103	56	103	55
3123	73	男	153.5	53.6	94.3	94.5	167	75	164	72	159	77
3124	66	女	152.0	55.4	92.0	91.8	170	81	144	89	145	89

续上表

Num	Age	Sex	Height	Weight	Waistl1	Waistl2	SBP1	DBP1	SBP2	DBP2	SBP3	DBP3
3125	60	男	170.5	77.7	94.7	94.8	134	85	126	79	127	79
3126	58	女	147.4	41.5	76.5	76.7	148	99	146	96	144	90
3127	64	男	162.3	67.9	87.6	87.8	115	69	115	70	116	70
3128	61	女	148.5	35.7	67.3	67.2	141	73	138	74	140	72

二、实践任务

（1）输出待分析数据类型和记录数。

（2）删除年龄不足18岁和超过85岁的记录。

（3）查找缺失值情况，删除个人调查体检结果12个特征值中缺失值超过2个的个人记录。

（4）将清理后含少数缺失值的数据保存为GDAdults312801.xlsx文件。

三、实践程序

```
# 数据清理
import pandas as pd  # 导入 Pandas 库，取别名为 pd
data=pd.read_excel('D:/Python 机器学习 202406—数据 /GDAdults3128.xlsx',index_col='Num')
    # 读取 GDAdults3128.xlsx 数据文件，指定 Num 列为索引
    # 1. 输出待分析数据类型和记录数
print('（1）数据类型：',type(data))  # 输出数据类型
print('（2）数据记录数：',len(data))  # 输出数据记录数
    # 2. 删除年龄不足 18 岁和超过 85 岁的记录
print('（1）年龄（Age）未满 18 岁的记录：\n',data[data['Age']<18])
    # 输出年龄不足 18 周岁的对象
print('（2）年龄（Age）在 85 岁及以上的记录：\n',data[data['Age']>=85])
    # 输出年龄在 85 周岁及以上的对象
data=data[data['Age']>=18]  # 过滤 Age 不足 18 岁的记录数据
data=data[data['Age']<85]  # 过滤 Age 超过 85 岁的记录数据
    # 3. 查找缺失值情况，删除个人调查体检结果 12 个特征值中缺失值超过 2 个的个人记录
nan_rows=data.isnull( ).any(axis=1)
    # 使用 isnull( ) 方法找到所有的空值，使用 any(axis=1) 检查每一行是否至少有一个空值
print('（1）包含至少一个空值的行：\n',data[nan_rows])  # 输出包含至少一个空值的行
data=data.dropna(axis=0,thresh=10)  # 保留 12 个特征值中至少有 10 个非缺失值的行
print('（2）清理后含少数缺失值的数据类型：',type(data))  # 输出数据类型
print('（3）清理后含少数缺失值的数据记录数：',len(data))  # 输出数据记录数
    # 4. 将清理后含少数缺失值的数据保存为 GDAdults312801.xlsx 文件
data.to_excel('D:/Python 机器学习 202406—数据 /GDAdults312801.xlsx')
```

四、实践结果

1. 输出待分析数据类型和记录数

（1）数据类型：<class 'pandas.core.frame.DataFrame'>。

（2）数据记录数：3128。

2. 删除年龄不足18岁和超过85岁的记录

（1）年龄（Age）未满18岁的记录：

Num	Age	Sex	Height	Weight	Waistl1	...	DBP1	SBP2	DBP2	SBP3	DBP3
901	16	女	148.3	39.2	72.1	...	67.0	98.0	67.0	96.0	67.0
2787	17	男	169.2	62.1	76.5	...	78.0	118.0	77.0	118.0	78.0

[2 rows x 12 columns]

（2）年龄（Age）在85岁及以上的记录：

Num	Age	Sex	Height	Weight	Waistl1	...	DBP1	SBP2	DBP2	SBP3	DBP3
32	87	女	153.0	55.0	93.5	...	64.0	150.0	65.0	151.0	63.0
796	87	男	160.0	59.6	83.0	...	85.0	149.0	81.0	154.0	82.0
825	93	男	154.9	54.9	81.9	...	85.0	156.0	83.0	171.0	87.0
1427	85	女	150.2	41.1	79.0	...	70.0	133.0	70.0	130.0	71.0
1588	89	男	158.9	71.5	96.3	...	68.0	142.0	66.0	142.0	68.0
1856	92	女	148.5	36.7	63.0	...	74.0	167.0	65.0	158.0	60.0
2062	85	男	160.0	46.5	74.0	...	70.0	129.0	69.0	140.0	67.0
2137	86	男	156.6	51.4	83.8	...	103.0	167.0	89.0	171.0	96.0
2252	88	女	146.9	46.8	79.3	...	75.0	146.0	75.0	145.0	75.0
2303	86	女	142.5	66.8	101.0	...	72.0	151.0	76.0	140.0	80.0
2575	88	男	155.9	45.3	76.8	...	56.0	215.0	56.0	218.0	54.0
2791	85	女	144.8	54.9	85.4	...	112.0	182.0	111.0	176.0	106.0
2980	88	女	139.2	46.6	72.4	...	87.0	149.0	78.0	143.0	76.0
3018	85	男	157.3	54.2	74.0	...	72.0	140.0	69.0	138.0	72.0
3038	87	男	158.6	54.8	78.9	...	90.0	178.0	91.0	159.0	92.0

[15 rows x 12 columns]

3. 查找缺失值情况，删除个人调查体检结果12个特征值中缺失值超过2个的个人记录

（1）包含至少一个空值的行：

Num	Age	Sex	Height	Weight	Waistl1	...	DBP1	SBP2	DBP2	SBP3	DBP3
729	68	女	148.5	41.2	NaN	...	86.0	149.0	83.0	147.0	85.0
861	53	女	147.1	62.4	90.0	...	NaN	NaN	NaN	NaN	NaN
1061	39	女	160.4	60.4	73.4	...	NaN	NaN	NaN	NaN	NaN
1267	38	男	NaN	NaN	NaN	...	83.0	119.0	76.0	118.0	80.0
2344	75	女	NaN	NaN	NaN	...	NaN	NaN	NaN	NaN	NaN
2693	56	女	148.8	48.0	NaN	...	75.0	125.0	73.0	124.0	71.0

[6 rows x 12 columns]

（2）清理后含少数缺失值的数据类型：<class 'pandas.core.frame.DataFrame'>。

（3）清理后含少数缺失值的数据记录数：3107。

4．将清理后含少数缺失值的数据保存为 GDAdults312801.xlsx 文件

第二节　缺失值填充

一、实践数据

实践数据为本章第一节生成的数据，数据文件为 ':/Python 机器学习 202406—数据 /GDAdults312801.xlsx'。

二、实践任务

（1）采用所在列平均值填充缺失值。

（2）采用回归模型预测值填充缺失值。

（3）采用左测值代替填充缺失值，查看完成清理填充后的数据类型和记录数，查看完成填充的所在行数据。

（4）将完成清理填充后的数据帧 data 保存为 GDAdults312802.xlsx 文件。

三、实践程序

```
　　# 缺失值查找和填充
import pandas as pd　　# 导入 Pandas 库，取别名为 pd
import numpy as np　　# 导入 NumPy 库，取别名为 np
data=pd.read_excel('D:/Python 机器学习 202406—数据 /GDAdults312801.xlsx',index_col='Num')
　　# 导入留有少数缺失值的数据 GDAdults312801.xlsx 文件，将 Num 设置为列索引
　　# 1. 按缺失值所在列的平均值进行填充
nan_rows=data.isnull( ).any(axis=1)　　# 查看缺失值情况
　　# 使用 isnull( ) 方法找到所有的空值，使用 any(axis=1) 检查每一行是否至少有一个空值
print('（1）GDAdults312801 文件包含至少一个空值的行：\n',data[nan_rows])
fill_values=data[['Waistl1','Waistl2']].mean( )　　# 计算缺失值所在列的均值
data3=data.fillna(fill_values)　　# 用均值填充缺失值
print('（2）缺失值所在列的均值：\n',fill_values)
print('（3）第 1 个空值行的填充值：\n',data3.loc[729,['Waistl1','Waistl2']])
print('（4）第 2 个空值行的填充值：\n',data3.loc[2693,['Waistl1','Waistl2']])
　　# 2. 采用 sklearn 多元线性回归预测缺失值并填充
from sklearn.linear_model import LinearRegression
　　# 从 sklearn.linear_model 模块导入 LinearRegression 类
data4=data.dropna(axis=0)　　# 删除缺失值所在的行，生成新的数据帧
y=data4['Waistl1']　　# 提取腰围第 1 次测量值
```

```python
train_y=np.array(y)    #将 y 转化为一维数组作为模型训练的因变量
x=data4[['Age','Height','Weight']]    #获取年龄、身高和体重值
train_x=np.array(x).reshape(-1,3)    #将 x 转化为二维数组（3 个自变量）作为训练模型的自变量
model=LinearRegression( )    #构建线性回归模型
model.fit(train_x,train_y)    #拟合模型
x=data[nan_rows][['Age','Height','Weight']]    #提取缺失值所在行的年龄、身高和体重值
pred_x=np.array(x).reshape(-1,3)    #将 x 转化为二维数组（3 个自变量）作为模型预测的自变量
print('（1）缺失值所在行的年龄、身高和体重值二维数组：\n',pred_x)
pred_y=model.predict(pred_x)    #计算预测值
print('（2）多元线性回归模型预测值：',pred_y)
data.loc[data['Waistl1'].isnull( ),'Waistl1']=pred_y.tolist( )
#data.loc[data['Waistl2'].isnull( ),'Waistl2']=pred_y.tolist( )    #暂时不执行，留给任务之（3）完成
    #将预测值从数组类型转换为列表类型，并填充到缺失值位置
print('（3）第 1 个空值行的填充值：\n',data.loc[729,['Waistl1','Waistl2']])
print('（4）第 2 个空值行的填充值：\n',data.loc[2693,['Waistl1','Waistl2']])
    #3.按照缺失值周边的一个值进行填充
data=data.ffill(axis=1)    #按照缺失值左边一个值进行补充
nan_rows=data.isnull( ).any(axis=1)    #最后查看填充结果
    #使用 isnull( ) 方法找到所有的空值，使用 any(axis=1) 检查每一行是否至少有一个空值
print('（1）包含至少一个空值的行：\n',data[nan_rows])    #输出所有包含至少一个空值的行
print('（2）第 1 个空值行的填充值：\n',data.loc[729,['Waistl1','Waistl2']])
print('（3）第 2 个空值行的填充值：\n',data.loc[2693,['Waistl1','Waistl2']])
print('（4）清理填充后的数据类型：',type(data))    #输出数据类型
print('（5）清理填充后的数据记录数：',len(data))    #输出数据记录数
print('（6）完成填充的所在行数据：\n',data.loc[[729,2693]])    #查看标签为 729 和 2693 的行数据
#4.将清理填充后的数据帧 data 保存为 GDAdults312802.xlsx 文件
data.to_excel('D:/Python 机器学习 202406—数据 /GDAdults312802.xlsx')
```

四、实践结果

1. 采用所在列平均值填充缺失值

（1）GDAdults312801 文件包含至少一个空值的行：

Num	Age	Sex	Height	Weight	Waistl1	...	DBP1	SBP2	DBP2	SBP3	DBP3
729	68	女	148.5	41.2	NaN	...	86	149	83	147	85
2693	56	女	148.8	48.0	NaN	...	75	125	73	124	71

[2 rows x 12 columns]

（2）缺失值所在列的均值：

Waistl1   80.318486

Waistl2   80.356425

dtype: float64

（3）第 1 个空值行的填充值：

Waistl1   80.318486

Waistl2   80.356425

Name: 729, dtype: object

（4）第 2 个空值行的填充值：

Waistl1   80.318486

Waistl2   80.356425

Name: 2693, dtype: object

2. 采用回归模型预测值填充缺失值

（1）缺失值所在行的年龄、身高和体重值二维数组：[[68. 148.5 41.2][56. 148.8 48.]]。

（2）多元线性回归模型预测值：[70.94318012 75.08798442]。

（3）第 1 个空值行的填充值：

Waistl1   70.94318

Waistl2   NaN

Name: 729, dtype: object

（4）第 2 个空值行的填充值：

Waistl1   75.087984

Waistl2   NaN

Name: 2693, dtype: object

3. 采用左测值代替填充缺失值

（1）包含至少一个空值的行：

Empty DataFrame

Columns: [Age, Sex, Height, Weight, Waistl1, Waistl2, SBP1, DBP1, SBP2, DBP2, SBP3, DBP3]

Index: [ ]

（2）第 1 个空值行的填充值：

Waistl1   70.94318

Waistl2   70.94318

Name: 729, dtype: object

（3）第 2 个空值行的填充值：

Waistl1   75.087984

Waistl2   75.087984

Name: 2693, dtype: object

（4）清理填充后的数据类型：<class 'pandas.core.frame.DataFrame'>。

（5）清理填充后的数据记录数：3107。

（6）完成填充的所在行数据：

Num	Age	Sex	Height	Weight	Waistl1	Waistl2	SBP1	DBP1	SBP2	DBP2	SBP3	DBP3
729	68	女	148.5	41.2	70.94318	70.94318	162	86	149	83	147	85
2693	56	女	148.8	48.0	75.087984	75.087984	128	75	125	73	124	71

4. 将完成清理填充后的数据帧 data 保存为 GDAdults312802.xlsx 文件

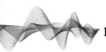

第三节 数据转化和转换

一、实践数据

实践数据为本章第二节生成的数据,数据文件为':/Python 机器学习 202406—数据/GDAdults312802.xlsx'。

二、实践任务

(1)将性别赋值,"男"用1替换,"女"用2替换。
(2)计算两次腰围测量结果的平均值,赋值给特征变量 Waistl。
(3)计算每个人的体质指数 BMI 和腰围身高比值 WHR。
(4)分别计算3次测量收缩压结果和舒张压结果的平均值,赋值给特征变量 SBP 和 DBP。
(5)分别输出经过第(1)至(4)步转化前后数据帧的前3行记录,将经过第(1)至(4)步转化后的数据保存为 GDAdults312803.xlsx 数据文件。
(6)根据个人的 BMI 判断是否属于肥胖,设特征变量为 Obese,赋值肥胖 =1,非肥胖 =0。判断标准为:依照中华人民共和国行业标准《成人体重判定》(WS/T 428—2013),根据 BMI [体重(kg)/身高^2(m)]值进行体重分类,BMI ≥ 28.0 为肥胖,24.0 ≤ BMI < 28.0 为超重,18.5 ≤ BMI < 24.0 为体重正常,BMI < 18.5 为体重过低;肥胖之外为非肥胖。
(7)根据个人的 BMI 和上述标准进行体质分类,设特征变量为 BMILev,赋值体重过低 =1,正常 =2,超重 =3,肥胖 =4。
(8)根据血压平均值和高血压判定标准,判定个体是否为高血压,设特征变量为 HiBP,赋值血压高 =1,非血压高 =0。判定标准:收缩压 SBP ≥ 140 或者 DBP ≥ 90 者为高血压。
(9)对年龄进行分组,设年龄组特征变量为 AgeG,按照 18-、30-、45-、60-、75~85 岁分5个年龄组,按以上区段字符串进行标记。输出新增特征值分类结果后的数据帧前10行记录。
(10)将经过第(6)至(9)步转化和转换完成的数据保存为 GDAdults312804.xlsx 数据文件,展现该数据文件的前5行记录。

三、实践程序

1. 任务(1)至(5)实践程序

```
#数据转化和转换任务(1)至(5)
import pandas as pd   #导入 Pandas 库,取别名为 pd
import numpy as np    #导入 NumPy 库,取别名为 np
data=pd.read_excel('D:/Python 机器学习 202406—数据/GDAdults312802.xlsx',
index_col='Num')
  #读取 GDAdults312802.xlsx 文件数据,设置 Num 列为列索引,转化为数据帧
print('(1)转化前数据帧前 3 行:\n',data.head(3))   #输出数据帧前 3 行
```

#1. 将性别赋值，"男"用1替换,"女"用2替换。
```
data.loc[data['Sex']==' 男 ','Sex']=1   #将性别 Sex 值 " 男 " 转换为 1
data.loc[data['Sex']==' 女 ','Sex']=2   #将性别 Sex 值 " 女 " 转换为 2
    #2. 计算两次腰围测量结果的平均值，赋值给特征变量 Waistl。
Waistl=(data['Waistl1']+data['Waistl2'])/2   #计算两次腰围测量结果的平均值
data['Waistl']=np.around(Waistl,1)   #将腰围均值保留 1 位小数以列名 Waistl 添加到数据帧中
    #3. 计算每个人的体质指数 BMI 和腰围身高比值 WHR。
BMI=data['Weight']/((data['Height']/100)**2)   #按公式计算 BMI
data['BMI']=np.around(BMI,1)   #将 BMI 保留 1 位小数以列名 BMI 添加到数据帧中
WHR=data['Waistl']/data['Height']   #按公式计算腰围身高比值 WHR
data['WHR']=np.around(WHR,2)   #将 WHR 保留 2 位小数以列名 WHR 添加到数据帧中
    #4. 分别计算 3 次测量收缩压结果和舒张压结果的平均值，赋值给特征变量 SBP 和 DBP
SBP=(data['SBP1']+data['SBP2']+data['SBP3'])/3   #计算收缩压 3 次测量结果平均值
DBP=(data['DBP1']+data['DBP2']+data['DBP3'])/3   #计算舒张压 3 次测量结果平均值
data['SBP']=np.around(SBP,0)   #将收缩压平均值保留 0 位小数以列名 SBP 添加到数据帧中
data['DBP']=np.around(DBP,0)   #将舒张压平均值保留 0 位小数以列名 DBP 添加到数据帧中
print('（2）转化后数据帧前 3 行：\n',data.head(3))
    #输出多次数据转换和添加特征后的数据帧前 3 行数据
    #5. 将经过第（1）至（4）步转换后的数据保存为 GDAdults312803.xlsx 数据文件
print('（3）将转换后的数据保存为 GDAdults312803.xlsx 数据文件。')
data.to_excel('D:/Python 机器学习 202406—数据 /GDAdults312803.xlsx')
```

2. 任务（6）至（10）实践程序

```
    #数据转化和转换任务（6）至（10）
import pandas as pd   #导入 Pandas 库，取别名为 pd
import numpy as np   #导入 NumPy 库，取别名为 np
data=pd.read_excel('D:/Python 机器学习 202406—数据 /GDAdults312803.xlsx', index_col='Num')
    #读取 GDAdults312803.xlsx 文件数据，设置 Num 列为列索引，转化为数据帧
    #6. 根据 BMI 判断是否属于肥胖 Obese（肥胖 =1，非肥胖 =0），添加到数据帧中。
Obese=[ ]   #创建用于保存是否肥胖判断结果的列表
for bmi in data['BMI']:   #遍历数据帧中体质指数一列的值
    if bmi>=28.0:   #根据体质指数大小判断给 Obese 赋值
        obe=1   #如果体质指数大于等于 28，obe 赋值为 1
        Obese.append(obe)   #将 obe 赋值 1 添加到 Obese 列表中
    else:   #否则
        obe=0   #obe 赋值为 0
        Obese.append(obe)   #将 obe 赋值 0 添加到 Obese 列表中
data['Obese']=Obese   #将 Obese 列表值以 Obese 为特征值列名添加到数据帧中
    #7. 根据 BMI 进行体质分类，设特征变量为 BMILev（体重过低 =1，正常 =2，超重 =3，肥胖 =4），
BMILev=[ ]   #创建用于保存体质分类结果的列表
for bmi in data['BMI']:   #遍历数据帧中体质指数一列的值
```

```
        if bmi>=28.0:    # 如果体质指数大于等于 28
            bmiLev=4    # 体质分类赋值为 4
        elif 24.0<=bmi<28.0:    # 如果体质指数大于等于 24 小于 28
            bmiLev=3    # 体质分类赋值为 3
        elif 18.5<=bmi<24.0:    # 如果体质指数大于等于 18.5 小于 24
            bmiLev=2    # 体质分类赋值为 2
        else:    # 否则
            bmiLev=1    # 体质分类赋值为 1
        BMILev.append(bmiLev)    # 将体质分类结果添加到列表中
data['BMILev']=BMILev    # 将 BMILev 列表值以 BMILev 为特征值列名添加到数据帧中
#8. 判定个体是否为高血压（SBP<140 且 DBP<90，赋值为 0，否则为 1）
data['HiBP']=np.where((data['SBP']<140) & (data['DBP']<90),0,1)
    # 使用 np.where 进行条件判断赋值，如果收缩压小于 140 且舒张压小于 90，则新增列 HiBP 值
    # 为 0，否则为 1
    #9. 进行年龄分组，设年龄组特征变量为 AgeG，添加到数据帧中。
AgeLev=(18,30,45,60,75,86)    # 设置年龄分组区间界值
AgeG_values=['18-','30-','45-','60-','75-']    # 定义各年龄分组标签
data['AgeG']=pd.cut(data['Age'],bins=AgeLev,right=False,labels=AgeG_values)
    # 设置新增列，设置分组对象，分组区间，不含区间右侧值，设置分组标签值
print('（1）新增特征值分类结果后的数据帧前 10 行：\n',data.head(10))
    # 输出多次数据转换和添加特征后的数据帧前 10 行数据
    #10. 将经过第（6）至（9）步转化/转换完成的数据保存为 GDAdults312804.xlsx 数据文件
print('（2）新增特征值分类结果后的数据保存为 GDAdults312804.xlsx 数据文件。')
data.to_excel('D:/Python 机器学习 202406—数据/GDAdults312804.xlsx')
```

四、实践结果

1. 实践任务（1）至（5）的实践结果
（1）转化前数据帧前 3 行：

Num	Age	Sex	Height	Weight	Waistl1	...	DBP1	SBP2	DBP2	SBP3	DBP3
1	19	女	165.7	56.8	71.4	...	62	105	59	104	64
2	58	女	164.0	70.8	93.0	...	60	110	62	116	64
3	28	男	182.7	90.7	102.0	...	65	105	59	104	60

[3 rows x 12 columns]

（2）转化后数据帧前 3 行：

Num	Age	Sex	Height	Weight	Waistl1	...	Waistl	BMI	WHR	SBP	DBP
1	19	2	165.7	56.8	71.4	...	71.4	20.7	0.43	105.0	62.0
2	58	2	164.0	70.8	93.0	...	93.0	26.3	0.57	113.0	62.0
3	28	1	182.7	90.7	102.0	...	102.0	27.2	0.56	103.0	61.0

[3 rows x 17 columns]

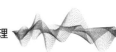

（3）将转换后的数据保存为 GDAdults312803.xlsx 数据文件。

2．实践任务（6）至（10）的实践结果

（1）新增特征值分类结果后的数据帧前 10 行：

Num	Age	Sex	Height	Weight	Waistl1	...	DBP	Obese	BMILev	HiBP	AgeG
1	19	2	165.7	56.8	71.4	...	62	0	2	0	18-
2	58	2	164.0	70.8	93.0	...	62	0	3	0	45-
3	28	1	182.7	90.7	102.0	...	61	0	3	0	18-
4	65	2	143.4	43.1	76.0	...	76	0	2	0	60-
5	67	1	154.7	54.6	84.7	...	67	0	2	0	60-
6	57	2	157.2	63.7	87.5	...	83	0	3	1	45-
7	29	2	159.6	61.5	80.1	...	61	0	3	0	18-
8	62	1	164.3	72.1	90.3	...	81	0	3	0	60-
9	53	1	167.5	66.3	86.5	...	68	0	2	0	45-
10	69	2	153.0	73.4	98.4	...	87	1	4	1	60-

[10 rows x 21 columns]

（2）新增特征值分类结果后的数据保存为 GDAdults312804.xlsx 数据文件。

GDAdults312804.xlsx 数据为本书中用于本章第四节"特征缩放和标准化归一化"方法实践和第五节"分类变量编码和哑变量转化"方法实践，用于第三章第五节"工作流机器学习"方法实践，以及用于第四章分类、第五章回归、第六章聚类和第七章降维中各种机器学习算法实践的主要数据。

GDAdults312804.xlsx 文件数据前 5 行记录见表 2-2。更多有关说明可见本章前面内容和第四章第一节之实践数据相关内容。

表 2-2　GDAdults312804.xlsx 文件数据前 5 行记录

Num	Age	Sex	Height	Weight	Waistl1	Waistl2	SBP1	DBP1	SBP2	DBP2
1	19	2	165.7	56.8	71.4	71.3	105	62	105	59
2	58	2	164.0	70.8	93.0	92.9	114	60	110	62
3	28	1	182.7	90.7	102.0	102.1	99	65	105	59
4	65	2	143.4	43.1	76.0	76.1	134	78	131	75
5	67	1	154.7	54.6	84.7	84.8	140	68	112	65

（横向续表 2-2）

SBP3	DBP3	Waistl	BMI	WHR	SBP	DBP	Obese	BMILev	HiBP	AgeG
104	64	71.4	20.7	0.43	105	62	0	2	0	18-
116	64	93.0	26.3	0.57	113	62	0	3	0	45-
104	60	102.0	27.2	0.56	103	61	0	3	0	18-
130	76	76.0	21.0	0.53	132	76	0	2	0	60-
128	68	84.8	22.8	0.55	127	67	0	2	0	60-

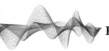

第四节 特征缩放和标准化归一化

一、实践数据

实践数据为本章第三节生成的数据，数据文件为':/Python 机器学习 202406—数据/GDAdults312804.xlsx'。

二、实践任务

对年龄、身高、体重、腰围和血压等计量资料特征值进行标准化处理，然后保存为新的 Excel 数据文件。

（1）采用两种方法将 GDAdults312804.xlsx 文件的年龄身高等进行 Z-score 标准化，然后分别输出部分结果，并将数据分别保存为 GDAdults312805.xlsx 和 GDAdults312806.xlsx 文件。

（2）将 GDAdults312804.xlsx 文件的年龄身高等进行特征缩放，然后输出部分结果，并将数据保存为 GDAdults312807.xlsx 文件。

（3）将 GDAdults312804.xlsx 文件的年龄身高等进行归一化，然后输出部分结果，并将数据保存为 GDAdults312808.xlsx 文件。

三、实践程序

本节采用的特征缩放、标准化和归一化主要方法见表 2-3。

表 2-3 特征缩放和标准化归一化方法

任务	加载库/类/函数

Z-score 值标准化	from sklearn import preprocessing # 导入数据处理模块
	scaler=preprocessing.StandardScaler( ) # 创建标准化器
	from sklearn.preprocessing import scale # 导入标准化函数

特征缩放	from sklearn import preprocessing # 导入数据处理模块
	minmax_scaler=preprocessing.MinMaxScaler(feature_range=(0,1)) # 创建缩放器

归一化	from sklearn.preprocessing import Normalizer # 导入归一化类
	scaler=Normalizer( ) # 创建归一化器

```
#标准化
import pandas as pd  # 导入 Pandas 库，取别名为 pd
data=pd.read_excel('D:/Python 机器学习 202406—数据/GDAdults312804.xlsx',
                usecols=['Age','Height','Weight','Waistl','SBP','DBP'])
# 读取 GDAdults312804.xlsx 数据文件，指定读取列，转化为数据帧
    #1. Z-score 标准化
    #Z-score 标准化（方法 1）
from sklearn import preprocessing   # 从 sklearn 库导入 preprocessing 包
```

```
data_scaled1=preprocessing.scale(data)  #计算 Z-score 标准化值（ndarray 数组）
data_scaled1DF=pd.DataFrame(data_scaled1,
            columns=['sAge','sHeight','sWeight','sWaistl','sSBP','sDBP'])
     #将 Z-score 标准化值数组转为 dataframe，设定列名
print('（1）年龄身高等 Z-score 标准化值数据帧前 5 行（方法 1）：\n',data_scaled1DF.head( ))
print('（2）年龄身高等 Z-score 标准化值（方法 1）数据保存为 GDAdults312805.xlsx 数据文件。')
data_scaled1DF.to_excel('D:/Python 机器学习 202406－数据 /GDAdults312805.xlsx')
     #Z-score 标准化（方法 2）
from sklearn.preprocessing import StandardScaler  #导入数据标准化类
scaler=StandardScaler( )  #创建标准化器
scaler.fit(data)  #利用标准化器拟合
data_scaled2=scaler.transform(data)  #对数据进行标准化转换，得到 Z-score 标准化值数组
data_scaled2DF=pd.DataFrame(data_scaled2,
            columns=['sAge','sHeight','sWeight','sWaistl','sSBP','sDBP'])
     #将 Z-score 标准化值数组转为 dataframe，设定列名
print('（3）年龄身高等 Z-score 标准化值数据帧（方法 2）：\n',data_scaled2DF)
print('（4）年龄身高等 Z-score 标准化值（方法 2）数据保存为 GDAdults312806.xlsx 数据文件。')
data_scaled2DF.to_excel('D:/Python 机器学习 202406－数据 /GDAdults312806.xlsx')
     #2. 特征缩放
from sklearn.preprocessing import MinMaxScaler  #导入特征缩放类
scaler=MinMaxScaler(feature_range=(0, 1))  #创建特征缩放器，设置缩放值范围
scaler.fit(data)  #利用缩放器拟合
data_mimaScaled=scaler.transform(data)  #对数据进行缩放转换，得到缩放值数组
data_mimaScaledDF=pd.DataFrame(data_mimaScaled,
            columns=['sAge','sHeight','sWeight','sWaistl','sSBP','sDBP'])
     #将特征缩放值数组转为 dataframe，设定列名
print('（1）年龄身高等特征缩放值数据帧：\n',data_mimaScaledDF)
print('（2）年龄身高等特征缩放值数据保存为 GDAdults312807.xlsx 数据文件。')
data_scaled2DF.to_excel('D:/Python 机器学习 202406－数据 /GDAdults312807.xlsx')
     #3. 归一化
from sklearn.preprocessing import Normalizer  #导入特征归一化类
scaler=Normalizer( )  #创建归一化器
scaler.fit(data)  #利用归一化器拟合
data_NorScaled=scaler.transform(data)  #对数据进行归一化转换，得到归一化数据数组
data_NorScaledDF=pd.DataFrame(data_NorScaled,
            columns=['NAge','NHeight','NWeight','NWaistl','NSBP','NDBP'])
     #将特征归一化组转为 dataframe，设定列名
print('（1）年龄身高等特征归一化值数据帧：\n',data_NorScaledDF)
print('（2）年龄身高等特征归一化值数据保存为 GDAdults312808.xlsx 数据文件。')
data_scaled2DF.to_excel('D:/Python 机器学习 202406－数据 /GDAdults312808.xlsx')
```

四、实践结果

1. Z-score 标准化结果

（1）年龄身高等 Z-score 标准化值数据帧前 5 行（方法 1）：

	sAge	sHeight	sWeight	sWaistl	sSBP	sDBP
0	-2.190011	0.828423	-0.190285	-0.913841	-1.215957	-1.359141
1	0.460352	0.626688	1.106465	1.296061	-0.839111	-1.359141
2	-1.578389	2.845771	2.949701	2.216854	-1.310169	-1.446360
3	0.936058	-1.817863	-1.459246	-0.443214	0.055899	-0.138084
4	1.071974	-0.476920	-0.394059	0.457117	-0.179630	-0.923049

（2）年龄身高等 Z-score 标准化值（方法 1）数据保存为 GDAdults312805.xlsx 数据文件。

（3）年龄身高等 Z-score 标准化值数据帧（方法 2）：

	sAge	sHeight	sWeight	sWaistl	sSBP	sDBP
0	-2.190011	0.828423	-0.190285	-0.913841	-1.215957	-1.359141
1	0.460352	0.626688	1.106465	1.296061	-0.839111	-1.359141
2	-1.578389	2.845771	2.949701	2.216854	-1.310169	-1.446360
3	0.936058	-1.817863	-1.459246	-0.443214	0.055899	-0.138084
4	1.071974	-0.476920	-0.394059	0.457117	-0.179630	-0.923049
...	...	...	...	...	...	...
3102	1.004016	-0.797322	-0.319960	1.183520	1.045121	0.734100
3103	0.596268	1.398027	1.745577	1.480219	-0.085418	0.298008
3104	0.460352	-1.343193	-1.607446	-0.381828	0.715380	1.519065
3105	0.868100	0.424953	0.837852	0.753816	-0.744899	-0.661394
3106	0.664226	-1.212658	-2.144671	-1.343545	0.432746	-0.399739

[3107 rows x 6 columns]

（4）年龄身高等 Z-score 标准化值（方法 2）数据保存为 GDAdults312806.xlsx 数据文件。

2. 特征缩放结果

（1）年龄身高等特征缩放值数据帧：

	sAge	sHeight	sWeight	sWaistl	sSBP	sDBP
0	0.015152	0.633333	0.302993	0.347384	0.134831	0.29
1	0.606061	0.601852	0.477556	0.661337	0.179775	0.29
2	0.151515	0.948148	0.725686	0.792151	0.123596	0.28
3	0.712121	0.220370	0.132170	0.414244	0.286517	0.43
4	0.742424	0.429630	0.275561	0.542151	0.258427	0.34
...	...	...	...	...	...	...
3102	0.727273	0.379630	0.285536	0.645349	0.404494	0.53
3103	0.636364	0.722222	0.563591	0.687500	0.269663	0.48
3104	0.606061	0.294444	0.112219	0.422965	0.365169	0.62
3105	0.696970	0.570370	0.441397	0.584302	0.191011	0.37

3106	0.651515	0.314815	0.039900	0.286337	0.331461	0.40

[3107 rows x 6 columns]

（2）年龄身高等特征缩放值数据保存为 GDAdults312807.xlsx 数据文件。

3．归一化结果

（1）年龄身高等特征归一化值数据帧：

	NAge	NHeight	NWeight	NWaistl	NSBP	NDBP
0	0.084125	0.733655	0.251488	0.316131	0.464899	0.274512
1	0.235736	0.666564	0.287761	0.377991	0.459279	0.251994
2	0.108074	0.705181	0.350081	0.393697	0.397557	0.235446
3	0.275606	0.608030	0.182748	0.322248	0.559693	0.322248
4	0.275342	0.635752	0.224383	0.348493	0.521917	0.275342
	...	...	...	...	...	...
3102	0.249850	0.575412	0.209722	0.347897	0.579197	0.325562
3103	0.225340	0.640342	0.291816	0.356037	0.484481	0.304209
3104	0.231038	0.587155	0.165312	0.305129	0.581578	0.378424
3105	0.259418	0.657867	0.275226	0.355483	0.466141	0.283738
3106	0.256646	0.624785	0.150201	0.282731	0.589023	0.307133

[3107 rows x 6 columns]

（2）年龄身高等特征归一化值数据保存为 GDAdults312808.xlsx 数据文件。

第五节　分类变量编码和哑变量转化

一、实践数据

实践数据为本章第三节生成的数据，数据文件为 ':/Python 机器学习 202406—数据/GDAdults312804.xlsx'。

二、实践任务

（1）对年龄分组进行编码，输出部分结果。
（2）对性别、体质分类和年龄分组等计数资料特征值进行哑变量转化，输出部分结果。
（3）将转化后的数据保存为新的 Excel 数据文件 GDAdults312809.xlsx，展现该数据文件的前 5 行记录。

三、实践程序

```
# 分类变量编码和哑变量转换
import pandas as pd  # 导入 Pandas 库，取别名为 pd
data=pd.read_excel('D:/Python 机器学习 202406—数据/GDAdults312804.xlsx',
```

```
                usecols=['Sex','BMILev','AgeG'])
    # 读取 GDAdults312804.xlsx 数据文件，指定读取列，转化为数据帧
    #1. 对年龄分组进行编码
AgeG_values={'18-':1,'30-':2,'45-':3,'60-':4,'75-85':5}
    # 创建年龄分组字符串对应编码值的字典
AgG_n=data['AgeG'].replace(AgeG_values)  # 以编码值替换年龄分组字符串
data['AgG_N']=AgG_n   # 将年龄组编码值以 AgG_N 为列名添加到数据帧中
print('（1）添加年龄分组编码后的数据（前 5 行）：\n',data.head( ))
    #2. 对性别、体质分类、年龄分组等计数资料特征值进行哑变量设置
Dum_Gen=pd.get_dummies(data['Sex'])
    # 生成 Sex 的哑变量，默认数据类型为布尔型
data[['Sex1','Sex2']]=Dum_Gen
    # 将哑变量分别以 Sex1、Sex2 为男性、女性的变量名添加到数据帧中
Dum_BMIL=pd.get_dummies(data['BMILev'])
    # 生成 BMILev 的哑变量，默认数据类型为布尔型
data[['BMIL1','BMIL2','BMIL3','BMIL4']]=Dum_BMIL
    # 将哑变量分别以 BMIL1、BMIL2、BMIL3 和 BMIL4 为各体质类别的变量名添加到数据帧中
Dum_AgG=pd.get_dummies(data['AgeG'],dtype=int)
    # 生成 AgeG 的哑变量，默认数据类型为布尔型，该处设置为整型
data[['AgG18','AgG30','AgG45','AgG60','AgG75']]=Dum_AgG
    # 将哑变量分别以 AgG18、AgG30、AgG45、AgG60 和 AgG75 为各年龄组别的变量名添加到数据
    # 帧中
print('（2）生成性别、体质分类、年龄分组哑变量后的数据（前 5 行）：\n',data.head( ))
    #3. 将转化后的数据保存为新的 Excel 数据文件 GDAdults312809.xlsx
print('（3）将经哑变量转化后的数据保存为 GDAdults312809.xlsx 数据文件。')
data.to_excel('D:/Python 机器学习 202406－数据 /GDAdults312809.xlsx')
```

四、实践结果

（1）添加年龄分组编码后的数据（前 5 行）：

	Sex	BMILev	AgeG	AgG_N
0	2	2	18-	1
1	2	3	45-	3
2	1	3	18-	1
3	2	2	60-	4
4	1	2	60-	4

（2）生成性别、体质分类、年龄分组哑变量后的数据（前 5 行）：

	Sex	BMILev	AgeG	AgG_N	Sex1	...	AgG18	AgG30	AgG45	AgG60	AgG75
0	2	2	18-	1	False	...	1	0	0	0	0
1	2	3	45-	3	False	...	0	0	1	0	0

2	1	3	18-	1	True	...	1	0	0	0	0
3	2	2	60-	4	False	...	0	0	0	1	0
4	1	2	60-	4	True	...	0	0	0	1	0

[5 rows x 15 columns]

（3）将经哑变量转化后的数据保存为 GDAdults312809.xlsx 数据文件。

该文件数据前 5 行记录见表 2-4。

表 2-4　GDAdults312809.xlsx 文件数据前 5 行记录

Index	Sex	BMILev	AgeG	AgG_N	Sex1	Sex2	BMIL1	BMIL2	BMIL3	BMIL4	AgG18	AgG30	AgG45	AgG60	AgG75
0	2	2	18-	1	FALSE	TRUE	FALSE	TRUE	FALSE	FALSE	1	0	0	0	0
1	2	3	45-	3	FALSE	TRUE	FALSE	FALSE	TRUE	FALSE	0	0	1	0	0
2	1	3	18-	1	TRUE	FALSE	FALSE	FALSE	TRUE	FALSE	1	0	0	0	0
3	2	2	60-	4	FALSE	TRUE	FALSE	TRUE	FALSE	FALSE	0	0	0	1	0
4	1	2	60-	4	TRUE	FALSE	FALSE	TRUE	FALSE	FALSE	0	0	0	1	0

第三章　模型评估和模型选择方法

各种机器学习算法训练模型的目的是要创建一个有实用价值且较为准确的模型。因此，如何评估模型的性能及如何选择理想的模型就是机器学习必不可少的重要环节。评估模型的性能并不是评估它在训练集上的表现，而是要评估它应用在新数据集上的表现。

模型评估方面，本章主要介绍回归模型评估，评估指标包括平均绝对误差（mean absolute error，MAE）、均方根误差（root mean squared error，RMSE）和决定系数（R-squared，R^2）；主要介绍分类模型评估，评估方法包括 Hold-out 验证（hold-out validation）、K 折交叉验证（k-fold cross-validation）、混淆矩阵（confusion matrix），计算准确率（accuracy）、精确度（precision）、召回率（recall）和 F1 分数（F1 score）评估，绘制受试者工作特征（receiving operating characteristic，ROC）曲线和 AUC（area under curve）、学习曲线和验证曲线等评估方法；主要介绍两个用于评估聚类算法性能的指标，即 silhouette coefficient（轮廓系数）和 Calinski-Harabasz 指数。

模型选择方面，本章主要介绍 GridSearchCV 穷举搜索法和 RandomizedSearchCV 随机搜索法，以及从多种学习算法中选择最佳模型的方法。

第一节　回归模型评估

一、评估指标和计算方法

回归模型的评估指标包括平均绝对误差（mean absolute error，MAE）、均方根误差（root mean squared error，RMSE）和决定系数（R-squared，R^2）。

1. MAE

MAE 计算预测值和测量值之间的平均绝对误差，而不考虑误差的方向。计算公式如下：

$$\text{MAE} = \frac{1}{m} \times \sum_{i=1}^{m} |y_i - \hat{y}_i|$$

2. RMSE

RMSE 是误差平方和的平均值的平方根。计算公式如下：

$$\text{RMSE} = \sqrt{\frac{1}{m} \times \sum_{i=1}^{m} (y_i - \hat{y}_i)^2}$$

这两个指标都表示平均误差，值越低表明模型的性能越好。但主要区别在于，MAE 为所有误差分配相同的权重；而 RMSE 由于对误差进行平方计算，对较大的误差分配了更高的权重。

3. R^2

决定系数 R^2 计算公式如下：

$$R^2 = 1 - \frac{\sum_{i=1}^{m}(y_i - \hat{y}_i)^2}{\sum_{i=1}^{m}(y_i - \bar{y}_i)^2}$$

以上式中，m 表示实例数，y_i 表示目标样本测量值，$\hat{y}_i$ 表示预测值，$\bar{y}_i$ 表示目标样本均值。

二、语法示例

1. 计算 MAE 和 RMSE 语法示例

```
import numpy as np    # NumPy 库，取别名为 np
from sklearn.metrics import mean_absolute_error,mean_squared_error
  # 从 sklearn.metrics 包导入 mean_absolute_error 和 mean_squared_error 函数
MAE=mean_absolute_error(y_test,y_pred)
  # 利用 mean_absolute_error 函数根据测试集实际目标值（y_test）和其预测值（y_pred）计
  # 算 MAE
RMSE=np.sqrt(mean_squared_error(y_test,y_pred))
  # 利用 mean_squared_error 函数根据测试集实际目标值和其预测值计算 RMSE
```

2. 计算 R^2 语法示例

（1）scikit-learn 内置的 r2_score 方法。

```
from sklearn.metrics import r2_score    # 导入 r2_score 函数
R2=r2_score(y_test,y_pred)    # 计算 R² 得分
```

（2）根据训练模型计算 R^2。

以线性回归模型为例，计算 R^2 的主要语法如下：

```
from sklearn.linear_model import LinearRegression
  # 从 sklearn.linear_model 导入 LinearRegression 类
ols=LinearRegression()    # 创建简单线性回归模型
ols.fit(X_train,y_train)    # 拟合训练集模型
ols.score(X_test,y_test)    # 计算训练模型用于测试集的 R²
```

第二节 分类模型评估

一、评估指标和计算方法

1. 混淆矩阵（confusion matrix）

混淆矩阵是一个包含模型性能数据的表格，其形式见表 3-1。

表 3-1 分类结果的混淆矩阵

分类结果		实际值	
		+	-
预测值	+	真正例（TP）	假正例（FP）
	-	假负例（FN）	真负例（TN）

真正例（true positives，TP）：实例为正，模型预测分类也为正的实例。
假正例（false positives，FP）：实例为负，但模型预测分类为正的实例。
真负例（true negatives，TN）：实例为负，模型预测分类也为负的实例。
假负例（false negatives，FN）：实例为正，但模型预测分类为负的实例。

2. 准确率（accuracy）

准确率是度量模型正确分类所有实例的能力。计算公式如下，m 表示实例的总数。

$$准确率（accuracy）= \frac{(TP+TN)}{m}$$

3. 精确度（precision）

精确度是度量模型正确分类正标签（事件发生或阳性）实例的能力。计算公式如下：

$$精确度（precision）= \frac{TP}{(TP+FP)}$$

4. 召回率（recall）

召回率也称真阳性率（true positive rate，TPR）或敏感度（sensitivity）。召回率是度量模型对所有正标签实例被正确预测为正例的能力。计算公式如下：

$$召回率（recall）= \frac{TP}{(TP+FN)}$$

精确度和召回率仅适用于二分类任务。

5. F1 分数（F1 score）

F1 分数是精确度和召回率的调和平均值。计算公式如下：

$$F1 = 2 \times (precision \times recall) / (precision + recall)$$

$$F1 = \frac{2 \times TP}{2 \times TP + FP + FN}$$

6. ROC 曲线和 AUC

受试者工作特征 ROC 曲线是评估二元分类器效果的常用方法。ROC 曲线通过真阳性率（true positive rate，TPR）和假阳性率（false positive rate，FPR）绘制。计算公式如下：

TPR 的计算公式同召回率。

FPR 计算公式如下：

$$FPR = \frac{FP}{FP+TN}$$

ROC 曲线能够可视化 TPR 和 FPR 之间的关系，并可以作为模型的通用评估标准。模型越好，曲线越高，曲线下的面积 AUC 也就越大。AUC 越接近 1，模型的性能就越好。

7. 学习曲线和验证曲线

通过绘制学习曲线可以观察训练集样本量大小的改变对模型性能（如准确率、F1 分数等）的影响。

通过绘制验证曲线可以观察超参数的变化对模型性能（如准确率、F1 分数等）的影响。

二、语法示例

1. 构建混淆矩阵及其可视化语法示例

from sklearn.metrics import confusion_matrix
　# 从 sklearn.metrics 包导入 confusion_matrix 函数
confMatr=confusion_matrix(y_test,y_pred)
　# 利用 confusion_matrix 函数根据测试集目标标签值和其预测值计算混淆矩阵
MatrF=pd.DataFrame(confMatr,index=class_names,columns=class_names)
　# 创建混淆矩阵数据帧，指定索引和列名为目标类别名
sns.heatmap(MatrF,annot=True,cbar=None,cmap='Blues')
　# 绘制热力图，设置图中标注数据，不显示色条，设置颜色

2. 计算准确率、精确度和召回率语法示例

from sklearn.metrics import accuracy_score,precision_score,recall_score
　# 从 sklearn.metrics 包导入 accuracy_score、precision_score 和 recall_score 函数
accuracy=accuracy_score(y_test,y_pred)
　# 根据 accuracy_score 函数利用测试集目标标签值和其预测值计算准确率
precision=precision_score(y_test,y_pred)
　# 根据 precision_score 函数利用测试集目标标签值和其预测值计算精确度
recall=recall_score(y_test,y_pred)
　# 根据 recall_score 函数利用测试集目标标签值和其预测值计算召回率

3. 计算 F1 分数语法示例

（1）语法。

函数：

f1_score(y_true, y_pred, *args:Any, labels=None, pos_label=1, average="binary", sample_weight=None, zero_division="warn", **kwargs: Any)

参数说明：

y_true：真实标签，即数据集中的实际分类结果。

y_pred：预测标签，即模型对数据集的预测结果。

labels：当存在多分类问题时（average != 'binary'），此参数标识要包含的分类标签集。如果 average=None，则指定分类标签的顺序。

pos_label：在二元分类问题中报告 F1 分数的类别，默认为 1。

sample_weight：在计算 F1 分数时使用的样本权重。

zero_division：处理零除法的策略，默认为 'warn'，也可以设置为 'raise' 或 'deprecated'。

average：设置在多分类数据情况下计算平均 F1 分数的方法。可以选择 'micro'、'macro'、'samples'、'weighted'、'binary' 或 None，默认为 'binary'。该参数在多分类和多标签目标中需要设置，如果设置为 None，则返回每一类的 F1 分数；否则，根据设置的方法类型求 F1 均值。

'binary'：此参数仅适用于二分类，表示仅计算正样本（pos_label=1）的 F1 分数。

'micro'：通过计算总真阳性（TP）、假阴性（FN）和假阳性（FP）来计算全局 F1 分数。

'macro'：先计算各个类别的 F1 分数，然后再计算它们的算术平均值即为最终的 F1 分数。这没有考虑到类别不平衡问题。

'weighted'：先计算各个类别的 F1 分数，然后基于各个类别的真实样本数为各个类别 F 分数赋权，以计算得到加权平均 F 分数。这解决了 'macro' 没有考虑的分类不平衡问题。它可能导致 F 分数不在精确度和召回率之间。

'samples'：计算每个实例的 F1 分数，然后计算它们的平均值［仅对与 accuracy_score( ) 不同的多分类有意义］。

（2）示例。

```
from sklearn.metrics import f1_score    # 从 sklearn.metrics 导入 f1_score 函数
F1=f1_score(y_test,y_pred,average=None)
```

4. 采用二分法交叉验证评估模型的准确率、精确度、召回率和 F1 分数语法示例

使用 Scikit-learn 库的 cross_val_score 方法进行二分法交叉验证，通过参数 scoring 设置得到准确率、精确度、召回率和 F1 分数。以 LogisticRegression 二元分类为例，二分法交叉验证主要语法如下：

```
from sklearn.model_selection import cross_val_score
    # 导入交叉验证评估类 cross_val_score
from sklearn.linear_model import LogisticRegression
    # 导入 LogisticRegression 类
Logit=LogisticRegression( )   # 创建 LogisticRegression 分类模型
cross_val_accuracy=cross_val_score(Logit,X,y,cv=10,scoring='accuracy')
''' 计算 LogisticRegression 分类模型 10 折交叉验证的准确率，X 为特征数据，y 为目标数据，cv=10 为 10 折交叉验证，scoring='accuracy' 为计算准确率。'''
cross_val_precision=cross_val_score(Logit,X,y,cv=10,scoring='precision')
    # 计算 LogisticRegression 分类模型 10 折交叉验证的精确度
cross_val_recall=cross_val_score(Logit,X,y,cv=10,scoring='recall')
    # 计算 LogisticRegression 分类模型 10 折交叉验证的召回率
cross_val_F1=cross_val_score(Logit,X,y,cv=10,scoring='f1')
    # 计算 LogisticRegression 分类模型 10 折交叉验证的 F1 分数
scores=cross_val_score(Logit,X,y,cv=10)
    # 计算 LogisticRegression 分类模型 10 折交叉验证的评估结果
```

5. 生成分类器的性能报告语法示例

```
from sklearn.metrics import classification_report
    # 导入分类器的性能报告函数
print(classification_report(y_test,y_pred,target_names=class_names))
    # 输出分类器的性能报告，设置测试集目标分类、模型预测目标分类和目标分类名
```

6. 绘制 ROC 曲线和计算 AUC 语法示例

```
from sklearn.linear_model import LogisticRegression
    # 导入 LogisticRegression 类
Logit=LogisticRegression( )   # 创建 LogisticRegression 分类模型
```

```python
from sklearn.metrics import roc_curve,roc_auc_score
    # 导入 roc_curve 和 roc_auc_score 函数
y_pred_prob=Logit.predict_proba(X_test)[:,1]
    # 以 LogisticRegression 分类模型为例，计算测试集目标预测概率
false_positive_rate,true_positive_rate,threshold=roc_curve(y_test,y_pred_prob)
    # 计算测试集假阳性率、真阳性率和阈值
plt.plot(false_positive_rate,true_positive_rate)
    # 根据假阳性率和真阳性率绘制线图
auc=roc_auc_score(y_test,y_pred_prob)   # 计算测试集 AUC
```

7. 计算学习曲线和验证曲线绘图值语法示例

（1）计算学习曲线绘图值。

```python
from sklearn.model_selection import learning_curve
    # 导入学习曲线计算函数 learning_curve
train_sizes,train_scores,test_scores=learning_curve(Logit,X,y,cv=10,scoring='accuracy',n_jobs=-1,
train_sizes=np.linspace(0.01,1.0,50))
''' 使用交叉验证计算不同样本量的训练集的训练和测试得分。设置分类器、特征数据、目标数据、交叉验证折数、评估指标，设置使用所有 CPU 计算，设置 50 个不同样本量的训练集。'''
train_score_mean=np.mean(train_scores,axis=1)   # 计算训练集得分平均值
train_score_std=np.std(train_scores,axis=1)     # 计算训练集得分标准差
test_score_mean=np.mean(test_scores,axis=1)     # 计算测试集得分平均值
test_score_std=np.std(test_scores,axis=1)       # 计算测试集得分标准差
```

计算得到学习曲线绘图值后，以训练集样本量为 x 轴，以对应的训练集和测试集得分的平均值和标准差为 y 轴绘制学习曲线。

（2）计算验证曲线绘图值。

```python
from sklearn.model_selection import validation_curve
    # 导入验证曲线计算函数 validation_curve
param_name,param_range="C",np.logspace(-8,3,10)
    # 将正则化强度的倒数 "C" 作为超参数，该超参数值必须为正浮点数
train_scores,test_scores=validation_curve(Logit,X,y,cv=10,scoring='accuracy',n_jobs=-1,param_name=param_name,param_range=param_range)
''' 使用交叉验证计算不同超参数的训练集的训练和测试得分。设置分类器、特征矩阵、目标向量、交叉验证折数、评估指标，设置使用所有 CPU 计算，设置超参数名和超参数值。'''
train_score_mean=np.mean(train_scores,axis=1)   # 计算训练集得分平均值
train_score_std=np.std(train_scores,axis=1)     # 计算训练集得分标准差
test_score_mean=np.mean(test_scores,axis=1)     # 计算测试集得分平均值
test_score_std=np.std(test_scores,axis=1)       # 计算测试集得分标准差
```

计算得到验证曲线绘图值后，以超参数为 x 轴，以对应的训练集和测试集得分的平均值和标准差为 y 轴绘制验证曲线。

第三节 交叉验证

一、交叉验证方法

评估模型的目的并不是要评估其在训练集数据上的表现,而是要评估它在训练集以外的新数据集上的表现。评估模型的方法有以下两种:

第一种方法是将数据拆分为训练集和测试集,先使用训练集数据训练模型,然后用测试集数据评估模型。这种方法被称为 Hould-out 验证(Hould-out validation)。但是,这种方法在训练模型时对数据的利用不够充分,有一部分数据(测试集数据)没有被用上;同时,评估结果对测试集数据高度依赖。

第二种方法是 K 折交叉验证(K-fold cross-validation,KFCV),它可以克服以上不足。K 折交叉验证就是将数据集拆分为 K 个集合,并对模型进行 K 次训练,每次训练将选择 1 个集合作为验证集(测试集),并把其余 $K-1$ 个集合数据作为训练集。

交叉验证可以使用数据的二分法或三分法来完成。其中,二分法是对整个数据集直接使用交叉验证,在本章第二节"分类模型评估"中对此已有部分介绍。

如果采用三分法,则先将数据集分为训练集和测试集,然后使用交叉验证将训练集再次拆分,创建 K 个不同的训练集和验证集。

二、语法

1. 导入类

from sklearn.model_selection import KFold,cross_val_score

2. KFold(_BaseKFold)类的语法及参数

(1)语法。

KFold(n_splits=5,*,shuffle=False,random_state=None)

(2)参数说明。

n_splits:整型,默认为 5 折,设置折数时至少为 2 折。

shuffle:布尔型,默认为 False,设置拆分数据前是否对数据洗牌。

random_state:整型,设置随机状态或 None,默认为 None。

(3)KFold(_BaseKFold)类中的方法。

KFold( ).split(self,X,y=None,groups=None)

将数据集拆分生成训练集和测试集的索引。

X:特征数据。

y:监督学习的目标变量,默认为 None。

groups:分组标签,用于分组将数据集拆分为训练集和测试集,默认为 None。

3. cross_val_score 交叉验证评估的语法及参数

(1)语法。

cross_val_score(estimator,X,y=None,*,groups=None,scoring=None,cv=None,n_jobs=None, verbose=0,fit_params=None,pre_dispatch='2*n_jobs',error_score=np.nan)

（2）参数说明。

estimator：执行数据拟合的估算器对象。

X：用于拟合的数组样数据。

y：监督学习中的数组样目标变量，默认为 None。

groups：设置将数据集按组别拆分为训练集和测试集，仅用于分组 K 折交叉验证（GroupKFold），默认为 None。

scoring：字符串，为可调用的评估指标。用于分类模型的评估指标包括 'accuracy'、'precision'、'recall' 或 'f1'，默认为 None，此时采用估算器的默认评估指标；用于回归模型的评估指标包括 'neg_mean_squared_error'（它是 MSE 的相反数）和 'r2'（决定系数 R^2）。

cv：整型、交叉验证拆分器或可迭代对象，默认为 None。设置交叉验证的拆分策略。如果为 None，则表示使用默认的 5 折交叉验证；整型，则表示（Stratified）KFold 的折数；也可以是 CV 拆分器，如 KFold 或 StratifiedKFold，StratifiedKFold 适用于分类器，其他估算器使用 KFold。

n_jobs：整型，默认为 None。设置并行运行的工作数，–1 表示使用所有处理器。

verbose：整型，默认为 0，设置冗余水平。

fit_params：字典，默认为 None。设置估算器拟合方法的参数。

pre_dispatch：整型或字符串，默认为 '2*n_jobs'。控制并行运行的工作数。

error_score：'raise' 或数值，默认为 np.nan。如果估算器拟合出现误差，则该值传递给分值。如果设置为 'raise'，则显示误差；如果设置为一个数值，则显示 FitFailedWarning。

（3）返回值。

scores：浮点型 N 维数组，为估算器交叉验证的结果。

第四节 聚类模型评估

聚类算法有多种，同一种算法还可以有多种不同的参数，因此，有必要评估算法的性能。如果只有 2 个或 3 个特征变量，则可以通过绘制平面（二维）或三维聚类图反映聚类效果；当有更多的特征变量时，就难以用可视化方式评估聚类算法的效果，此时，更需要采用一定的指标来进行评估。在聚类算法中，可以通过测量属于同一集群的数据点的相似性来评估性能。Scikit-learn 中有 2 个用于评估聚类算法性能的指标，即 silhouette coefficient（轮廓系数）和 Calinski-Harabasz 指数。

一、评估指标和计算方法

1. Silhouette coefficient（轮廓系数）

计算每个点与集群的所有其他点之间的平均距离（a），以及每个点与其最近集群的所有其他点之间的平均距离（b），根据 a、b 值按照以下公式计算轮廓系数 s。

$$s=(b-a)/\max(a,b)$$

该式的计算结果是一个介于 –1 和 1 之间的值，值越低，表示算法的性能越差。约等于 0 的值表明集群重叠。但是，该指标不适用于基于密度的算法（如 DBSCAN）的聚类性能评估。

2. Calinski-Harabasz 指数

该指数用于测量各个集群的方差与所有集群的方差之间的关系。每个集群的方差是每个点相对于该点所在集群质心的均方误差；所有集群的方差是指总体的集群间方差。Calinski-Harabasz 指数值越高，表示聚类的分离效果就越好。同样，该指标不太适用于基于密度的算法（如DBSCAN）聚类性能评估。

二、语法示例

1．计算 Silhouette coefficient（轮廓系数）语法示例

```
from sklearn.metrics import silhouette_score
    # 从 sklearn.metrics 包导入 silhouette_score 函数
kmeans_silhouette_score=silhouette_score(X,pred_kmeans,metric='euclidean')
    # 以计算 kmeans 聚类的轮廓系数为例，silhouette_score() 函数的输入参数是数据、聚类模
    # 型的预测值（分配给每个数据点的集群）和距离度量方法。
```

2．计算 Calinski-Harabasz 指数语法示例

```
from sklearn.metrics import calinski-harabasz_score
    # 从 sklearn.metrics 包导入 calinski-harabasz_score 函数
kmeans_calinski-h_score=calinski-harabasz_score(X,pred_kmeans)
    # 以计算 kmeans 聚类的 Calinski-Harabasz 指数为例，calinski-harabasz_score() 函数的输入参
    # 数是数据和聚类模型的预测值（分配给每个数据点的集群）。
```

第五节　工作流机器学习

一、实践数据

实践数据文件为"：/Python 机器学习 202406—数据 /GDAdults312804.xlsx"。

二、实践任务

以成年人的年龄（Age）、身高（Height）、体重（Weight）、腰围（Waistl）、收缩压（SBP）、舒张压（DBP）等为特征变量，以体质分类是否肥胖（Obese）为类别标签，进行特征标准化、主成分分析和随机森林分类 Pipeline 工作流机器学习。完成如下具体任务：

（1）将数据分割为训练集和测试集。
（2）导入标准化、主成分分析和随机森林类创建 Pipeline 工作流。
（3）利用 Pipeline 工作流拟合训练集模型。
（4）计算训练集模型拟合性能指标，构建拟合结果混淆矩阵及其可视化。
（5）计算测试集测试性能指标，构建测试集验证结果混淆矩阵及其可视化。
（6）利用构建的模型进行新样本分类预测及其概率预测，用于预测的新样本为 3 人的年龄、身高、体重、腰围、收缩压和舒张压特征值，相关数据列表如下：[56,169.0,73.1,91.5,132,86]，

[51,160.0,58.5,80.2,108,72],[22,162.0,52.2,68.5,102,76]。

三、Pipeline 和 train_test_split 语法

（一）Pipeline 语法

1．导入

from sklearn.pipeline import Pipeline

2．定义

（1）语法。

Pipeline(steps,*,memory=None,verbose=False)

带有最终估算器的转换工作流。由数据转换器和估算器组成的序列，实现依次对数据进行转换和最后的模型拟合预测。

（2）参数说明。

steps：由有一定顺序的元组（步骤名，转换器/估算器）组成的列表。最后一个对象是估算器。

memory：用于缓存拟合转换的工作流。默认情况下，不执行缓存。如果给定一个字符串，则指定它是缓存目录的路径。

verbose：布尔型，默认为 False。如果为 True，则在拟合每个 step 时将打印经历的时间。

（二）train_test_split 语法

1．导入

from sklearn.model_selection import train_test_split

2．定义

（1）语法。

train_test_split(*iterables,test_size=None,train_size=None,random_state=None,shuffle=True,stratify=None,**kwargs:Any)

将数组或矩阵等随机拆分为训练集和测试集。

（2）参数说明。

*iterables：可迭代对象，可以是列表、数组、稀疏矩阵或数据帧。

test_size：浮点型或整型，默认为 None。如果是浮点数，则该值大小应该在 0.0～1.0 之间，表示测试集样本量占总数据集样本量的比例；如果是整型，则表示测试集样本量。如果是 None，则表示该值是 train_size 的互补值；如果 train_size 也是 None，则该值为 0.25。

train_size：浮点型或整型，默认为 None。如果是浮点数，则该值大小应该在 0.0～1.0 之间，表示训练集样本量占总数据集样本量的比例；如果是整型，则表示训练集样本量。如果是 None，则表示该值是 test_size 的互补值。

random_state：整型，设置随机状态，默认为 None，保证随机拆分数据集结果的可重复性，只有 shuffle=True 时才起作用。

shuffle：布尔型，默认为 True，设置是否随机打乱数据集再拆分。如果 shuffle=False，则 stratify=None。

stratify：数组样值，默认为 None。如果不为 None，则数据集被按照该类别标签分层拆分。

四、实践程序

```python
# Pipeline 标准化主成分分析和随机森林分析
import pandas as pd   # 导入 Pandas 库，取别名为 pd
data=pd.read_excel('F:/Python 机器学习 202406—数据 /GDAdults312804.xlsx',
       usecols=['Age','Height','Weight','Waistl','SBP','DBP','Obese'])
''' 读取 GDAdults312804.xlsx 数据文件中指定列数据生成数据帧
 变量 Obese 赋值体重正常 =0，肥胖 =1。'''
# 1. 将数据分割为训练集和测试集
from sklearn.model_selection import train_test_split   # 导入拆分数据函数
x_train,x_test,y_train,y_test=train_test_split(data.iloc[:,0:6],
     data.iloc[:,6],test_size=0.2,random_state=2)
# 随机拆分数据为训练集和测试集自变量（索引号为 0:6 列的特征数据）和因变量（索引号为
# 6 的列 'BMILev'），设置数据拆分比例，设置随机数种子
# 2. 导入标准化、主成分分析和随机森林类创建 Pipeline 工作流
from sklearn.preprocessing import StandardScaler   # 导入 Z-score 标准化类
from sklearn.decomposition import PCA   # 导入主成分分析类
from sklearn.ensemble import RandomForestClassifier   # 导入随机森林分类类
from sklearn.pipeline import Pipeline   # 导入工作流函数
pipe_SPR=Pipeline([('S',StandardScaler( )),('P',PCA(n_components=2)),
         ('R',RandomForestClassifier(random_state=2))])
# 创建标准化——主成分分析——随机森林分类的工作流
# 设置主成分数；设置随机种子，使测试结果复现
# 3. 利用 Pipeline 工作流拟合训练模型
pipe_SPR.fit(x_train, y_train)   # 利用训练集拟合模型
print('（1）训练集模型拟合准确率：%.3f'% pipe_SPR.score(x_train,y_train))
print('（2）测试集模型拟合准确率：%.3f'% pipe_SPR.score(x_test,y_test))
# 4. 计算训练集模型拟合性能指标，构建拟合结果混淆矩阵及其可视化
from sklearn.metrics import accuracy_score,precision_score,recall_score
# 导入准确率、精确度和召回率函数
from sklearn.metrics import classification_report   # 导入分类性能报告函数
y_train_pred=pipe_SPR.predict(x_train)   # 模型拟合预测结果
print('（1）训练集模型拟合预测结果（前 10 个）：',y_train_pred[0:10])
print('（2）训练集模型拟合准确率：', accuracy_score(y_train,y_train_pred))
print('（3）训练集模型拟合精确度：', precision_score(y_train,y_train_pred))
print('（4）训练集模型拟合召回率：', recall_score(y_train,y_train_pred))
print('（5）训练集模型拟合分类器的性能报告：\n',classification_report(y_train,y_train_pred))
# 构建训练集模型拟合结果混淆矩阵及其可视化
import matplotlib.pyplot as plt   # 导入 matplotlib.pyplot 包取别名 plt
```

```python
plt.rcParams['font.sans-serif']=['SimHei']   #设置字体为中文黑体，用于绘图显示中文
plt.rcParams['axes.unicode_minus']=False   #设置正常显示负号
from sklearn.metrics import confusion_matrix   #导入混淆矩阵函数
from sklearn.metrics import ConfusionMatrixDisplay   #导入混淆矩阵可视化函数
train_confusionMx=confusion_matrix(y_train,y_train_pred)   #构建混淆矩阵
print('（6）训练集拟合模型分类的混淆矩阵：\n',train_confusionMx)
disp=ConfusionMatrixDisplay(confusion_matrix=train_confusionMx,display_labels=pipe_SPR.classes_)
disp.plot( )   #可视化混淆矩阵
plt.title(' 图 3-1 训练集拟合模型分类结果的混淆矩阵图 ',y=-0.25,fontsize=14)
plt.show( )
    #5.计算测试集测试性能指标，构建测试集验证结果混淆矩阵及其可视化
y_test_pred=pipe_SPR.predict(x_test)
y_test_pred_prob=pipe_SPR.predict_proba(x_test[0:10])
print('（1）测试集测试预测分类结果（前 10 个）：',y_test_pred[0:10])
print('（2）测试集测试预测分类概率结果（前 10 个）：\n',y_test_pred_prob)
print('（3）测试集测试准确率：', accuracy_score(y_test,y_test_pred))
print('（4）测试集测试精确度：', precision_score(y_test,y_test_pred))
print('（5）测试集测试召回率：', recall_score(y_test,y_test_pred))
print('（6）测试集测试分类器的性能报告：\n',classification_report(y_test,y_test_pred))
test_confusionMx=confusion_matrix(y_test,y_test_pred)   #构建混淆矩阵
print('（7）测试集测试分类的混淆矩阵：\n',test_confusionMx)
disp=ConfusionMatrixDisplay(confusion_matrix=test_confusionMx,display_labels=pipe_SPR.classes_)
disp.plot( )   #可视化混淆矩阵
plt.title(' 图 3-2 测试集测试模型分类结果的混淆矩阵图 ',y=-0.25,fontsize=14)
plt.show( )
    #6.利用构建的模型进行新样本分类预测及其概率预测
samples=[{'Age':56,'Height':169.0,'Weight':73.1,'Waistl':91.5,'SBP':132,'DBP':86},{'Age':51,'Height':160.0,'Weight':58.5,'Waistl':80.2,'SBP':108,'DBP':72},{'Age':22,'Height':162.0,'Weight':52.2,'Waistl':68.5,'SBP':102,'DBP':76}]
    #按照训练集特征变量样式创建 3 个新样本的字典列表
Sfeatures=pd.DataFrame(samples,index=['S1','S2','S3'])
    #将新样本列表转化为数据帧，并指定索引
print('（1）新样本特征数据帧：\n',Sfeatures)
Obese_pred=pipe_SPR.predict(Sfeatures)   #利用新样本特征根据构建的模型进行分类预测
print('（2）新样本拟合分类结果：',Obese_pred)
Obese_pred_prob=pipe_SPR.predict_proba(Sfeatures)
    #利用新样本特征根据构建的模型进行分类概率预测
print('（3）新样本拟合分类概率结果：\n',Obese_pred_prob)
```

五、实践结果

1. 任务（1）至（3）实践结果

（1）训练集模型拟合准确率：1.000。

（2）测试集模型拟合准确率：0.908。

2. 任务（4）计算训练集模型拟合性能指标，构建拟合结果混淆矩阵及其可视化结果

（1）训练集模型拟合预测结果（前10个）：[0 0 0 0 0 0 0 0 0 0]。

（2）训练集模型拟合准确率：0.9995975855130784。

（3）训练集模型拟合精确度：1.0。

（4）训练集模型拟合召回率：0.9954954954954955。

（5）训练集模型拟合分类器的性能报告：

	precision	recall	f1-score	support
0	1.00	1.00	1.00	2263
1	1.00	1.00	1.00	222
accuracy			1.00	2485
macro avg	1.00	1.00	1.00	2485
weighted avg	1.00	1.00	1.00	2485

（6）训练集拟合模型分类的混淆矩阵：

[[2263　0]

[　1 221]]

（7）训练集拟合模型分类结果的混淆矩阵图见图3-1。

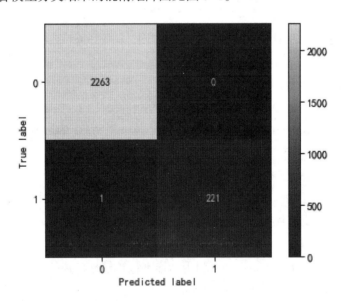

图3-1　训练集拟合模型分类结果的混淆矩阵图

3. 任务（5）计算测试集测试性能指标，构建测试集验证结果混淆矩阵及其可视化结果

（1）测试集测试预测分类结果（前10个）：[0 0 0 1 0 0 0 0 0 0]。

（2）测试集测试预测分类概率结果（前10个）：

[[1. 0.] [1. 0.] [0.74 0.26] [0.14 0.86] [0.93 0.07] [1. 0.]

[0.91 0.09] [1. 0.] [0.79 0.21] [1. 0.]]

（3）测试集测试准确率：0.9083601286173634。

（4）测试集测试精确度：0.5。

（5）测试集测试召回率：0.22807017543859648。

（6）测试集测试分类器的性能报告：

	precision	recall	f1-score	support
0	0.93	0.98	0.95	565
1	0.50	0.23	0.31	57
accuracy			0.91	622
macro avg	0.71	0.60	0.63	622
weighted avg	0.89	0.91	0.89	622

（7）测试集测试分类的混淆矩阵：

[[552 13]

[44 13]]

（8）测试集测试模型分类结果的混淆矩阵图见图3-2。

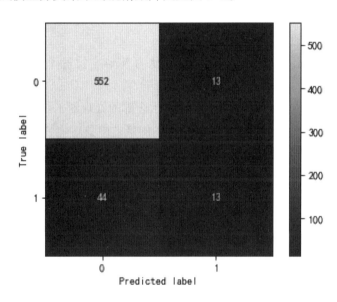

图3-2　测试集测试模型分类结果的混淆矩阵图

4．任务（6）利用构建的模型进行新样本分类预测及其概率预测结果

（1）新样本特征数据帧：

	Age	Height	Weight	Waistl	SBP	DBP
S1	56	169.0	73.1	91.5	132	86
S2	51	160.0	58.5	80.2	108	72
S3	22	162.0	52.2	68.5	102	76

（2）新样本拟合分类结果：[0 0 0]。

（3）新样本拟合分类概率结果：

[[0.92 0.08]

[0.92 0.08]

[1. 0.]]

第六节 模型选择

Scikit-learn 进行模型选择的方法主要包括 GridSearchCV 穷举搜索法和 RandomizedSearchCV 随机搜索法。其主要通过以下方式实现模型选择：①最小化某个损失函数的值来训练算法以学习一个模型的参数。②许多学习算法的超参数必须在学习过程之前预先设定，这就需要对超参数进行调优。③也可以尝试多种学习算法，以确定哪种算法更好。当采用以上几种方式实现模型选择时，都需要经过交叉验证方法评估模型的性能得分，从而选择最佳模型。

一、GridSearchCV 穷举搜索法

1. 语法

GridSearchCV(estimator,param_grid,*,scoring=None,n_jobs=None,refit=True, cv=None,verbose=0,pre_dispatch='2*n_jobs',error_score=nan,return_train_score=False)

2. 参数说明

estimator：估算器。

param_grid：备选参数的字典或字典列表。

scoring：字符串、列表、元组或字典类型，默认为 None。设置评估交叉验证模型在测试集上表现的策略 / 评分指标。

n_jobs：整型，处理器并行工作的数量，–1 表示全部的处理器工作。

refit：布尔型，默认为 True。设置是否利用得到的最佳参数对全数据集重新拟合估算器。

cv：整型或迭代器，设置交叉验证的折数或策略。默认为 None，表示 5 折交叉验证。

verbose：整型，控制冗长程度。数值越大，显示消息量越多。

pre_dispatch：整型或字符串，默认为 '2*n_jobs'。控制并行执行期间分派的作业数量。

error_score：'raise' 或数字，默认为 np.nan。如果估算器拟合中出现错误，则分配给分数的值。如果设置为 'raise'，则会报错，中断训练；如果给出了一个数值，则会引发 FitFailedWarning 警告后继续完成训练。

return_train_score：布尔型，默认为 False。设置是否返回训练集交叉验证的得分结果。

应用这些方法的估算器的参数是通过参数穷举交叉验证的穷举搜索来优化选择的。

GridSearchCV 实现了 "fit" 和 "score" 方法。如果在使用的估算器中实现了 "predict""predict_proba""decision_function""transform" 和 "inverse_transform"，那么它还能实现这些方法。

3. 以 LogisticRegression 为例，进行穷举搜索选择模型语法示例

```
from sklearn.linear_model import LogisticRegression
    # 导入 LogisticRegression 类
Logit=LogisticRegression( )   # 创建 LogisticRegression 分类模型
from sklearn.model_selection import GridSearchCV
    # 导入 GridSearchCV 类
hyperparameters={'penalty':('l1', 'l2'), 'C':np.logspace(0,3,8)}
    # 创建备选超参数字典
gridsearch=GridSearchCV(Logit,hyperparameters,cv=10)
```

```
# 建立 LogisticRegression 穷举搜索模型，设置超参数和交叉验证参数
best_model=gridsearch.fit(X,y)    # 对数据进行拟合，得到最佳模型
cv_results=gridsearch.cv_results_    # 得到交叉验证结果
best_penalty=best_model.best_estimator_.get_params( )['penalty']
    # 返回模型超参数 penalty 的最佳值
best_C=best_model.best_estimator_.get_params( )['C']
    # 返回模型超参数 C 的最佳值
y_pred=best_model.predict(X)    # 根据最佳模型预测目标值
```

二、RandomizedSearchCV 随机搜索法

1．语法

RandomizedSearchCV(estimator,param_distributions,*,n_iter=10,scoring=None,n_jobs=None,refit=True,cv=None,verbose=0,pre_dispatch='2*n_jobs',random_state=None,error_score=nan,return_train_score=False)

2．参数说明

与穷举搜索不同，随机搜索只是对经过特殊分布抽样获得的一定数量的参数进行评估选择。

estimator：估算器。

n_iter：迭代次数，整型，默认为 10，设置参数采样的次数。

param_distributions：全域参数空间，字典或字典的列表。其中，字典的键是参数名，值是要尝试的分布或者是参数值的列表。如果是分布，则必须提供分布对象的随机抽样方法用于抽样。

scoring：字符串、列表、元组或字典类型，默认为 None，采用估算器的 score 方法。设置评估交叉验证模型在测试集上表现的策略。

n_jobs：整型，处理器并行工作的数量，-1 表示全部的处理器工作。

refit：布尔型，默认为 True。设置是否利用得到的最佳参数对全数据集重新拟合估算器。

cv：整型或迭代器，设置交叉验证的折数或策略。默认为 None，表示 5 折交叉验证。

verbose：整型，控制冗长程度。数值越大，显示消息量越多。

pre_dispatch：整型或字符串，默认为 '2*n_jobs'。控制并行执行期间分派的作业数量。

random_state：整型，随机数种子，默认为 None。

error_score：'raise' 或数字，默认为 np.nan。如果估算器拟合中出现错误，则分配给分数的值。如果设置为 'raise'，则会报错，中断训练；如果给出了一个数值，则会引发 FitFailedWarning 警告并继续完成训练。

return_train_score：布尔型，默认为 False。设置是否返回训练集交叉验证的得分结果。

应用这些方法的估算器的参数是通过参数随机抽样交叉验证的随机搜索来优化选择的。

RandomizedSearchCV 实现了"fit"和"score"方法。如果在使用的估算器中实现了"score_samples""predict""predict_proba""decision_function""transform"和"inverse_transform"方法，那么它还能实现这些方法。

3．以 LogisticRegression 为例，进行随机搜索选择模型语法示例

```
from sklearn.linear_model import LogisticRegression
    # 导入 LogisticRegression 类
```

```
Logit=LogisticRegression( )    # 创建 LogisticRegression 分类模型
from sklearn.model_selection import RandomizedSearchCV
    # 导入 RandomizedSearchCV 类
penalty=['l1','l2']    # 创建正则化惩罚的候选超参数列表
c=uniform(loc=0,scale=2)    # 创建正则化候选超参数的均匀分布
hyperparameters=dict(penalty=penalty,C=c)
    # 创建备选超参数字典
randomsearch=RandomizedSearchCV(Logit,hyperparameters,random_state=2,n_iter=200,verbose=0,n_jobs=-1,cv=10)
    # 建立 LogisticRegression 随机搜索模型,设置相关参数值
best_model=randomsearch.fit(X,y)    # 对数据进行拟合,得到最佳模型
cv_results=randomsearch.cv_results_    # 得到交叉验证结果
best_penalty=best_model.best_estimator_.get_params( )['penalty']
    # 返回模型超参数 penalty 的最佳值
best_C=best_model.best_estimator_.get_params( )['C']
    # 返回模型超参数 C 的最佳值
y_pred=best_model.predict(X)    # 根据最佳模型预测目标值
```

三、从多种学习算法中选择最佳模型

以 LogisticRegression 和 DecisionTreeClassifier 为例,进行穷举搜索工作流选择最佳算法模型语法示例。

```
import numpy as np    # 导入 NumPy 库,取别名为 np
from sklearn.linear_model import LogisticRegression    # 导入 LogisticRegression 类
from sklearn.tree import DecisionTreeClassifier    # 导入 DecisionTreeClassifier 类
from sklearn.pipeline import Pipeline    # 导入 Pipeline 函数
from sklearn.model_selection import GridSearchCV    # 导入 GridSearchCV 类
from sklearn.model_selection import cross_val_score    # 导入 cross_val_score 函数
np.random.seed(0)
''' 设置随机数生成器的种子为 0,以保证每次运行程序时所生成的随机数序列相同,方便进行可重复的测试和调试程序。'''
pipe=Pipeline([('classifier',LogisticRegression( ))])    # 创建分类器工作流
Logistic_dict={'calssifier':[LogisticRegression( )],'calssifier_penalty':['l1','l2'],'calssifier_C':np.logspace(0,3,10)}    # 创建 LogisticRegression 分类器的超参数字典
Tree_dict={'calssifier':[DecisionTreeClassifier( )],'calssifier_max_features':[1,2,3],'calssifier_min_samples_split':[3,5,10]}
    # 创建 DecisionTreeClassifier 分类器的超参数字典
search_space=[Logistic_dict,Tree_dict]    # 创建候选分类器的超参数搜索空间列表
gridsearch=GridSearchCV(pipe,search_space,cv=10)
    # 创建穷举搜索工作流交叉验证算法模型
```

best_model=gridsearch.fit(X,y)　#对数据进行拟合，得到最佳算法模型
best_calssifier=best_model.best_estimator_.get_params( )['calssifier']
　　#返回最佳算法模型及其参数
print(cross_val_score(gridsearch,X,y).mean( ))　#输出嵌套交叉验证得分
y_pred=best_model.predict(X)　#根据最佳模型预测目标值

该方法的案例实践可见第八章第七节图像分类之"二、从多种学习算法中选择最佳模型进行图像分类"相关内容。

第四章 分 类

第一节 逻辑回归分类

逻辑回归（Logistic regression）是一种用于分类的线性模型，也称为 Logit 回归、最大熵分类（MaxEnt）或对数线性分类器。在该模型中，使用 Logit 函数对描述单次试验可能结果的概率进行估计。通过 L1（Lasso 正则化）、L2（Ridge 正则化）或 Elastic-Net 正则化（对 L1 和 L2 改进的弹性网络正则化），可以实现二分类、多分类或多项式逻辑回归。在 Scikit-learn 库中，实现逻辑回归的分类器有两种，包括 sklearn.linear_model. LogisticRegression 类和 sklearn. linear_model. LogisticRegressionCV 类，后者使用了交叉验证方法。

本节主要介绍 LogisticRegressionCV 类的用法实践。

一、Logistic 回归二分类

（一）实践数据

实践数据为经过清理和转化后的成年人调查体检数据，数据文件为"：/Python 机器学习202406—数据 /GDAdults312804.xlsx"。前 10 行记录数据示例见表 4-1。

表 4-1　经清理和转化后的成年人调查体检数据（前 10 行）

Num	Age	Sex	Height	Weight	Waistl1	Waistl2	SBP1	DBP1	SBP2	DBP2
1	19	2	165.7	56.8	71.4	71.3	105	62	105	59
2	58	2	164.0	70.8	93.0	92.9	114	60	110	62
3	28	1	182.7	90.7	102.0	102.1	99	65	105	59
4	65	2	143.4	43.1	76.0	76.1	134	78	131	75
5	67	1	154.7	54.6	84.7	84.8	140	68	112	65
6	57	2	157.2	63.7	87.5	87.6	148	80	150	85
7	29	2	159.6	61.5	80.1	80.0	107	63	104	58
8	62	1	164.3	72.1	90.3	90.3	128	85	119	82
9	53	1	167.5	66.3	86.5	86.5	107	69	106	66
10	69	2	153.0	73.4	98.4	98.5	195	87	199	87

（横向续表 4-1）

SBP3	DBP3	Waistl	BMI	WHR	SBP	DBP	Obese	BMILev	HiBP	AgeG
104	64	71.4	20.7	0.43	105	62	0	2	0	18-
116	64	93.0	26.3	0.57	113	62	0	3	0	45-
104	60	102.0	27.2	0.56	103	61	0	3	0	18-
130	76	76.0	21.0	0.53	132	76	0	2	0	60-
128	68	84.8	22.8	0.55	127	67	0	2	0	60-
146	84	87.6	25.8	0.56	148	83	0	3	1	45-
102	62	80.0	24.1	0.5.0	104	61	0	3	0	18-
125	76	90.3	26.7	0.55	124	81	0	3	0	60-
104	68	86.5	23.6	0.52	106	68	0	2	0	45-
194	88	98.4	31.4	0.64	196	87	1	4	1	60-

数据特征变量说明：Num 为编号，Age 为年龄（岁），Sex 为性别（男 =1，女 =2），Height 为身高（单位：cm），Weight 为体重（单位：kg），Waistl1、Waistl2 为腰围测量结果 1、结果 2（单位：cm），SBP1、SBP2、SBP3 为收缩压测量结果 1、结果 2、结果 3（单位：mmHg），DBP1、DBP2、DBP3 为舒张压测量结果 1、结果 2、结果 3（单位：mmHg）。Waistl 为两次腰围测量结果平均值（单位：cm），代表腰围；BMI 为体质指数，WHR 为腰围身高比值，SBP、DBP 分别为 3 次收缩压、舒张压测量结果平均值（单位：mmHg），代表血压值；Obese 为是否肥胖（肥胖 =1，非肥胖 =0），BMILev 为体质分类（体重过低 =1，正常 =2，超重 =3，肥胖 =4），HiBP 为是否为高血压（血压高 =1，非血压高 =0），AgeG 为年龄组（分 18-、30-、45-、60-、75～85 岁 5 个年龄组）。

本书多项实践任务均利用该数据，使用处仅列出该数据文件名，不再重复介绍变量说明。

（二）实践任务

以是否肥胖（Obese）为因变量，以年龄（Age）、性别（Sex）、身高（Height）、体重（Weight）和腰围（Waistl）为自变量，采用 Logistic 回归分类器（LogisticRegressionCV）进行是否肥胖的分类，具体任务如下：

（1）加载待分析数据，输出部分数据。

（2）拟合 Logistic 回归分类模型，计算预测结果准确率。

（3）绘制测试集个体肥胖与否的实际值与模型预测值的对比图。

（三）LogisticRegressionCV 语法

1. 导入

from sklearn.linear_model import LogisticRegressionCV

2. 定义

LogisticRegressionCV(*, Cs=10, fit_intercept=True, cv=None, dual=False, penalty="l2", scoring=None, solver="lbfgs", tol=1e-4, max_iter=100, class_weight=None, n_jobs=None, verbose=0, refit=True, intercept_scaling=1.0, multi_class="auto", random_state=None, l1_ratios=None)

3. 主要参数说明

Cs：整形或浮点型列表，默认为 10。为正则化强度的倒数，值越小，表示正则化越强。如果 Cs 是整数，则以 1e-4 和 1e4 之间的对数尺度选择 Cs 值的网格。

fit_intercept：布尔型，默认为 True。设置是否在决策函数中增加常数项。

cv：整形（交叉验证的折数）或交叉验证器（默认为分层 K 折交叉验证器 Stratified K-Folds），默认为 None（5 折）。

dual：布尔型，默认为 False。设置对偶（约束）或初始化（正则化）公式。如果为 True，会尝试求解对偶形式的问题，对偶公式仅用于 liblinear 求解器的 l2 惩罚。当样本量＞特征数时，首选 dual=False。

penalty：用于指定正则化类型，可以是 'l1'（L1 正则化）、'l2'（L2 正则化）或 'elasticnet'（'l1' 和 'l2'）。正则化有助于防止模型过拟合，通过在损失函数中添加惩罚项来实现。默认为 'l2'。

scoring：字符串或可调用的评估器，默认为 None。可以查看 sklearn.metrics 评估函数，默认为准确率（'accuracy'）。

solver：优化算法的求解器。包括 'lbfgs'、'liblinear'、'newton-cg'、'newton-cholesky'、'sag' 和 'saga'，默认为 'lbfgs'。选择合适的求解器对于模型的训练速度和稳定性至关重要。选择时既要考虑数据样本量、特征数，还要考虑正则化函数的选择。

tol：浮点型，默认为 1e-4。指定求解器停止的容忍度阈值。当算法达到指定容忍度或更好时，它将停止迭代。

max_iter：整形，优化算法的最大迭代次数。默认为 100。

class_weight：字典或 'class_weight=='balanced''（按数据类别的构成比设置权重），默认为 None。为不同的类别设置权重。

n_jobs：整形，默认为 None。交叉验证循环期间使用的 CPU 核数。除非在 joblib.paralle_backend 中，否则 None 表示 1。-1 表示使用所有处理器。

verbose：整形，默认为 0。在使用 'liblinear'、'sag' 和 'lbfgs' 求解器时，设置一个正数，表示冗余程度。

refit：布尔型，默认为 True。得分值为全部折的平均值，根据最佳得分对应的参数值进行重新拟合。

intercept_scaling：浮点型，默认为 1。仅在使用求解器"solver"为 'liblinear' 且 fit_intercept 设置为 True 时有效。这是一个用于调整的参数，以改善数值稳定性。

multi_class：包括 'auto'、'ovr' 和 'multinomial'，默认为 'auto'。'ovr'（One vs Rest）适用于二分类问题。

random_state：随机种子，用于确保每次运行时的结果一致。

l1_ratios：浮点数列表，默认为 None。0 <= l1_ratio <= 1。仅当 penalty= 'elasticnet' 时使用，l1_ratio=0，相当于 penalty='l2'；l1_ratio=1，相当于 penalty='l1'；0 < l1_ratio <1，则 penalty 为 L1 和 L2 结合。

（四）实践程序

```
# Logistic 回归（二分类）
import pandas as pd    # 导入 Pandas 库，取别名为 pd
import numpy as np    # 导入 NumPy 库，取别名为 np
```

```python
#1.加载待分析数据，输出部分数据
data=pd.read_excel('F:/Python 机器学习 202406—数据 /GDAdults312804.xlsx',
    usecols=['Age','Sex','Height','Weight','Waistl','Obese'])
    #读取 GDAdults312804.xlsx 数据文件中指定列数据生成数据帧
print('（1）待分析数据前 5 行记录如下：\n',data.head( ))
    #2.模型拟合，计算模型预测的准确率
from sklearn.model_selection import train_test_split   #导入拆分数据函数
x_train,x_test,y_train,y_test=train_test_split(data.iloc[:,0:5],
    data.iloc[:,5],test_size=0.1,random_state=2)
    #随机拆分训练集和测试集自变量（索引号 0:5 列）和因变量（索引号为 5 的列）
    #定义随机测试样本比例，定义随机数种子
from sklearn.linear_model import LogisticRegressionCV   #导入 Logistic 回归分类类
model=LogisticRegressionCV(multi_class='ovr',fit_intercept=True,
    Cs=np.logspace(-2,2,1),cv=3,penalty='l2',solver='lbfgs',tol=0.01)
    #构建模型，设置相关参数
    # multi_class='ovr' 分类方式选择，'ovr' 为默认，另为 'multinomial'，在二分类中无区别
    # fit_intercept=True 计算截距，Cs=np.logspace(-2,2,1), 为正则化系数 λ 的倒数
    # cv=3，设定进行几折交叉验证，penalty='l2' 正则化选择参数，防止过拟合，可选 l1、l2
    # solver='lbfgs' 优化算法选择参数，tol=0.01 容忍度设置，目标函数达到该值即停止计算
model.fit(x_train,y_train)   #拟合训练模型
print('（1）回归函数中的特征系数：',model.coef_)   #输出模型系数
print('（2）回归函数中的截距：',model.intercept_)   #输出模型截距
print('（3）%s Score：%0.2f%%' % ('Logistic 二分类模型预测结果准确率 ',
    model.score(x_test,y_test)*100))   #计算并输出模型预测结果准确率（%）
    #3.绘制模型预测值与实际值对比图
predict=model.predict(x_test)   #计算模型对测试数据的预测值
import matplotlib.pyplot as plt   #导入 matplotlib 的 pyplot 模块取别名为 plt
plt.rcParams['font.sans-serif']=['SimHei']   #设置中文字体为黑体，用来正常显示中文标签
plt.rcParams['axes.unicode_minus']=False   #设置正常显示负号
x_len=range(len(x_test))   #以测试集的数据长度定义横轴的长度
plt.figure(figsize=(9,6),facecolor='w')   #定义绘图大小及图层背景颜色
plt.plot(x_len,y_test,'yo',markersize=5,zorder=1,label="true label")
    #绘制实际值的点，设置点为黄色，大小为 5 号，显示在 1 图层，标签名为 true label
plt.plot(x_len,predict,'ro',markersize=10,zorder=0,label="predict label")
    #绘制预测值的点，设置点为红色，大小为 10 号，显示在 0 图层，标签名为 predict label
plt.ylim(-1,2)   #定义 y 轴的取值范围
plt.yticks([-1,0,1,2])   #定义 y 轴的刻度值
plt.xlabel(' 测试集个体 ',fontsize=15)   #定义 x 轴标签及字体大小
plt.ylabel(' 分类类别 ',fontsize=15)   #定义 y 轴标签及字体大小
plt.legend(loc='upper left')   #设置图例的位置在左上方
```

```
plt.title(' 图 4-1 是否肥胖的 Logistic 分类模型预测值与实际值对比图 ',fontsize=20,y=-0.20)
  # 设置图的标题及字体大小，位置在图的下方
plt.show( )   # 输出绘图结果
```

（五）实践结果

1. 加载待分析数据，输出部分数据结果

（1）待分析数据前 5 行记录如下：

	Age	Sex	Height	Weight	Waistl	Obese
0	19	2	165.7	56.8	71.4	0
1	58	2	164.0	70.8	93.0	0
2	28	1	182.7	90.7	102.0	0
3	65	2	143.4	43.1	76.0	0
4	67	1	154.7	54.6	84.8	0

2. 拟合 Logistic 回归分类模型，计算预测准确率结果

（1）回归函数中的特征系数：[[−0.01129544　0.02666618　−0.61432171　0.70634659　0.0647234]]。

（2）回归函数中的截距：[41.89389393]。

（3）Logistic 二分类模型预测结果准确率 Score：99.36%。

3. 绘图结果

测试集个体肥胖与否的实际值与 Logistic 回归分类预测值的对比图见图 4-1。

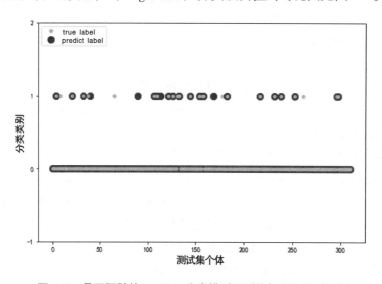

图 4-1　是否肥胖的 Logistic 分类模型预测值与实际值对比图

二、Logistic 回归多分类

（一）实践数据

实践数据文件为 ":/Python 机器学习 202406—数据 /GDAdults312804.xlsx"。

（二）实践任务

以体质分类（BMILev）为因变量，以年龄（Age）、性别（Sex）、身高（Height）、体重（Weight）和腰围（Waistl）为自变量，采用 Logistic 回归多分类器（LogisticRegressionCV）进行体

质分类，完成以下具体任务：

（1）加载待分析数据，输出部分数据，将性别数据进行哑变量转换。

（2）拟合 Logistic 回归分类模型，计算预测结果准确率。

（3）绘制测试集个体体质分类的实际值与模型预测值的对比图。

（三）实践程序

```
# Logistic 回归（多分类）
import pandas as pd   # 导入 Pandas 库，取别名为 pd
import numpy as np    # 导入 NumPy 库，取别名为 np
    # 1. 加载待分析数据，输出部分数据，将性别数据进行哑变量转换
data=pd.read_excel('F:/Python 机器学习 202406—数据/GDAdults312804.xlsx',
        usecols=['Age','Sex','Height','Weight','Waistl','BMILev'])
    # 读取 GDAdults312804.xlsx 数据文件中指定列数据生成数据帧
print('（1）待分析原数据前 5 行记录：\n',data.head())
Sex_dum=pd.get_dummies(data['Sex'],prefix='Sex',dtype=int)
    # 将 Sex 列转换为哑变量，设置哑变量名的前缀为 Sex
    # 哑变量名会自动设置为 Sex_1 和 Sex_2
    # 设置哑变量数据类型为整型（0/1），默认为布尔型（True/False）
data=pd.concat([data,Sex_dum],axis=1)   # 合并原始特征与哑变量数据帧
data=data[['Age','Sex_2','Height','Weight','Waistl','BMILev']]
    # 以性别哑变量 Sex_1 为对照，因此性别自变量取 Sex_2；重排列顺序，便于索引取值
print('（2）生成性别哑变量合并和列排序后用于分析的数据（前 5 行）：\n', data.head())
    # 2. 拟合 Logistic 回归分类模型，计算预测结果准确率
from sklearn.model_selection import train_test_split   # 导入拆分数据函数
x_train,x_test,y_train,y_test=train_test_split(data.iloc[:,0:5],
        data.iloc[:,5],test_size=0.1,random_state=2)
    # 随机拆分训练集和测试集自变量（索引号 0:5 列）和因变量（索引号为 5 的列）
    # 定义随机测试样本比例，定义随机数种子
from sklearn.linear_model import LogisticRegressionCV   # 导入 Logistic 回归分类类
model=LogisticRegressionCV(multi_class='multinomial',fit_intercept=True,
        Cs=np.logspace(-2,2,1),cv=2,penalty='l2',solver='newton-cg',tol=0.02)
    # multi_class='multinomial' 分类方式选择，'ovr' 为默认，二者在二分类中无区别
    # fit_intercept=True 计算截距，Cs=np.logspace(-2,2,1), 为正则化系数 λ 的倒数
    # cv=2，设定进行几折交叉验证，penalty='l2' 正则化选择参数，防止过拟合，可选 l1、l2
    # solver='newton-cg' 优化算法选择参数，tol=0.02 容忍度设置，目标函数达到该值即停止计算
model.fit(x_train,y_train)   # 拟合训练模型
print('（1）回归函数中的特征系数：\n',model.coef_)   # 输出模型系数
print('（2）回归函数中的截距：',model.intercept_)   # 输出模型截距
print('（3）%s Score：%0.2f%%' % ('Logistic 多分类模型预测结果准确率 ',
        model.score(x_test,y_test)*100))   # 计算并输出模型预测结果准确率（%）
```

\# 3. 绘制测试集实际值与模型预测值的对比图
predict=model.predict(x_test)　＃计算模型对测试数据的预测值
import matplotlib.pyplot as plt　＃导入 matplotlib 的 pyplot 模块取别名为 plt
plt.rcParams['font.sans-serif']=['SimHei']　＃设置中文字体为黑体，用来正常显示中文标签
plt.rcParams['axes.unicode_minus']=False　＃设置正常显示负号
x_len=range(len(x_test))　＃以测试集的数据长度定义横轴的长度
plt.figure(figsize=(9,6),facecolor='w')　＃定义绘图大小及图层背景颜色
plt.plot(x_len,y_test,'bo',markersize=4,zorder=1,label="true label")
　＃绘制实际值的点，设置点为蓝色，大小为 4 号，显示在 1 图层，标签名为 true label
plt.plot(x_len,predict,'ro',markersize=10,zorder=0,label="predict label")
　＃绘制预测值的点，设置点为红色，大小为 10 号，显示在 0 图层，标签名为 predict label
plt.ylim(0,5)　＃定义 y 轴的取值范围
plt.yticks([0,1,2,3,4,5])　＃定义 y 轴的刻度值
plt.xlabel(' 测试集个体 ',fontsize=15)　＃定义 x 轴标签及字体大小
plt.ylabel(' 分类类别 ',fontsize=15)　＃定义 y 轴标签及字体大小
plt.legend(loc='upper left')　＃设置图例的位置在左上方
plt.title(' 图 4-2 体质分类的 Logistic 模型预测值与实际值对比图 ',fontsize=20,y=-0.20)
　＃设置图的标题及字体大小，位置在图的下方
plt.show( )　＃输出绘图结果

（四）实践结果

1. 加载待分析数据，输出部分数据，将性别数据进行哑变量转换结果

（1）待分析原数据前 5 行记录：

	Age	Sex	Height	Weight	Waistl	BMILev
0	19	2	165.7	56.8	71.4	2
1	58	2	164.0	70.8	93.0	3
2	28	1	182.7	90.7	102.0	3
3	65	2	143.4	43.1	76.0	2
4	67	1	154.7	54.6	84.8	2

（2）生成性别哑变量合并和列排序后用于分析的数据（前 5 行）：

	Age	Sex_2	Height	Weight	Waistl	BMILev
0	19	1	165.7	56.8	71.4	2
1	58	1	164.0	70.8	93.0	3
2	28	0	182.7	90.7	102.0	3
3	65	1	143.4	43.1	76.0	2
4	67	0	154.7	54.6	84.8	2

2. 拟合 Logistic 回归分类模型，计算预测准确率结果

（1）回归函数中的特征系数：

[[0.01153997 -0.01636065 0.75143723 -1.08345869 -0.10133764]
 [0.00695465 -0.01413349 0.35844634 -0.40880258 -0.03246601]
 [-0.00234927 -0.00771266 -0.30554505 0.45936751 0.02986101]

[-0.01614535 0.0382068 -0.80433852 1.03289377 0.10394264]]

（2）回归函数中的截距：[−52.14996323 −25.34644332 22.6563019 54.84010465]。

（3）Logistic 多分类模型预测结果准确率 Score：94.53%。

3．绘图结果

测试集个体体质分类的实际值与 Logistic 回归多分类预测值的对比图见图 4-2。

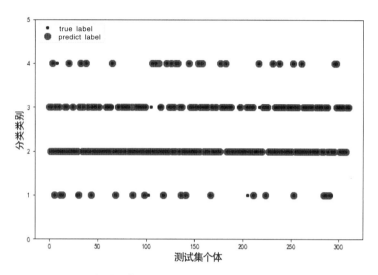

图 4-2　体质分类的 Logistic 模型预测值与实际值对比图

第二节　线性判别分析

线性判别分析（linear discriminant analysis，LDA）是一种经典的线性学习方法，亦称"Fisher 判别分析"。LDA 的基本原理是：给定训练样本集，设法将样本投影到一条直线上，使得同类样本的投影点尽可能接近，不同类样本的投影点尽可能远离；在对新样本进行分类时，将其投影到同样的这条直线上，再根据投影点的位置来确定新样本的类别。LDA 是一种具有线性决策边界的分类器，它使用贝叶斯规则拟合数据的类条件密度进行分类。它假设所有类别共享相同的协方差矩阵，并为每个类别拟合高斯密度。它没有需要调整的超参数。

本节主要介绍 Scikit-learn 库中的 sklearn.discriminant_analysis. LinearDiscriminantAnalysis 类作为分类器的用法实践。LDA 还可以通过采用转换方法将输入特征数据投影到最具判别性的方向来降低特征的维度，用于降维分析。应用实例介绍见第七章第六节"线性判别分析"。

一、实践数据

实践数据文件为"：/Python 机器学习 202406—数据 /GDAdults312804.xlsx"。

二、实践任务

以是否肥胖（Obese）为因变量，以年龄（Age）、性别（Sex）、身高（Height）、体重（Weight）和腰围（Waistl）为自变量，采用线性判别分析分类器（LinearDiscriminantAnalysis）进行机器学习分类，具体任务如下：

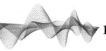

（1）训练模型，计算模型的特征系数、截距，计算预测结果准确率。
（2）构建模型评估的混淆矩阵及其可视化。
（3）计算模型预测的准确率、精确度、召回率和F1分值。

三、LinearDiscriminantAnalysis 语法

1. 导入

from sklearn.discriminant_analysis import LinearDiscriminantAnalysis

2. 定义

LinearDiscriminantAnalysis(solver='svd',shrinkage=None,priors=None, n_components=None,store_covariance=False,tol=0.0001, covariance_estimator= None)

3. 主要参数说明

solver：包括 'svd'、'lsqr' 和 'eigen'，默认为 'svd'。设定求解器。'svd'（singular value decomposition）为奇异值分解，不计算协方差矩阵，因此建议对具有大量特征的数据使用此求解器；'lsqr'（least squares solution）为最小二乘解，可以与收缩或自定义协方差估算器结合使用；'eigen'（eigenvalue decomposition）为特征值分解，可以与收缩或自定义协方差估算器结合使用。

shrinkage：'auto' 或浮点数，默认为 None。设定收缩参数。'auto' 表示使用 Ledoit-Wolf 原理自动收缩。浮点数在 0 到 1 之间。shrinkage 参数仅适用于 'lsqr' 和 'eigen' 求解器。如果使用 'covariance_estimator'，则应设置为 None。

priors：形如 (n_classes,) 的数组，默认为 None。设定类的先验概率。默认情况下，类的构成比是从训练数据中推断出来的。

n_components：整形，默认为 None。用于降维分析时设置成分数不超过（类别数 –1）和特征数二者之中较小的值；如果为 None，则成分数为（类别数 –1）和特征数二者之中较小的值。该参数仅对 'transform' 方法产生影响。

store_covariance：布尔型，默认为 False。如果为 True，当求解器为 'svd' 时，则明确计算加权类内协方差矩阵；对于其他求解器，则都计算和存储矩阵。

tol：浮点数，默认为 1.0e-4。X 的奇异值被视为显著的绝对阈值，用于估计 X 的排序。奇异值没有显著性意义的维（特征）将被舍弃。仅适用于求解器为 'svd' 时。

covariance_estimator：协方差估算器，默认为 None。如果不是 None，则使用协方差估算器来估计协方差矩阵，而不是依赖经验协方差估算器（具有潜在的 shrinkage）。如果使用 shrinkage，则应将其设置为 None。协方差估算器仅适用于 'lsqr' 和 'eigen' 求解器。

四、实践程序

```
# 线性判别分析（二分类）
import pandas as pd   # 导入 Pandas 库，取别名为 pd
data=pd.read_excel('F:/Python 机器学习 202406—数据 /GDAdults312804.xlsx',
    usecols=['Age','Sex','Height','Weight','Waistl','Obese'])
# 读取 GDAdults312804.xlsx 数据文件中指定列数据生成数据帧
```

```python
# 1.模型训练并计算预测结果准确率
from sklearn.model_selection import train_test_split   # 导入拆分数据函数
x_train,x_test,y_train,y_test=train_test_split(data.iloc[:,0:5],
        data.iloc[:,5],test_size=0.1,random_state=2)
    # 随机拆分训练集和测试集自变量（索引号 0:5 列）和因变量（索引号为 5 的列）
    # 定义随机测试样本比例，定义随机数种子
from sklearn.discriminant_analysis import LinearDiscriminantAnalysis
    # 导入线性判别分析类
model=LinearDiscriminantAnalysis( )   # 构建线性判别分析模型
model.fit(x_train,y_train)   # 拟合训练模型
print('（1）线性判别分析函数中的特征系数：',model.coef_)   # 输出模型系数
print('（2）线性判别分析函数中的截距：',model.intercept_)   # 输出模型截距
print('（3）%s（Score）：%0.2f%%' % ('线性判别分析模型对测试集预测结果准确率',
        model.score(x_test,y_test)*100))   # 计算并输出模型预测结果准确率
# 2.构建模型评估的混淆矩阵及其可视化
from sklearn.metrics import confusion_matrix   # 导入混淆矩阵函数
from sklearn.metrics import ConfusionMatrixDisplay   # 导入混淆矩阵可视化函数
y_predict=model.predict(x_test)   # 模型对测试集预测
confusion_Mx=confusion_matrix(y_test,y_predict)   # 构建实际类别与预测类别的混淆矩阵
print('（1）线性判别分析模型测试结果的混淆矩阵：\n',confusion_Mx)
disp=ConfusionMatrixDisplay(confusion_matrix=confusion_Mx,display_labels=model.classes_)
disp.plot( )   # 可视化混淆矩阵
print(' 图 4-3 线性判别分析模型测试结果的混淆矩阵图 ')
# 3.计算准确率、精确度、召回率和 F1 分值
from sklearn.metrics import accuracy_score,precision_score,recall_score
    # 导入准确率、精确度和召回率函数
accuracy=accuracy_score(y_test,y_predict)   # 计算准确率
precision=precision_score(y_test,y_predict, average='binary')   # 计算精确度
recall=recall_score(y_test,y_predict, average='binary')   # 计算召回率
print('（1）%s（accuracy）：%0.2f%%' % ('准确率',accuracy*100))
print('（2）%s（precision）：%0.2f%%' % ('精确度',precision*100))
print('（3）%s（recall）：%0.2f%%' % ('召回率',recall*100))
from sklearn.metrics import precision_recall_fscore_support
    # 导入精确度、召回率和 F1 分值等计算函数
Pre_Rec_Fs=precision_recall_fscore_support(y_test,y_predict, average=None)
    # 计算精确度、召回率和 F1 分值等。average 可选 'binary'（二分类）、
    # 'micro'（微平均）、'macro'（宏平均）、'samples' 或 'weighted'；
    # 默认为 None，表示计算每类的精确度、召回率、F1 分值等，而不是平均值。
print('（4）精确度、召回率和 F1 分值等：\n',Pre_Rec_Fs)   # 输出结果
```

五、实践结果

1. 模型训练并计算预测准确率结果

（1）线性判别分析函数中的特征系数：[[-0.00797258 0.27518444 -0.313353 0.44939741 -0.03169196]]。

（2）线性判别分析函数中的截距：[20.20345215]。

（3）线性判别分析模型对测试集预测结果准确率 Score：97.75%。

2. 构建模型评估的混淆矩阵及其可视化结果

（1）线性判别分析模型测试结果的混淆矩阵：

[[283   2]

[5 21]]

（2）线性判别分析模型进行是否肥胖判别测试结果的混淆矩阵图，见图4-3。

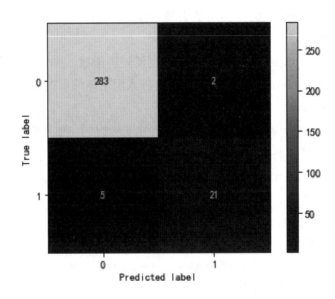

图4-3 线性判别分析模型测试结果的混淆矩阵图

3. 计算模型预测的准确率、精确度、召回率和F1分值结果

（1）准确率（accuracy）：97.75%。

（2）精确度（precision）：91.30%。

（3）召回率（recall）：80.77%。

（4）精确度、召回率和F1分值等：

(array([0.98263889, 0.91304348]), array([0.99298246, 0.80769231]), array([0.9877836 , 0.85714286]), array([285, 26], dtype=int64))。

第三节　朴素贝叶斯分类

朴素贝叶斯分类（naive Bayes classification）是一组监督学习算法，其基础是贝叶斯定理。贝叶斯决策论（Bayesian decision theory）是概率框架下实施决策的基本方法。对分类任务来说，在所有相关概率都已知的理想情形下，贝叶斯决策论考虑如何基于这些概率和误判损失来选择最优的类别标记。朴素贝叶斯分类器（naive Bayes classifier）采用了"属性条件独立性假设"（attribute conditional independence assumption）：对已知类别，该假设假定所有属性的作用相互独立，即假设每个属性独立地对分类结果发生影响。

在 Scikit-learn 库的 sklearn.naive_bayes 模块中，根据特征数据的先验分布不同，模块提供了 5 种不同的朴素贝叶斯分类算法，包括伯努利朴素贝叶斯（BernoulliNB）、类朴素贝叶斯（CategoricalNB）、高斯朴素贝叶斯（GaussianNB）、多项式朴素贝叶斯（MultinomialNB）和补充朴素贝叶斯（ComplementNB）。这 5 种算法适合应用在不同的数据场景下，应根据特征变量的不同选择不同的算法。具体用法见表 4–2。

表 4–2 Scikit-learn 库 5 种不同的朴素贝叶斯分类算法

类	用 途
sklearn.naive_bayes.BernoulliNB	Naive Bayes classifier for multivariate Bernoulli models
sklearn.naive_bayes.CategoricalNB	Naive Bayes classifier for categorical features
sklearn.naive_bayes.GaussianNB	Gaussian Naive Bayes（GaussianNB）
sklearn.naive_bayes.MultinomialNB	Naive Bayes classifier for multinomial models
sklearn.naive_bayes.ComplementNB	The Complement Naive Bayes classifier described in Rennie et al.

GaussianNB 分类器假设特征的似然符合高斯分布。本节主要介绍 sklearn. naive_ bayes. GaussianNB 类的用法实践。

一、实践数据

实践数据文件为 ":/Python 机器学习 202406—数据 /GDAdults312804.xlsx"。

二、实践任务

以体质分类（BMILev）为因变量，以年龄（Age）、性别（Sex）、身高（Height）、体重（Weight）和腰围（Waistl）为自变量，采用高斯朴素贝叶斯分类器（GaussianNB）进行机器学习分类，具体任务如下：
（1）训练模型，进行交叉验证。
（2）构建实际类别与模型预测类别的混淆矩阵及其可视化。
（3）计算模型预测准确率、精确度、召回率和 F1 分值。

三、GaussianNB 语法

1. 导入
from sklearn.naive_bayes import GaussianNB
2. 定义
GaussianNB(*, priors=None,var_smoothing=1e-09)

3. 主要参数说明

priors：数组样值（n_classes,），默认值为无。设置类别的先验概率。如果指定，则该值不是根据数据进行调整的。

var_smooshing：浮点数，默认值为1e-9。所有特征中最大方差的一部分，添加到方差中以获得计算稳定性。

四、实践程序

```python
# GaussianNB 判别分析（多分类）
import pandas as pd  # 导入 Pandas 库，取别名为 pd
data=pd.read_excel('F:/Python 机器学习 202406—数据 /GDAdults312804.xlsx',
    usecols=['Age','Sex','Height','Weight','Waistl','BMILev'])
# 读取 GDAdults312804.xlsx 数据文件中指定列数据生成数据帧
# 1. 模型训练及交叉验证
from sklearn.model_selection import train_test_split  # 导入拆分数据函数
x_train,x_test,y_train,y_test=train_test_split(data.iloc[:,0:5],
    data.iloc[:,5],test_size=0.1,random_state=2)
# 随机拆分训练集和测试集自变量（索引号 0:5 列）和因变量（索引号为 5 的列）
# 定义随机测试样本比例，定义随机数种子
from sklearn.naive_bayes import GaussianNB  # 导入 GaussianNB 模型类
model=GaussianNB()  # 构建高斯朴素贝叶斯算法模型
from sklearn.model_selection import cross_val_score  # 导入交叉验证函数
Scores=cross_val_score(model,x_train,y_train,cv=5)  # 计算交叉验证准确率
print('（1）K 折交叉验证的准确率：',Scores)
model.fit(x_train,y_train)  # 拟合训练模型
print('（2）%s：%0.2f%%' % (' 高斯朴素贝叶斯判别分析模型对测试集预测结果准确率 ',model.score(x_test,y_test)*100))  # 计算并输出模型预测结果准确率
# 2. 构建实际类别与模型预测类别的混淆矩阵及其可视化
from sklearn.metrics import confusion_matrix  # 导入混淆矩阵函数
from sklearn.metrics import ConfusionMatrixDisplay  # 导入混淆矩阵可视化函数
y_predict=model.predict(x_test)  # 模型对测试集预测
confusion_Mx=confusion_matrix(y_test,y_predict)  # 构建实际类别与模型预测类别的混淆矩阵
print('（1）高斯朴素贝叶斯判别分析模型验证结果的混淆矩阵：\n',confusion_Mx)
disp=ConfusionMatrixDisplay(confusion_matrix=confusion_Mx,display_labels=model.classes_)
disp.plot()  # 可视化混淆矩阵
print(' 图 4-4 高斯朴素贝叶斯判别分析模型验证结果的混淆矩阵图 ')
print('（体重过低 =1，正常 =2，超重 =3，肥胖 =4）')
# 3. 计算准确率、精确度、召回率和 F1 分值
from sklearn.metrics import accuracy_score,precision_score,recall_score
# 导入准确率、精确度和召回率函数
```

```
accuracy=accuracy_score(y_test,y_predict)  #计算准确率
precision=precision_score(y_test,y_predict,average='weighted')  #计算（加权）精确度
  # 'average' 参数可以是 'macro'（宏）、'binary'（二分类）、'micro'（微）
  # 'weighted'（加权）、'samples'（样本）或 None（无），默认为 'binary' 适用于二分类。
recall=recall_score(y_test,y_predict,average='weighted')  #计算（加权）召回率
print('（1）%s：%0.2f%%' % (' 准确率 ',accuracy*100))
print('（2）%s：%0.2f%%' % (' 精确度 ',precision*100))
print('（3）%s：%0.2f%%' % (' 召回率 ',recall*100))
from sklearn.metrics import precision_recall_fscore_support
  # 导入精确度、召回率和 F1 分值等计算函数
Pr_Re_Fs=precision_recall_fscore_support(y_test,y_predict,average='weighted')
  # 计算（加权）精确度、召回率和 F1 分值等
print('（4）（加权）精确度、召回率和 F1 分值等：\n',Pr_Re_Fs)  #输出结果
```

五、实践结果

1. 模型训练及交叉验证结果

（1）K 折交叉验证的准确率：[0.72857143 0.7352415 0.71198569 0.72271914 0.71198569]。

（2）高斯朴素贝叶斯判别分析模型对测试集预测结果准确率（Score）：68.81%。

2. 构建实际类别与模型预测类别的混淆矩阵及其可视化结果

（1）高斯朴素贝叶斯判别分析模型验证结果的混淆矩阵：

[[11 13   0   0]
 [9 130 23   0]
 [0 33 60   6]
 [0   0 13 13]]

（2）高斯朴素贝叶斯判别分析模型进行体质分类的验证结果的混淆矩阵图，见图 4-4。

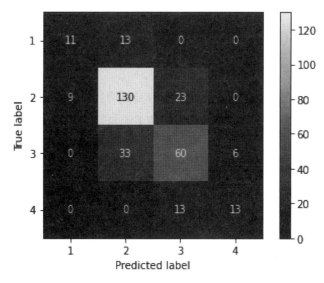

图 4-4　高斯朴素贝叶斯判别分析模型验证结果的混淆矩阵图
（体重过低 =1，正常 =2，超重 =3，肥胖 =4）

3. 计算模型预测准确率、精确度、召回率和 F1 分值结果

（1）准确率：68.81%。

（2）精确度：68.34%。

（3）召回率：68.81%。

（4）（加权）精确度、召回率和 F1 分值等：

(0.6833555131617409, 0.6881028938906752, 0.683474867397697, None)。

第四节　K 近邻分类

K 近邻（K-nearest neighbor，KNN）学习是一种常用的监督学习方法，其工作原理是：给定测试样本，基于某种距离度量找出训练集中与其最靠近的 K 个训练样本，然后基于这 K 个"邻居"的信息来进行预测。通常，在分类任务中可使用"投票法"，即选择这 K 个样本中出现最多的类别标记作为预测结果；在回归任务中可使用"平均法"，即将这 K 个样本的实际值输出标记的平均值作为预测结果。还可基于距离远近进行加权平均或加权投票，其中，距离越近的样本权重越大。

在 Scikit-learn 库中，有两种不同的最近邻分类器：KNeighborsClassifier 基于每个查询点的 K 个最近邻实现学习，其中 K 是用户指定的整数值；RadiusNeighborsClassifier 基于每个查询点的固定半径 r 内的邻居数量来实现学习，其中 r 是用户指定的浮点值。本节主要介绍 sklearn.neighbors.KNeighborsClassifier 类的用法实践。

一、实践数据

实践数据文件为":/Python 机器学习 202406—数据 /GDAdults312804.xlsx"。

二、实践任务

以体质分类（BMILev）为因变量，以年龄（Age）、性别（Sex）、身高（Height）、体重（Weight）和腰围（Waistl）为自变量，采用 K 近邻分类器（KNeighborsClassifier）进行机器学习分类，具体任务如下：

（1）训练模型，进行交叉验证。

（2）构建实际类别与模型预测类别的混淆矩阵及其可视化。

（3）计算模型预测准确率、精确度、召回率和 F1 分值。

三、KNeighborsClassifier 语法

1. 导入

from sklearn.neighbors import KNeighborsClassifier

2. 定义

KNeighborsClassifier(n_neighbors=5, *, weights='uniform', algorithm='auto', leaf_size=30, p=2, metric='minkowski', metric_params=None, n_jobs=None)

3. 主要参数说明

n_neighbors：整形，默认为 5。近邻数。

weights：用于预测的权重函数，可设为 'uniform'（等权重）、'distance'（距离的倒数为权重），可调用的自定义距离数组函数或 None，默认为 'uniform'。

algorithm：设置算法，包括 'auto'、'ball_tree'（BallTree 类）、'kd_tree'（KDTree 类）和 'brute'（暴力搜索），默认为 'auto'。

leaf_size：整形，默认为 30，传递给 BallTree 或 KDTree 类的叶子数。

p：浮点数，默认值为 2。为闵可夫斯基度量（Minkowski metric）的功率参数。当 p=1 时，相当于采用曼哈顿距离（manhattan_distance）（l1）；当 p=2 时，相当于采用欧氏距离（euclidean_distance）（l2）。对于任意的 p，则使用 minkowski_distance（l_p）。此参数为正数。

metric：字符串或可调用函数，默认为 'minkowski'，当 p = 2 时，采用欧氏距离。设置用于计算距离的度量。

metric_params：字典，默认为 None。设置距离度量函数的关键字参数。

n_jobs：整形，默认为 None。并行工作数。None 表示 1，−1 表示使用全部处理器。

四、实践程序

```
# KNN（多分类）
import pandas as pd  # 导入 Pandas 库，取别名为 pd
data=pd.read_excel('F:/Python 机器学习 202406—数据 /GDAdults312804.xlsx',
    usecols=['Age','Sex','Height','Weight','Waistl','BMILev'])
# 读取 GDAdults312804.xlsx 数据文件中指定列数据生成数据帧
# 1. 模型训练及交叉验证
from sklearn.model_selection import train_test_split  # 导入拆分数据函数
x_train,x_test,y_train,y_test=train_test_split(data.iloc[:,0:5],
    data.iloc[:,5],test_size=0.1,random_state=2)
# 随机拆分训练集和测试集自变量（索引号 0:5 列）和因变量（索引号为 5 的列）
# 定义随机测试样本比例，定义随机数种子
from sklearn.neighbors import KNeighborsClassifier
# 导入 KNN（K-Nearest Neighbors）分类器
model=KNeighborsClassifier( )  # 构建 K 近邻分类算法模型
from sklearn.model_selection import cross_val_score  # 导入交叉验证函数
k=5
Scores=cross_val_score(model,x_train,y_train,cv=k)  # 计算 K 折交叉验证准确率
print(f'（1）{k}折交叉验证的准确率：',Scores)
model.fit(x_train,y_train)  # 拟合训练模型
print('（2）%s（Score）：%0.2f%%' % ('KNN 模型对测试集预测结果正确率',
    model.score(x_test,y_test)*100))  # 计算并输出模型预测结果准确率
# 2. 构建实际类别与模型预测类别的混淆矩阵及其可视化
from sklearn.metrics import confusion_matrix  # 导入混淆矩阵函数
```

```python
from sklearn.metrics import ConfusionMatrixDisplay    # 导入混淆矩阵可视化函数
y_predict=model.predict(x_test)    # 模型对测试集预测
confusion_Mx=confusion_matrix(y_test,y_predict)    # 构建实际类别与预测类别的混淆矩阵
print('（1）KNN 模型验证结果的混淆矩阵：\n',confusion_Mx)
disp=ConfusionMatrixDisplay(confusion_matrix=confusion_Mx,display_labels=model.classes_)
disp.plot()    # 可视化混淆矩阵
print(' 图 4-5 KNN 模型验证结果的混淆矩阵图 ')
print('（体重过低 =1，正常 =2，超重 =3，肥胖 =4）')
    # 3. 计算准确率、精确度、召回率和 F1 分值
from sklearn.metrics import accuracy_score,precision_score,recall_score
    # 导入准确率、精确度、召回率函数
accuracy=accuracy_score(y_test,y_predict)    # 计算准确率
precision=precision_score(y_test,y_predict,average='macro')   # 计算（宏平均）精确度
    # 'average' 参数可以是 'macro'（宏）、'binary'（二分类）、'micro'（微）
    # 'weighted'（加权）、'samples'（样本）或 None（无），默认为 'binary' 适用于二分类。
recall=recall_score(y_test,y_predict,average='macro')    # 计算（宏平均）召回率
print('（1）%s：%0.2f%%' % (' 准确率 ',accuracy*100))
print('（2）%s：%0.2f%%' % (' 精确度 ',precision*100))
print('（3）%s：%0.2f%%' % (' 召回率 ',recall*100))
from sklearn.metrics import precision_recall_fscore_support
    # 导入精确度、召回率和 F1 分值等计算函数
Pr_Re_Fs=precision_recall_fscore_support(y_test,y_predict,average='macro')
    # 计算（宏平均）精确度、召回率和 F1 分值等
print('（4）（宏平均）精确度、召回率和 F1 分值等：\n',Pr_Re_Fs)    # 输出结果
```

五、实践结果

1. 模型训练及交叉验证结果

（1）5 折交叉验证的准确率：[0.87857143 0.8783542 0.86940966 0.87477639 0.8980322]。

（2）KNN 模型对测试集预测结果正确率（Score）：86.50%。

2. 构建实际类别与模型预测类别的混淆矩阵及其可视化结果

（1）KNN 模型验证结果的混淆矩阵：

[[12 12   0   0]
 [2 156   4   0]
 [0 16 79   4]
 [0   0   4 22]]

（2）KNN 模型进行体质分类的验证结果的混淆矩阵图，见图 4-5。

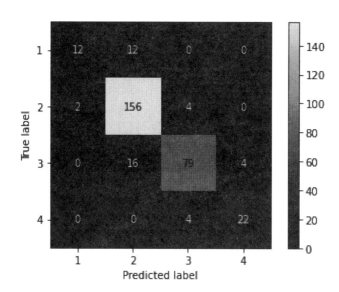

图 4-5　KNN 模型验证结果的混淆矩阵图
（体重过低 =1，正常 =2，超重 =3，肥胖 =4）

3．计算模型预测准确率、精确度、召回率和 F1 分值结果

（1）准确率：86.50%。

（2）精确度：86.48%。

（3）召回率：77.68%。

（4）（宏平均）精确度、召回率和 F1 分值等：

(0.8647921918161798, 0.7767741517741518, 0.807232315789977, None)。

第五节　决策树分类

决策树（decision trees，DTs）是一种用于分类和回归的非参数监督学习方法，该方法通过学习从数据特征中推断出的简单决策规则来预测目标变量的值。它基于最优特征截断值（cutoff value）的决策规则，通过递归将特征分解成不同的子集，分层预测结果。DTs 模型遵循以下原则：子集内部的变量值高度一致，尽可能将相关的变异分在不同的子集中。其评价指标包括信息熵（information entropy）和 Gini 系数（Gini coefficient）。为了防止"过拟合"，DTs 算法中采取了剪枝处理，基本策略有"预剪枝"（prepruning）和"后剪枝"（postpruning）。

在 Scikit-learn 库中，DTs 模型包括分类器 sklearn.tree.DecisionTreeClassifier 类和回归器 sklearn.tree.DecisionTreeRegressor 类。本节介绍 DecisionTreeClassifier 类的应用实践。DecisionTreeRegressor 类的应用实践将在第五章第六节"决策树回归"中介绍。

DecisionTreeClassifier 类是一个能够对数据集执行多类分类的类。它既能进行二分类（标签为 [-1,1]），也能进行多分类（标签为 [0,…,K-1]）。

一、实践数据

实践数据文件为":/Python 机器学习 202406—数据 /GDAdults312804.xlsx"。

二、实践任务

以是否高血压（HiBP）为因变量，以年龄（Age）、性别（Sex）、身高（Height）、体重（Weight）和腰围（Waistl）为自变量，采用决策树分类器（DecisionTreeClassifier）进行机器学习分类，具体任务如下：

（1）训练模型，计算模型分类的准确率、精确度、召回率和 F1 分值。
（2）利用训练的模型进行高血压预测。
（3）绘制模型的 ROC 曲线和带 AUC 的 ROC 曲线。

三、DecisionTreeClassifier 语法

1. 导入

from sklearn.tree import DecisionTreeClassifier

2. 定义

DecisionTreeClassifier(*, criterion="gini", splitter="best", max_depth=None, min_samples_split=2, min_samples_leaf=1, min_weight_fraction_leaf=0.0, max_features=None, random_state=None, max_leaf_nodes=None, min_impurity_decrease=0.0, class_weight=None, ccp_alpha=0.0, monotonic_cst=None)

3. 主要参数说明

criterion：设置测量分割质量的函数，包括 "gini"（Gini 杂质）、"entropy"（熵）和 "log_loss"（对数损失），默认为 "gini"。该参数为树特有参数。

splitter：设置节点分割策略，包括 "best" 和 "random"，默认为 "best"。

max_depth：整形，默认为 None。设置树的最大深度。如果设置为 None，则展开节点，直到所有叶子都是单一的，或者直到所有叶子包含的样本数小于 min_samples_split 设定值。

min_samples_split：整型或浮点型，默认值为 2。为分割内部节点所需的最小样本数。如果为整型数据，则将 min_samples_split 视为最小值；如果为浮点数，则 min_samples_split 是一个分数，ceil(min_samples.split*n_samples) 为每个分割的最小样本数。

min_samples_leaf：整型或浮点数，默认值为 1。叶子节点所需的最小样本数。如果是整形，则将 min_samples_leaf 视为节点样本最小值。如果为浮点数，则 min_samples_leaf 是一个分数，ceil(min_samples.leaf*n_samples) 是每个节点的最小样本数。

min_weight_fraction_leaf：浮点数，默认值为 0.0。叶子节点所需权重（所有输入样本）总和的最小加权分数。当未提供 sample_weight 时，样本具有等权重。

max_features：整型，浮点型或 "sqrt"（数据特征数的平方根）、"log2"（数据特征数的对数），默认为 None（数据特征数）。设置寻找最佳分割时需要考虑的特征数量。如果为整型，则每次分割时考虑 max_features 个特征；如果为浮点数，则 max_features 为分数，每次分割时会考虑 max(1, int(max_feathers*n_features_in_)) 个特征；如果为 "sqrt"，则 max_features=sqrt(n_features)；如果为 "log2"，则 max_features=log2(n_features)；如果为 None，则 max_features=n_features。

random_state：整型，随机状态实例或 None，默认为 None。控制估算器的随机性。

max_leaf_nodes：整形，默认为 None。设置最大叶节点以最佳优先方式生长一棵树。最佳节

点被定义为杂质的相对减少。如果为 None，则叶节点数量不受限制。

min_impurity_decrease：浮点数，默认为 0.0。如果此分割导致杂质减少大于或等于此值，则节点将被分割。

class_weight：字典、字典的列表或 "balanced"，默认为 None。设置各类别的权重，格式如 {class_label:weight}。如果为 None，则所有类别的权重均为 1。对于多输出问题，可以按照与 y 列相同的顺序提供权重字典列表。

ccp_alpha：非负浮点数，默认为 0.0。用于最小成本复杂性修剪（Minimal Cost-Complexity Pruning）的复杂性参数。将选择成本复杂度最大且小于 ccp_alpha 的子树。默认情况下，不执行修剪。

monotonic_cst：形如 (n_features) 的整型数组，默认值为 None。指定要对每个特征强制执行的单调性约束。1 表示单调递增，0 表示无约束，–1 表示单调递减。如果为 None，则不应用约束。

四、实践程序

```python
#决策树（二分类）
import pandas as pd   #导入 Pandas 库，取别名为 pd
data=pd.read_excel('F:/Python 机器学习 202406—数据 /GDAdults312804.xlsx',
    usecols=['Age','Sex','Height','Weight','Waistl','HiBP'])
  #读取 GDAdults312804.xlsx 数据文件中指定列数据生成数据帧
  #1. 模型训练和评估
from sklearn.model_selection import train_test_split   #导入拆分数据函数
x_train,x_test,y_train,y_test=train_test_split(data.iloc[:,0:5],
    data.iloc[:,5],test_size=0.1,random_state=2)
  #随机拆分训练集和测试集自变量（索引号 0:5 列）和因变量（索引号为 5 的列）
  #定义随机测试样本比例，定义随机数种子
from sklearn import tree   #导入决策树包
model=tree.DecisionTreeClassifier(random_state=0)   #创建决策树分类器
model.fit(x_train,y_train)   #拟合训练模型
print('（1）%s：%0.2f%%' % ('决策树分类模型预测高血压结果正确率（Score）',
    model.score(x_test,y_test)*100))   #计算并输出模型预测结果准确率（%）
from sklearn.metrics import accuracy_score,precision_score,recall_score
  #导入准确率、精确度和召回率函数
y_predict=model.predict(x_test)   #计算模型对测试集预测值
print('（2）决策树分类模型预测高血压结果（前 6 人）：',y_predict[0:6])
accuracy=accuracy_score(y_test,y_predict)   #计算准确率
precision=precision_score(y_test,y_predict,average='binary')   #计算精确度
  # 'average' 参数可以是 'macro'（宏）、'binary'（二分类）、'micro'（微）
  # 'weighted'（加权）、'samples'（样本）或 None（无），默认为 'binary' 适用于二分类。
recall=recall_score(y_test,y_predict,average='binary')   #计算召回率
print('（3）%s：%0.2f%%' % ('准确率（accuracy）',accuracy*100))
```

```
print('（4）%s：%0.2f%%' % (' 精确度（precision）',precision*100))
print('（5）%s：%0.2f%%' % (' 召回率（recall）',recall*100))
from sklearn.metrics import precision_recall_fscore_support
    # 导入精确度、召回率和 F1 分值等计算函数
Pr_Re_Fs=precision_recall_fscore_support(y_test,y_predict,average=None)
    # 计算精确度、召回率和 F1 分值等
print('（6）精确度、召回率和 F1 分值等：\n',Pr_Re_Fs)  # 输出结果
    # 2. 模型预测
probs=model.predict_proba(x_test)  # 预测 y 为 0（阴性类）和 1（阳性类）的概率
probsDF=pd.DataFrame(probs)  # 转化为数据帧
print('（1）决策树分类模型预测是否（是 1、否 0）高血压结果（前 6 人）：\n',probsDF.head(6))
prob_1=probs[:,1]   # 预测 y 为 1（阳性类）的概率
prob_1DF=pd.DataFrame(prob_1,columns=['1'])  # 转化为数据帧
print('（2）决策树分类模型预测高血压（是 1）结果（前 6 人）：\n',prob_1DF.head(6))
    # 3. 绘制模型的 ROC 曲线和带 AUC 的 ROC 曲线
    # 3.1 绘制模型的 ROC 曲线
import matplotlib.pyplot as plt   # 导入 matplotlib.pyplot 包取别名为 plt
plt.rcParams['font.sans-serif']=['SimHei']  # 设置字体为中文黑体，用来正常显示中文标签
plt.rcParams['axes.unicode_minus']=False   # 设置正常显示负号
from sklearn.metrics import roc_curve   # 导入 ROC 函数
from sklearn.metrics import auc   # 导入 AUC 函数
from sklearn.metrics import RocCurveDisplay   # 导入 ROC 可视化函数
fpr,tpr,thresholds=roc_curve(y_test,prob_1)
    # 根据测试集 y 实际值和高血压类预测值，计算假高血压率、真高血压率和判定界值
plt.figure(figsize=(5,5))  # 设置画布大小
plt.plot(fpr,tpr,label='ROC')  # 绘制假高血压率、真高血压率的受试者工作特征曲线
plt.xlabel(' 假高血压率 ',fontsize=11)  # 设置 x 轴标签为假高血压率，设置字体大小
plt.ylabel(' 真高血压率 ',fontsize=11)  # 设置 y 轴标签为真高血压率，设置字体大小
plt.xlim([0, 1])  # 设置 x 轴取值范围
plt.ylim([0, 1])  # 设置 y 轴取值范围
plt.title(' 图 4-6 决策树机器学习血压分类的 ROC 曲线图 ',fontsize=15,y=-0.22)
    # 设置标题内容、字体大小和垂直位置
plt.show( )   # 显示图形
    # 3.2 计算 AUC 并绘制带 AUC 的 ROC 曲线
roc_auc=auc(fpr,tpr)   # 计算受试者工作特征曲线下的面积 AUC
display=RocCurveDisplay(fpr=fpr,tpr=tpr,roc_auc=roc_auc,estimator_name='DecisionTree')
    # 设置 ROC 曲线可视化参数
display.plot( )  # 可视化绘图
plt.xlim([0, 1])   # 设置 x 轴取值范围
plt.ylim([0, 1])   # 设置 y 轴取值范围
```

```
plt.title(' 图 4-7 决策树机器学习血压分类带 AUC 的 ROC 曲线图 ',fontsize=12,y=-0.23)
plt.show( )
    # 3.3 绘制带对角线的 ROC 曲线
plt.figure(figsize=(5,5))   # 设置画布大小
plt.plot(fpr,tpr,'b',label='AUC=%0.2f'%roc_auc)   # 绘制 ROC 曲线，设置颜色、图例
plt.legend(loc='lower right')   # 设置图例位置
plt.plot([0, 1], [0, 1],'r--')   # 绘制对角线，设置起止坐标值，设置线的颜色和样式
plt.xlim([0, 1])   # 设置 x 轴取值范围
plt.ylim([0, 1])   # 设置 y 轴取值范围
plt.ylabel('True Positive Rate',fontsize=12)   # 设置 y 轴标签和字体大小
plt.xlabel('False Positive Rate',fontsize=12)   # 设置 x 轴标签和字体大小
plt.title(' 图 4-8 决策树机器学习血压分类带对角线的 ROC 曲线图 ', y=-0.22,fontsize=14)
plt.show( )
```

五、实践结果

1．模型训练和评估结果

（1）决策树分类模型预测高血压结果准确率（Score）：65.92%。

（2）决策树分类模型预测高血压结果（前 6 人）：[0 0 0 1 1 0]。

（3）准确率（accuracy）：65.92%。

（4）精确度（precision）：47.37%。

（5）召回率（recall）：54.00%。

（6）精确度、召回率和 F1 分值等：

(array([0.76649746, 0.47368421]), array([0.71563981, 0.54   ]), array([0.74019608, 0.5046729]), array([211, 100], dtype=int64))。

2．利用训练的模型进行高血压预测结果

（1）决策树分类模型预测是否（是 1、否 0）高血压结果（前 6 人）：

	0	1
0	1.0	0.0
1	1.0	0.0
2	1.0	0.0
3	0.0	1.0
4	0.0	1.0
5	1.0	0.0

（2）决策树分类模型预测高血压（是 1）结果（前 6 人）：

	1
0	0.0
1	0.0
2	0.0
3	1.0

4	1.0
5	0.0

3. 绘图结果

决策树机器学习模型进行高血压预测的 ROC 曲线和带 AUC 的 ROC 曲线图，分别见图 4-6 至图 4-8。

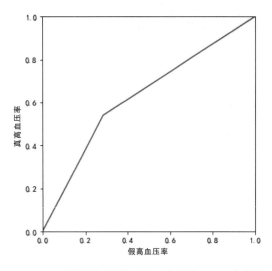

图 4-6　决策树机器学习血压分类的 ROC 曲线图

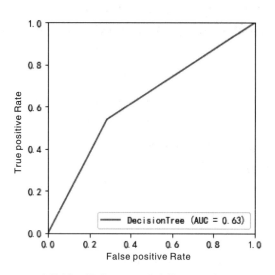

图 4-7　决策树机器学习血压分类带 AUC 的 ROC 曲线图

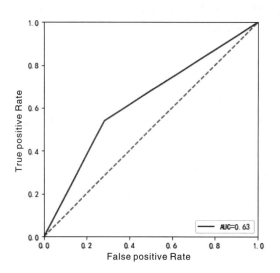

图 4-8　决策树机器学习血压分类带对角线的 ROC 曲线图

第六节　随机森林分类

随机森林（random forest，RF）模型是一种经典的集成学习算法模型。RF 是一种荟萃（meta）估算器，它在数据集的各个子样本上拟合多个决策树，输出类别由单棵树输出类别的众数决定，类似于投票决定，并使用平均值来提高预测准确度和控制过拟合。森林中的树使用最佳分割策略，即相当于将 splitter="best" 传递给底层 DecisionTreeClassifier 或 DecisionTreeRegressor。如果 bootstrap=True（默认），则使用 max_samples 参数控制子样本大小，否则将使用整个数据集来构建每个树。

在 Scikit-learn 库中，RF 模型包括分类器 sklearn.ensemble.RandomForestClassifier 类和回归器 sklearn.ensemble.RandomForestRegressor 类。本节介绍 RandomForestClassifier 类的应用实践。RandomForestRegressor 类的应用实践将在第五章第七节"随机森林回归"中介绍。

一、实践数据

实践数据文件为":/Python 机器学习 202406—数据 /GDAdults312804.xlsx"。

二、实践任务

以是否高血压（HiBP）为因变量，以年龄（Age）、性别（Sex）、身高（Height）、体重（Weight）和腰围（Waistl）为自变量，采用随机森林分类器（RandomForestClassifier）进行机器学习分类，具体任务如下：

（1）训练模型，计算模型准确率、精确度、召回率和 F1 分值。
（2）利用模型进行高血压预测。
（3）绘制测试集高血压预测带对角线的 ROC 和 AUC 曲线。

三、RandomForestClassifier 语法

1. 导入

from sklearn.ensemble import RandomForestClassifier

2. 定义

RandomForestClassifier(n_estimators=100, *, criterion='gini', max_depth=None, min_samples_split=2, min_samples_leaf=1, min_weight_fraction_leaf=0.0, max_features='sqrt', max_leaf_nodes=None, min_impurity_decrease=0.0, bootstrap=True, oob_score=False, n_jobs=None, random_state=None, verbose=0, warm_start=False, class_weight=None, ccp_alpha=0.0, max_samples=None, monotonic_cst=None)

3. 主要参数说明

n_estimators：整型，默认为 100。森林中的树木数。

criterion：设置测量分割质量的函数，包括 "gini"（Gini 杂质）、"entropy"（熵）和 "log_loss"（对数损失），默认为 "gini"。该参数为树特有参数。

max_depth：整形，默认为 None。设置树的最大深度。如果设置为 None，则展开节点，直到所有叶子都是单一的，或者直到所有叶子包含的样本数小于 min_samples_split 设定值。

min_samples_split：整型或浮点型，默认值为 2。为分割内部节点所需的最小样本数。如果为整型数据，则将 min_samples_split 视为最小值；如果为浮点数，则 min_samples_split 是一个分数，ceil(min_samples.split*n_samples) 为每个分割的最小样本数。

min_samples_leaf：整形或浮点数，默认值为 1。叶子节点所需的最小样本数。如果是整形，则将 min_samples_leaf 视为节点样本最小值。如果为浮点数，则 min_samples_leaf 是一个分数，ceil(min_samples.leaf*n_samples) 是每个节点的最小样本数。

min_weight_fraction_leaf：浮点数，默认值为 0.0。叶子节点所需权重（所有输入样本）总和

的最小加权分数。当未提供 sample_weight 时，样本具有等权重。

max_features：整形，浮点数，"sqrt"（数据特征数的平方根）或 "log2"（数据特征数的对数），默认为 "sqrt"（数据特征数）。设置最佳分割时需要考虑的特征数量。

max_leaf_nodes：整形，默认为 None。设置最大叶节点以最佳优先方式生长一棵树。最佳节点被定义为杂质的相对减少。如果为 None，则叶节点数量不受限制。

min_impurity_decrease：浮点数，默认为 0.0。如果此分割导致杂质减少大于或等于此值，则节点将被分割。

bootstrap：布尔型，默认为 True。构建树时是否使用自助抽样样本（bootstrap samples）。如果为 False，则使用整个数据集来构建每棵树。

oob_score：布尔型或可调用函数，默认为 False。是否使用袋外样本（out-of-bag samples）来估计泛化得分。默认情况下，使用 accuracy_score。仅适用于 bootstrap=True 时。

n_jobs：整型，默认值为 None。设定并行工作数。除非在 joblib.parallel_backend 中，None 表示 1，-1 表示使用全部处理器。

random_state：整型，随机状态实例或 None，默认为 None。控制估算器的随机性。

verbose：整型，默认为 0。控制拟合和预测时的冗余度。

warm_start：布尔型，默认为 False。当设置为 True 时，重用之前调用的解决方案来拟合并向集成中添加更多估算器。否则，只需拟合一个全新的森林。

class_weight：字典、字典的列表，"balanced" 或 "balanced_subsample"，默认为 None。设置各类别的权重，格式如 {class_label:weight}。如果为 None，则所有类别的权重均为 1。对于多输出问题，可以按照与 y 列相同的顺序提供权重字典列表。

ccp_alpha：非负浮点数，默认为 0.0。用于最小成本复杂性修剪（minimal cost-complexity pruning）的复杂性参数。将选择成本复杂度最大且小于 ccp_alpha 的子树。默认情况下，不执行修剪。

max_samples：整型或浮点数，默认为 None。如果 bootstrap 为 True，则表示从 X 中提取样本以训练每个基估算器的样本量。如果为 None（默认），则抽取 X.shape[0] 个样本；如果为整型，则抽取 max_samples 个样本；如果为浮点数 (0.0,1.0]，则抽取 max(round(n_samples * max_samples), 1) 个样本。

monotonic_cst：形如 (n_features) 的整型数组，默认值为 None。指定要对每个特征强制执行的单调性约束。1 表示单调递增，0 表示无约束，-1 表示单调递减。如果为 None，则不应用约束。

四、实践程序

```
#随机森林（二分类）
import pandas as pd   #导入 Pandas 库，取别名为 pd
data=pd.read_excel('F:/Python 机器学习 202406—数据 /GDAdults312804.xlsx',
      usecols=['Age','Sex','Height','Weight','Waistl','HiBP'])
  #读取 GDAdults312804.xlsx 数据文件中指定列数据生成数据帧
  #1. 模型训练和评估
from sklearn.model_selection import train_test_split   #导入拆分数据函数
x_train,x_test,y_train,y_test=train_test_split(data.iloc[:,0:5],
```

```
        data.iloc[:,5],test_size=0.1,random_state=2)
    # 随机拆分训练集和测试集自变量（索引号 0:5 列）和因变量（索引号为 5 的列）
    # 定义随机测试样本比例，定义随机数种子
from sklearn.ensemble import RandomForestClassifier   # 导入随机森林分类器类
model=RandomForestClassifier( )   # 建立随机森林分类模型
model.fit(x_train,y_train)   # 拟合训练模型
print('（1）%s：%0.2f%%' % ( ' 随机森林分类模型预测高血压结果准确率 ',
      model.score(x_test,y_test)*100))   # 计算并输出模型预测结果准确率（%）
from sklearn.metrics import accuracy_score,precision_score,recall_score
    # 导入准确率、精确度和召回率函数
y_predict=model.predict(x_test)   # 计算模型对测试集预测值
print('（2）随机森林分类模型预测高血压结果（前 6 人）：',y_predict[0:6])
accuracy=accuracy_score(y_test,y_predict)   # 计算准确率
precision=precision_score(y_test,y_predict,average='binary')   # 计算精确度
    # 'average' 参数可以是 'macro'（宏）、'binary'（二分类）、'micro'（微）
    # 'weighted'（加权）、'samples'（样本）或 None（无），默认为 'binary' 适用于二分类。
recall=recall_score(y_test,y_predict,average='binary')   # 计算召回率
print('（3）%s：%0.2f%%' % ( ' 准确率 ',accuracy*100))
print('（4）%s：%0.2f%%' % ( ' 精确度 ',precision*100))
print('（5）%s：%0.2f%%' % ( ' 召回率 ',recall*100))
from sklearn.metrics import precision_recall_fscore_support
    # 导入准确率、召回率和 F1 分值等计算函数
Pr_Re_Fs=precision_recall_fscore_support(y_test,y_predict,average='binary')
    # 计算精确度、召回率和 F1 分值等
print('（6）精确度、召回率和 F1 分值等：\n',Pr_Re_Fs)   # 输出结果
    # 2. 模型预测
probs=model.predict_proba(x_test)   # 预测 y 为 0（非高血压类）和 1（高血压类）的概率
probsDF=pd.DataFrame(probs)   # 转化为数据帧
print('（1）随机森林分类模型预测是否（是 1、否 0）高血压概率结果（前 6 人）：\n',probsDF.
head(6))
prob_1=probs[:,1]   # 预测 y 为 1（高血压类）的概率
prob_1DF=pd.DataFrame(prob_1,columns=['1'])   # 转化为数据帧
print('（2）随机森林分类模型预测高血压（是 1）概率结果（前 6 人）：\n',prob_1DF.head(6))
    # 3. 绘制带对角线的 ROC 和 AUC 曲线
import matplotlib.pyplot as plt   # 导入 matplotlib.pyplot 包取别名为 plt
plt.rcParams['font.sans-serif']=['SimHei']   # 设置字体为中文黑体，用来正常显示中文标签
plt.rcParams['axes.unicode_minus']=False   # 设置正常显示负号
from sklearn.metrics import roc_curve   # 导入 ROC 函数
from sklearn.metrics import auc   # 导入 AUC 函数
fpr,tpr,thresholds=roc_curve(y_test,prob_1)
```

```
    #根据测试集y的实际值和高血压预测值，计算假高血压率、真高血压率和判定界值
roc_auc=auc(fpr,tpr)    #计算受试者工作特征曲线下的面积AUC
plt.figure(figsize=(5,5))    #设置画布大小
plt.plot(fpr,tpr,'b',label='AUC=%0.2f'%roc_auc)    #绘制ROC曲线，设置颜色、图例
plt.legend(loc='lower right')    #设置图例位置
plt.plot([0, 1], [0, 1],'r--')    #绘制对角线，设置起止坐标值，设置线的颜色和样式
plt.xlim([0, 1])    #设置x轴取值范围
plt.ylim([0, 1])    #设置y轴取值范围
plt.ylabel(' 真高血压率 ',fontsize=12)    #设置y轴标签和字体大小
plt.xlabel(' 假高血压率 ',fontsize=12)    #设置x轴标签和字体大小
plt.title(' 图4-9 随机森林机器学习测试集高血压预测带对角线的ROC曲线图 ', y=-0.22,fontsize=14)
plt.show( )
```

五、实践结果

1. 模型训练和评估结果

（1）随机森林分类模型预测高血压结果准确率：70.10%。

（2）随机森林分类模型预测高血压结果（前6人）：[0 0 0 0 0 0]。

（3）准确率：70.10%。

（4）精确度：54.93%。

（5）召回率：39.00%。

（6）精确度、召回率和F1分值等：

(0.5492957746478874, 0.39, 0.45614035087719296, None)。

2. 利用模型进行高血压预测结果

（1）随机森林分类模型预测是否（是1、否0）高血压概率结果（前6人）：

	0	1
0	0.67	0.33
1	0.83	0.17
2	0.62	0.38
3	0.82	0.18
4	0.55	0.45
5	0.72	0.28

（2）随机森林分类模型预测高血压（是1）概率结果（前6人）：

	1
0	0.33
1	0.17
2	0.38
3	0.18
4	0.45
5	0.28

3. 绘图结果

随机森林机器学习测试集高血压预测带对角线的 ROC 曲线图见图 4-9。

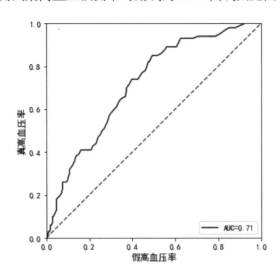

图 4-9　随机森林机器学习测试集高血压预测带对角线的 ROC 曲线图

第七节　支持向量机分类

支持向量机（support vector machines，SVM）是一组用于分类、回归和异常值检测的监督学习方法。SVM 模型是基于结构风险最小化原理和 VC 维（Vapnik-Chervonenkis dimension）理论的机器学习算法。它的基本原理是寻找一个可以分离不同样本的最优分类超平面，从而将经验风险和置信区间控制在最小程度，使得实际风险最终满足要求。核函数是 SVM 模型的关键，不同的核函数对应不同的 SVM 模型。在 SVM 的求解过程中，一般根据部分数据就可以决定 SVM 模型，我们把这些数据成为支持向量。SVM 模型支持线性分类和非线性分类，还支持多分类。

在 Scikit-learn 库中，sklearn.svm 分类器包括线性支持向量类 sklearn.svm.LinearSVC、控制了支持向量数量的支持向量类 sklearn.svm.NuSVC 和 C- 支持向量类 sklearn.svm.SVC。其中，SVC 和 NuSVC 是相似的方法，但二者接受的参数集略有不同，数学公式也不同。对于线性核，LinearSVC 实现速度更快。相比之下，SVC 的实现是基于 libsvm 库，其拟合时间消耗至少与样本数量呈二次方关系，如果样本量以数万计，则不适用。对于大型数据集，应考虑使用 LinearSVC 或 SGDClassifier（stochastic gradient descent classifier，简称 SGDClassifier）方法，也可以在经过 Nystroem 转换器或其他核近似估计之后使用。本节主要介绍 sklearn.svm.SVC 的用法实践。

一、实践数据

实践数据文件为 ":/Python 机器学习 202406—数据 /GDAdults312804.xlsx"。

二、实践任务

以是否肥胖（Obese）为因变量，以身高（Height）、体重（Weight）为自变量，采用支持向量机分类器（SVC）进行机器学习分类，具体任务如下：

（1）训练模型，进行模型评估。
（2）利用模型进行肥胖预测。

三、SVC 语法

1. 导入

from sklearn.svm import SVC

2. 定义

SVC(*, C=1.0, kernel="rbf", degree=3, gamma="scale", coef0=0.0, shrinking=True, probability=False, tol=1e-3, cache_size=200, class_weight=None, verbose=False, max_iter=-1, decision_function_shape="ovr", break_ties=False, random_state=None)

3. 主要参数说明

C：浮点型，默认值为 1.0。为正则化参数，必须严格为正值，正则化强度为 C 的倒数。惩罚为平方 l2 惩罚。

kernel：指定在算法中使用的核函数类型。包括 "linear"、"poly"、"rbf"、"sigmoid" 和 "precomputed"，或者是可调用函数，默认为 "rbf"。如果给定一个可调用函数，它将用于从数据矩阵中预计算核矩阵。

degree：整型，默认为 3。设定多项式核函数（'poly'）的阶数。必须为非负数。其他核函数则忽略此参数。

gamma：设置 "rbf"、"poly" 和 "sigmoid" 核函数的系数。包括 "scale"、"auto" 或浮点数，默认为 "scale"。'scale' 表示以 1/（n_features * X.var()）为 gamma 值；'auto' 表示 gamma 值为 1/n_features；如果是浮点数，则必须是非负数。

coef0：浮点数，默认值为 0.0。为核函数中的独立项，它只在 "poly" 和 "sigmoid" 中有意义。

shrinking：布尔值，默认为 True。设定是否使用收缩启发式。

probability：布尔值，默认为 False。设置是否启用概率估计。在调用 fit 之前必须启用此功能，这将减慢该方法的速度，因为它在内部使用 5 折交叉验证，并且 predict_proba 可能与 predict 不一致。

tol：浮点型，默认为 1e-3。设定停止准则的容允度。

cache_size：浮点型，默认为 200。指定核函数缓存的大小（MB）。

class_weight：字典或 'balanced'，默认为 None。将 SVC 的类 i 的参数 C 设置为 class_weight[i]*C。如果没有给出，则所有类的权重同一。'balanced' 模式使用 y 的值自动调整权重，使其与输入数据中的类频数成反比。

verbose：布尔型，默认为 False。是否启用冗余输出。请注意，此设置利用了 libsvm 中的每进程运行时设置，如果启用，则可能无法在多线程中正常工作。

max_iter：整型，默认为 -1。对求解器迭代次数的硬性限制，如果是 -1，则表示无限制。

decision_function_shape：'ovo' 或 'ovr'，默认为 'ovr'。'ovr' 表示 one-vs-rest 决策函数，'ovo' 表示 one-vs-one 决策函数。该参数不适用于二分类。

break_ties：布尔型，默认为 False。如果为 True，decision_function_shape='ovr'，类数 >2，将根据决策函数的置信度值打破联系进行预测；否则，将返回并列类中的第一个类。请注意，这时计算成本相对较高。

random_state：整型，随机状态实例，或 None，默认为 None。控制伪随机数生成，以便对数据进行洗牌以进行概率估计。当 probability 为 False 时不适用。

四、实践程序

```python
    # 支持向量机（二分类）
import pandas as pd   # 导入 Pandas 库，取别名为 pd
data=pd.read_excel('F:/Python 机器学习 202406—数据 /GDAdults312804.xlsx',
    usecols=['Height','Weight','Obese'])
    # 读取 GDAdults312804.xlsx 数据文件中指定列数据生成数据帧
    # 1. 模型训练和评估
from sklearn.model_selection import train_test_split   # 导入拆分数据函数
x_train,x_test,y_train,y_test=train_test_split(data.iloc[:,0:2],
        data.iloc[:,2],test_size=0.1,random_state=2)
    # 随机拆分训练集和测试集自变量（索引号 0:2 列）和因变量（索引号为 2 的列）
    # 定义随机测试样本比例，定义随机数种子
from sklearn.svm import SVC   # 导入 SVC 分类器类
model=SVC(kernel='linear',probability=True)
    # 设置核函数，可选 'linear'、'poly'、'rbf'、'sigmoid'、'precomputed'，默认为 'rbf'
    # 'rbf'（radial basis function）为径向基函数核，也被称为高斯核（Gaussian kernel）
    # 或平方指数核（squared exponential kernel）；设置概率估计
model.fit(x_train,y_train)   # 拟合训练模型，注意 SVC 要求分类变量赋值为 -1、1 或 0、1
print('（1）%s：%0.2f%%' % ('SVC 分类模型预测肥胖结果准确率 ',
        model.score(x_test,y_test)*100))   # 计算并输出模型预测结果准确率（%）
from sklearn.metrics import accuracy_score,precision_score,recall_score
    # 导入准确率、精确度和召回率函数
y_predict=model.predict(x_test)   # 计算模型对测试集预测值
print('（2）SVC 分类模型预测肥胖结果（前 6 人）：',y_predict[0:6])
accuracy=accuracy_score(y_test,y_predict)   # 计算准确率
precision=precision_score(y_test,y_predict,average='binary')   # 计算精确度
    # 'average' 参数可以是 'macro'（宏）、'binary'（二分类）、'micro'（微）
    # 'weighted'（加权）、'samples'（样本）或 None（无），默认为 'binary' 适用于二分类。
recall=recall_score(y_test,y_predict,average='binary')   # 计算召回率
print('（3）%s：%0.2f%%' % (' 准确率 ',accuracy*100))
print('（4）%s：%0.2f%%' % (' 精确度 ',precision*100))
print('（5）%s：%0.2f%%' % (' 召回率 ',recall*100))
from sklearn.metrics import precision_recall_fscore_support
    # 导入精确度、召回率和 F1 分值等计算函数
Pr_Re_Fs=precision_recall_fscore_support(y_test,y_predict,average='binary')
    # 计算精确度、召回率和 F1 分值等
```

```
print('（6）精确度、召回率和F1分值等：\n',Pr_Re_Fs)  # 输出结果
    # 2.模型预测
probs=model.predict_proba(x_test)  # 预测y为0（非肥胖类）和1（肥胖类）的概率
probsDF=pd.DataFrame(probs)  # 转化为数据帧
print('（1）SVC分类模型预测是否（是1、否0）肥胖概率结果（前6人）：\n',probsDF.head(6))
    # 输出前6行预测结果
prob_1=probs[:,1]  # 预测y为1（肥胖类）的概率
prob_1DF=pd.DataFrame(prob_1,columns=['1'])  # 转化为数据帧
print('（2）SVC分类模型预测肥胖（是1）概率结果（前6人）：\n',prob_1DF.head(6))
```

五、实践结果

1．模型训练和评估结果

（1）SVC分类模型预测肥胖结果准确率：99.68%。

（2）SVC分类模型预测肥胖结果（前6人）：[0 0 0 1 0 0]。

（3）准确率：99.68%。

（4）精确度：96.30%。

（5）召回率：100.00%。

（6）精确度、召回率和F1分值等：

(0.9629629629629629, 1.0, 0.9811320754716981, None)。

2．利用模型进行肥胖预测结果

（1）SVC分类模型预测是否（是1、否0）肥胖概率结果（前6人）：

	0	1
0	9.999781e-01	2.186475e-05
1	9.999999e-01	1.000000e-07
2	9.479491e-01	5.205089e-02
3	3.000001e-14	1.000000e+00
4	9.999999e-01	1.000000e-07
5	9.999999e-01	1.000000e-07

（2）SVC分类模型预测肥胖（是1）概率结果（前6人）：

	1
0	2.186475e-05
1	1.000000e-07
2	5.205089e-02
3	1.000000e+00
4	1.000000e-07
5	1.000000e-07

第八节 多层感知机分类

多层感知机（multi-layer perceptron，MLP）是一种人工神经网络（artificial neural network，ANN）模型，是一种模拟人脑的生理结构及其传递信息方式的数学模型。它是一种监督学习算法，通过在数据集上训练来学习函数 f:Rm → Ro，其中 m 是输入的维数，o 是输出的维数。给定一组特征 $X=x_1,x_2,\cdots,x_m$ 和目标 y，它可以通过学习得到一个非线性函数逼近器进行分类或回归。该模型在输入层和输出层之间，可以有一个或多个非线性层，称为隐藏层。MLP 使用某种形式的梯度下降（gradient descent）进行训练，并采用反向传播（backpropagation）算法计算梯度。

在 Scikit-learn 库中，sklearn.neural_network.MLPClassifier 类为 MLP 分类器。它支持多类分类。它使用参数 alpha 作为正则化（L2 正则化）项，这有助于通过大幅度的惩罚权重来避免过拟合。它使用 LBFGS（limited-memory Broyden-Fletcher-Goldfarb-Shanno）算法或随机梯度下降优化对数损失函数。本节主要介绍 MLPClassifier 分类器的用法实践。

一、实践数据

实践数据文件为 ":/Python 机器学习 202406—数据 /GDAdults312804.xlsx"。

二、实践任务

以体质分类（BMILev）为因变量，以身高（Height）、体重（Weight）为自变量，采用人工神经网络多层感知机分类器（MLPClassifier）进行机器学习分类，具体任务如下：
（1）训练模型，进行模型评估。
（2）利用模型进行体质分类预测。

三、MLPClassifier 语法

1. 导入
from sklearn.neural_network import MLPClassifier
2. 定义
MLPClassifier(hidden_layer_sizes=(100,), activation="relu", *, solver="adam", alpha=0.0001, batch_size="auto", learning_rate="constant", learning_rate_init=0.001, power_t=0.5, max_iter=200, shuffle=True, random_state=None, tol=1e-4, verbose=False, warm_start=False, momentum=0.9, nesterovs_momentum=True, early_stopping=False, validation_fraction=0.1, beta_1=0.9, beta_2=0.999, epsilon=1e-8, n_iter_no_change=10, max_fun=15000)
3. 主要参数说明

hidden_layer_sizes：形如 (n_layers −2,) 的数组，默认为 (100,)。设置隐藏层大小。第 i 个元素代表第 i 个隐藏层的神经元数量。

activation：设置隐藏层的激活函数，包括 "identity"、"logistic"、"tanh" 和 "relu"，默认为 "relu"。"identity" 表示无操作激活，有助于实现线性瓶颈，返回 f(x)=x；"logistic" 即 logistic sigmoid

函数，返回 f(x)=1/（1+exp(-x)）；"tanh" 即双曲正切函数，返回 f(x)=tanh(x)；"relu" 是经过校正的线性单元函数，返回 f(x)=max(0,x)。

solver：用于权重优化的求解器。包括 "lbfgs"、"sgd" 和 "adam"，默认为 "adam"。"lbfgs" 是拟牛顿方法家族中的优化器；"sgd" 是随机梯度下降；"adam" 是指 Kingma, Diederik 和 Jimmy Ba 提出的一种基于随机梯度的优化器。

alpha：浮点数，默认值为 0.0001。设置 L2 正则化项的强度。当将 L2 正则化项与损失相加时，将其除以样本大小。

batch_size：整型，默认为 "auto"。随机优化器的最小批处理量大小。如果求解器是 "lbfgs"，则分类器将不使用最小批处理量。当设置为 "auto" 时，batch_size=min(200,n_samples)。

learning_rate：权重更新的学习率计划，包括 "constant"、"invscaling" 和 "adaptive"，默认为 "constant"。"constant" 是由 "learning_rate_init" 给出的恒定学习率；"invasing" 使用 "power_t" 的逆缩放指数，在每个时间步长 "t" 逐渐降低学习率。有效学习率 =learning_rate_init/pow(t,power_t)；"adaptive" 表示当训练损失持续减少时，学习率保持在 "learning_rate_init" 不变。

learning_rate_init：浮点型，默认值为 0.001。初始化学习率值。它控制更新权重的步长。仅在求解器为 "sgd" 或 "adam" 时使用。

power_t：浮点数，默认为 0.5。用于逆缩放学习率的指数。当 learning_rate 设置为 "invasing" 时，它用于更新有效学习率。仅在求解器为 "sgd" 时使用。

max_iter：整型，默认值为 200。最大迭代次数。求解器迭代直到收敛（由 "tol" 确定），或者至此迭代次数。

shuffle：布尔值，默认为 True。每次迭代时是否给样本洗牌。仅当求解器为 "sgd" 或 "adam" 时适用。

random_state：整型，随机状态实例，默认值为 None。确定权重和偏倚初始化的随机数生成，传递一个整数以获得跨多个函数调用的可重复结果。

tol：浮点型，默认值为 1e-4。设置优化的容忍度。

verbose：布尔型，默认为 False。是否将进度消息打印到标准输出。

warm_start：布尔型，默认为 False。当设置为 True 时，重用上一次调用的解决方案作为初始拟合，否则，只需剔除上一个解决方案。

momentum：浮点型，默认值为 0.9。梯度下降更新的动量。应介于 0～1 之间。仅在求解器为 "sgd" 时适用。

nesterovs_momentum：布尔型，默认值为 True。是否采用 Nesterov's 动量，仅在求解器为 "sgd" 且 momentum > 0 时适用。

early_stopping：布尔型，默认值为 False。当验证分数没有提高时，是否使用提前停止来终止训练。仅当求解器为 "sgd" 或 "adam" 时适用。

validation_fraction：浮点数，默认值为 0.1。为提前停止训练而设置的用于验证的训练数据的比例。必须介于 0 和 1 之间。仅在 early_troping 为 True 时适用。

beta_1：浮点数，默认值为 0.9。"adam" 中一阶矩向量估计的指数衰减率，应在 [0,1) 中。仅在求解器为 "adam" 时适用。

beta_2：浮点数，默认值为 0.999。"adam" 中二阶矩向量估计的指数衰减率，应在 [0,1) 中。仅在求解器为 "adam" 时适用。

epsilon：浮点数，默认值为 1e-8。为 "adam" 中数值稳定性设定的值。仅在求解器为 "adam"

时适用。

n_iter_no_change：整型，默认值为 10。不满足容允度改进的最大迭代次数。仅当求解器为 "sgd" 或 "adam" 时有效。

max_fun：整型，默认值为 15000。仅在求解器为 "lbfgs" 时适用。损失函数调用的最大数量。请注意，对于 MLPClassifier 分类器，损失函数调用的次数将大于或等于迭代次数。

四、实践程序

```
# 多层感知机（多分类）
import pandas as pd   # 导入 Pandas 库，取别名为 pd
data=pd.read_excel('F:/Python 机器学习 202406—数据 /GDAdults312804.xlsx',
      usecols=['Height','Weight','BMILev'])
    # 读取 GDAdults312804.xlsx 数据文件中指定列数据生成数据帧
    # 1. 模型训练和评估
from sklearn.model_selection import train_test_split   # 导入拆分数据函数
x_train,x_test,y_train,y_test=train_test_split(data.iloc[:,0:2],
       data.iloc[:,2],test_size=0.1,random_state=2)
    # 随机拆分训练集和测试集自变量（索引号 0:2 列）和因变量（索引号为 2 的列）
    # 定义随机测试样本比例，定义随机数种子
from sklearn.neural_network import MLPClassifier   # 导入多层感知器类
model=MLPClassifier()   # 建立多层感知器分类算法
model.fit(x_train,y_train)   # 拟合训练模型
print('（1）%s：%0.2f%%' % ('MLPC 分类模型预测体质分类结果准确率 ',
      model.score(x_test,y_test)*100))   # 计算并输出模型预测结果准确率（%）
from sklearn.metrics import accuracy_score,precision_score,recall_score
    # 导入准确率、精确度和召回率函数
y_predict=model.predict(x_test)   # 计算模型对测试集预测值
print('（2）MLPC 分类模型预测体质分类结果（前 6 人）: ',y_predict[0:6])
accuracy=accuracy_score(y_test,y_predict)   # 计算准确率
precision=precision_score(y_test,y_predict,average='macro')   # 计算精确度
    # 'average' 参数可以是 'macro'（宏）、'binary'（二分类）、'micro'（微）
    # 'weighted'（加权）、'samples'（样本）或 None（无），默认为 'binary' 适用于二分类。
recall=recall_score(y_test,y_predict,average='macro')   # 计算召回率
print('（3）%s：%0.2f%%' % (' 准确率 ',accuracy*100))
print('（4）%s：%0.2f%%' % (' 精确度 ',precision*100))
print('（5）%s：%0.2f%%' % (' 召回率 ',recall*100))
from sklearn.metrics import precision_recall_fscore_support
    # 导入精确度、召回率和 F1 分值等计算函数
Pre_Rec_Fs=precision_recall_fscore_support(y_test,y_predict,average='macro')
    # 计算精确度、召回率和 F1 分值
```

```
print('（6）精确度、召回率和 F1 分值等：\n',Pre_Rec_Fs)    #输出结果
    # 2. 模型预测
probs=model.predict_proba(x_test)    #预测体质分类的概率
probsDF=pd.DataFrame(probs)    #转化为数据帧
print('（1）MLPC 分类模型预测体质分类概率结果（前 6 人）：\n',probsDF.head(6))
    #输出前 6 行预测结果
prob_1=probs[:,1]    #预测体质分类为正常（结果的列索引号为 1）的概率
prob_1DF=pd.DataFrame(prob_1,columns=[' 正常 '])    #转化为数据帧
print('（2）MLPC 分类模型预测体质分类为正常的概率结果（前 6 人）：\n',prob_1DF.head(6))
```

五、实践结果

1．模型训练和评估结果

（1）MLPC 分类模型预测体质分类结果准确率：83.28%。

（2）MLPC 分类模型预测体质分类结果（前 6 人）：[3 2 3 4 2 2]。

（3）准确率：83.28%。

（4）精确度：81.99%。

（5）召回率：77.44%。

（6）精确度、召回率和 F1 分值等：

(0.819872308178474, 0.7744026806526807, 0.7949060591352182, None)。

2．利用模型进行体质分类预测结果

（1）MLPC 分类模型预测体质分类概率结果（前 6 人）：

	0	1	2	3
0	4.980797e-06	1.579176e-01	0.833525	8.552561e-03
1	8.873685e-03	9.529499e-01	0.038165	1.127641e-05
2	2.618774e-08	1.731683e-02	0.914543	6.814045e-02
3	4.769867e-19	6.324659e-08	0.008147	9.918529e-01
4	4.777623e-03	9.530048e-01	0.042207	1.022517e-05
5	1.914562e-01	8.073432e-01	0.001201	2.340961e-08

（2）MLPC 分类模型预测体质分类为正常的概率结果（前 6 人）：

	正常
0	1.579176e-01
1	9.529499e-01
2	1.731683e-02
3	6.324659e-08
4	9.530048e-01
5	8.073432e-01

第五章 回 归

第一节 普通线性回归

线性回归（linear regression）分析是研究一个因变量与一个或多个自变量之间的线性关系的统计方法。线性回归机器学习是采用特征值的线性组合来估计目标值，并通过普通最小二乘法（ordinary least squares，OLS）估计回归系数，使目标观察值与模型预测值的残差平方和（residual sum of squares，RSS）达到最小，同时模型中还有一个截距项。本节主要介绍 sklearn.linear_model.LinearRegression 线性回归类的用法实践。

一、实践数据

实践数据文件为 ":/Python 机器学习 202406—数据 /GDAdults312804.xlsx"。

二、实践任务

以体质指数（BMI）为因变量，以身高（Height）、体重（Weight）为自变量，采用线性回归估算器（LinearRegression）进行回归分析，完成以下具体任务：
（1）建立 BMI 的线性回归训练模型，计算模型的特征系数、截距和决定系数。
（2）利用训练模型和测试集进行预测，计算预测的平均绝对误差（MAE）、均方根误差（RMSE）和决定系数（R^2）。
（3）绘制测试集的 BMI 预测值与实际值对比图。
（4）绘制测试集数据及 BMI 预测值的三维散点图和预测折线图。

三、LinearRegression 语法

1. 导入
from sklearn.linear_model import LinearRegression
2. 定义
LinearRegression(*, fit_intercept=True, copy_X=True, n_jobs=None, positive=False)
3. 参数说明
fit_intercept：布尔型，默认为 True。指定模型中是否计算截距项。
copy_X：布尔型，默认值为 True。如果为 True，则复制 X；否则，它可能会被覆盖。
n_jobs：整型，默认值为 None。用于计算的作业数。None 表示 1，-1 表示使用所有处理器。
positive：布尔型，默认为 False。设置为 True 时，则强制系数为正。此选项仅支持密集阵列。

四、实践程序

```python
#多元线性回归
import pandas as pd   #导入 Pandas 库，取别名为 pd
import numpy as np    #导入 NumPy 库，取别名为 np
data=pd.read_excel('F:/Python 机器学习 202406—数据 /GDAdults312804.xlsx',
        usecols=['Height','Weight','BMI'])
    #读取 GDAdults312804.xlsx 数据文件中指定列数据生成数据帧
    #1.模型训练，输出结果
from sklearn.model_selection import train_test_split   #导入拆分数据函数
x_train,x_test,y_train,y_test=train_test_split(data.iloc[:,0:2].values,
        data.iloc[:,2].values,test_size=0.1,random_state=2)
    #随机拆分训练集和测试集自变量（索引号 0:2 列）和因变量（索引号为 2 的列）
    #定义随机测试样本比例，定义随机数种子
from sklearn.linear_model import LinearRegression   #导入线性回归类
model=LinearRegression()   #创建线性回归模型
model.fit(x_train,y_train)   #拟合训练模型
intercept=round(model.intercept_,4)   #计算模型截距，保留 4 位小数
coef=np.around(model.coef_,4)   #计算回归系数，保留 4 位小数
score=round(model.score(x_train,y_train),4)   #计算模型决定系数，保留 4 位小数
print(' 线性回归模型训练结果：回归系数为 ',coef,'，截距为 ',intercept,'，决定系数为 ',score)
    #2.模型测试与评估
BMI_pre=np.around(model.predict(x_test),2)   #根据训练模型进行测试集预测，保留 2 位小数
print('（1）线性回归训练模型对测试集 BMI 预测结果（前 20 人）：\n',BMI_pre[0:20])
from sklearn.metrics import mean_absolute_error
    #从 sklearn.metrics 包导入 mean_absolute_error 函数
MAE=round(mean_absolute_error(y_test,BMI_pre),4)
    #计算模型对测试集预测的平均绝对误差（MAE），保留 4 位小数
print('（2）训练模型对测试集预测的平均绝对误差（MAE）：',MAE)
from sklearn.metrics import mean_squared_error
    #从 sklearn.metrics 包导入 mean_squared_error 函数
RMSE=round(np.sqrt(mean_squared_error(y_test,BMI_pre)),4)
    #计算模型对测试集预测的均方根误差（RMSE），保留 4 位小数
print('（3）训练模型对测试集预测的均方根误差（RMSE）：',RMSE)
score_test=round(model.score(x_test,y_test),4)
    #计算模型对测试集预测的决定系数，保留 4 位小数
print('（4）线性回归训练模型对测试集预测的决定系数：',score_test)
    #3.绘制训练模型对测试集 BMI 预测值与实际值对比图
import matplotlib.pyplot as plt   #导入 matplotlib.pyplot 取别名为 plt
```

```
plt.rcParams['font.sans-serif']=['SimHei']  #设置字体为中文黑体，用来正常显示中文标签
plt.rcParams['axes.unicode_minus']=False  #设置正常显示负号
plt.figure(figsize=(16,6))  #设置画布大小
plt.plot(range(len(x_test)),y_test,'go',label='original')  #绘制测试集 BMI 散点图（绿色）
plt.plot(range(len(x_test)),BMI_pre,"r+",label="predict")  #绘制预测 BMI 散点图（红色）
plt.legend(loc=1,fontsize=16)  #设置图例的位置和字体大小
plt.grid(False)  #不显示图形网格
plt.xlabel(" 测试集成人序号 ",fontsize=18)  #设置 x 轴标签和字体大小
plt.ylabel('BMI',fontsize=18)  #设置 y 轴标签和字体大小
plt.title(" 图 5-1 线性回归测试集的 BMI 预测值与实际值对比图 ",y=-0.25,fontsize=25)
    #设置标题内容、垂直位置和字体大小
plt.show( )
    #4. 绘制测试集数据及 BMI 预测值的三维散点图和预测折线图
fig=plt.figure(figsize=(8,6))  #设置画布大小
ax=fig.add_subplot(111,projection='3d')  #三维绘图设置
ax.scatter(x_test[:,0],x_test[:,1],y_test,marker='o',color='b',label=' 测量值 ')
    #绘制测试集身高、体重、BMI 关系的三维散点图，设置标记、颜色和图例
ax.scatter(x_test[:,0],x_test[:,1],BMI_pre,marker='D',color='r',label=' 预测值 ')
    #绘制测试集身高、体重、BMI 预测值关系的三维散点图，设置标记、颜色和图例
#ax.plot(x_test[:,0],x_test[:,1],BMI_pre,color='r',label=' 预测折线 ')
    #绘制测试集身高、体重、BMI 预测值关系的折线，设置颜色和图例
plt.legend( )  #显示图例
ax.set_xlabel(' 身高（cm）',fontsize=16)  #设置 x 轴的标签及字体大小
ax.set_ylabel(' 体重（kg）',fontsize=16)  #设置 y 轴的标签及字体大小
ax.set_zlabel('BMI',fontsize=16)  #设置 z 轴的标签及字体大小
plt.title(' 图 5-2 线性回归身高、体重、BMI 及其预测值的三维散点图 ', y=-0.15,fontsize=20)
#plt.title(' 图 5-3 线性回归身高、体重、BMI 及其预测值的散点图和折线图 ', y=-0.15,fontsize=20)
    #设置标题内容、垂直位置及字体大小
plt.show( )
```

五、实践结果

1. 建立 BMI 的线性回归训练模型结果

线性回归模型训练结果：回归系数为 [–0.2919 0.3916]，截距为 46.5628，决定系数为 0.9872。

2. 利用训练模型和测试集进行预测，计算预测的决定系数结果

（1）线性回归训练模型对测试集 BMI 预测结果（前 20 人）：

[25.58 21.13 27.19 32.6 20.08 16.77 25.35 20.43 27.61 19.88 24.07 17.87 23.1 17.56 19.55 19.1 24.84 24.76 22.6 20.65]。

（2）训练模型对测试集预测的平均绝对误差（MAE）：0.2536。

（3）训练模型对测试集预测的均方根误差（RMSE）：0.355。

（4）线性回归训练模型对测试集预测的决定系数：0.9895。

3．绘图结果

（1）线性回归测试集的 BMI 预测值与实际值对比图见图 5-1。

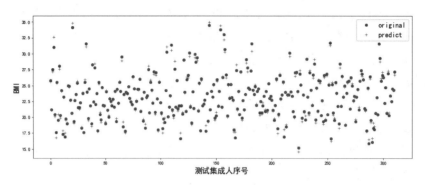

图 5-1　线性回归测试集的 BMI 预测值与实际值对比图

（2）线性回归测试集数据及 BMI 预测值的三维散点图和预测折线图见图 5-2、图 5-3。

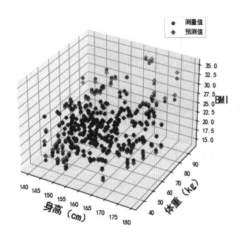 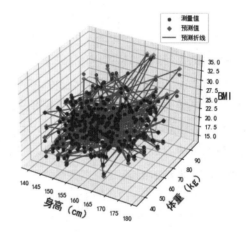

图 5-2　线性回归身高、体重、BMI 及其预测值的三维散点图　　图 5-3　线性回归身高、体重、BMI 及其预测值的散点图和折线图

第二节　多项式回归

多项式回归（polynomial regression）是使用基函数扩展的线性模型，它是对数据的非线性函数进行训练的线性模型。它生成多项式和交互特征。生成一个新的特征矩阵，该矩阵由次小于或等于指定次大小的特征的所有多项式组成。例如，如果输入样本是二维的，形式为 [a,b]，则二次多项式特征为 $[1,a,b,a^2,ab,b^2]$。多项式回归的思路与主成分分析法（principal components analysis,PCA）降维刚好相反，多项式回归是为了升维，生成了新的特征之后，可以更好地拟合高维数据。本节主要介绍 sklearn.preprocessing.PolynomialFeatures 多项式回归类的用法实践。

一、实践数据

实践数据文件为":/Python 机器学习 202406—数据 /GDAdults312804.xlsx"。

二、实践任务

以体质指数（BMI）为因变量，以身高（Height）、体重（Weight）为自变量，采用多项式回归估算器（PolynomialFeatures）进行回归分析，完成以下具体任务：

（1）建立 BMI 的多项式回归训练模型，计算模型的特征系数、截距和决定系数。

（2）利用训练模型和测试集进行预测，计算预测的平均绝对误差（MAE）、均方根误差（RMSE）和决定系数。

（3）绘制测试集的 BMI 预测值与实际值对比图。

（4）绘制测试集数据及 BMI 预测值的三维散点图和预测折线图。

三、PolynomialFeatures 语法

1. 导入

from sklearn.preprocessing import PolynomialFeatures

2. 定义

PolynomialFeatures(degree=2,*,interaction_only=False,include_bias=True,order="C")

3. 参数说明

degree：整型或元组 (min_degree,max_degree)，默认为 2。如果给定一个整数，则它指定特征多项式的最大幂次。如果传递一个元组，则 min_degree 是生成特征多项式的最小幂次，max_degree 是生成特征多项式的最大幂次。

interaction_only：布尔型，默认为 False。如果为 True，则只产生交互特征，最多也就是不同输入特征的乘积的特征，而同一输入特征的幂次为 2 或更高的项将被排除在模型之外。

include_bias：布尔型，默认为 True。如果为 True（默认值），则包含一个偏倚项，即所有多项式特征幂次为零的项，在线性模型中就是截距项。

order：包括 "C" 和 "F"，默认为 "C"。密集情况下输出数组的顺序。"F" 的计算速度更快，但可能会减慢后续估算器的计算速度。

四、实践程序

```
# 多项式回归
import pandas as pd   # 导入 Pandas 库，取别名为 pd
import numpy as np    # 导入 NumPy 库，取别名为 np
data=pd.read_excel('D:/Python 机器学习 202406—数据 /GDAdults312804.xlsx',
    usecols=['Height','Weight','BMI'])
# 读取 GDAdults312804.xlsx 数据文件中指定列数据生成数据帧
#1. 模型训练，输出结果
from sklearn.model_selection import train_test_split   # 导入拆分数据函数
x_train,x_test,y_train,y_test=train_test_split(data.iloc[:,0:2].values,
    data.iloc[:,2].values,test_size=0.1,random_state=2)
```

```python
#随机拆分训练集和测试集自变量（索引号0:2列）和因变量（索引号为2的列）
#定义随机测试样本比例，定义随机数种子
from sklearn.preprocessing import PolynomialFeatures    #导入多项式转换类
from sklearn.linear_model import LinearRegression    #导入线性回归类
PolyFs=PolynomialFeatures(degree=2)    #构建多项式转换模型，设置为2次多项式
    #构建二次多项式空间，如果有a、b两个特征项，那么它们的二次多项式为（1, a, b, a²,
    #ab, b²）
x_train=PolyFs.fit_transform(x_train)    #将训练集转化为二次多项式的训练集
x_test=PolyFs.fit_transform(x_test)    #将测试集转化为二次多项式的测试集
model=LinearRegression()    #构建线性回归模型
modelfit=model.fit(x_train,y_train)    #进行多项式模型拟合
intercept=round(modelfit.intercept_,4)    #计算模型截距，保留4位小数
coef=np.around(modelfit.coef_,4)    #计算回归系数，保留4位小数
score=round(modelfit.score(x_train,y_train),4)    #计算训练模型决定系数，保留4位小数
print('多项式回归模型训练结果：回归系数为',coef,'，截距为',intercept,'，决定系数为',score)
    #2.模型测试与评估
BMI_pre=np.around(modelfit.predict(x_test),2)    #根据训练模型进行测试集预测，保留2位小数
print('（1）多项式回归训练模型对测试集BMI预测结果（前20人）：\n',BMI_pre[0:20])
from sklearn.metrics import mean_absolute_error
  #从sklearn.metrics包导入mean_absolute_error函数
MAE=round(mean_absolute_error(y_test,BMI_pre),4)
  #计算模型对测试集预测的平均绝对误差（MAE），保留4位小数
print('（2）训练模型对测试集预测的平均绝对误差（MAE）：',MAE)
from sklearn.metrics import mean_squared_error
  #从sklearn.metrics包导入mean_squared_error函数
RMSE=round(np.sqrt(mean_squared_error(y_test,BMI_pre)),4)
  #计算模型对测试集预测的均方根误差（RMSE），保留4位小数
print('（3）训练模型对测试集预测的均方根误差（RMSE）：',RMSE)
score_test=round(modelfit.score(x_test,y_test),4)
  #计算模型对测试集预测的决定系数，保留4位小数
print('（4）多项式回归训练模型对测试集预测的决定系数：',score_test)
    #3.绘制训练模型对测试集BMI预测值与实际值对比图
import matplotlib.pyplot as plt    #导入matplotlib.pyplot取别名为plt
plt.rcParams['font.sans-serif']=['SimHei']    #设置字体为中文黑体，用来正常显示中文标签
plt.rcParams['axes.unicode_minus']=False    #设置正常显示负号
plt.figure(figsize=(16,6))    #设置画布大小
plt.plot(range(len(x_test)),y_test,'go',label='original')    #绘制测试集BMI散点图（绿色）
plt.plot(range(len(x_test)),BMI_pre,"r+",label="predict")    #绘制预测BMI散点图（红色）
plt.legend(loc=1,fontsize=16)    #设置图例的位置和字体大小
plt.grid(False)    #不显示图形网格
```

```
plt.xlabel(" 测试集成人序号 ",fontsize=18)   # 设置 x 轴标签和字体大小
plt.ylabel('BMI',fontsize=18)   # 设置 y 轴标签和字体大小
plt.title(" 图 5-4 多项式回归测试集的 BMI 预测值与实际值对比图 ",y=-0.25,fontsize=25)
    # 设置标题内容、垂直位置和字体大小
plt.show( )
    # 4. 绘制测试集数据及 BMI 预测值的三维散点图和预测折线图
fig=plt.figure(figsize=(8,6))   # 设置画布大小
ax=fig.add_subplot(111,projection='3d')   # 三维绘图设置
ax.scatter(x_test[:,0],x_test[:,1],y_test,marker='o',color='b',label=' 测量值 ')
    # 绘制测试集身高、体重、BMI 关系的三维散点图，设置标记、颜色和图例
ax.scatter(x_test[:,0],x_test[:,1],BMI_pre,marker='D',color='r',label=' 预测值 ')
    # 绘制测试集身高、体重、BMI 预测值关系的三维散点图，设置标记、颜色和图例
#ax.plot(x_test[:,0],x_test[:,1],BMI_pre,color='r',label=' 预测折线 ')
    # 绘制测试集身高、体重、BMI 预测值关系的折线，设置颜色和图例
plt.legend( )   # 显示图例
ax.set_xlabel(' 身高（cm）',fontsize=16)   # 设置 x 轴的标签及字体大小
ax.set_ylabel(' 体重（kg）',fontsize=16)   # 设置 y 轴的标签及字体大小
ax.set_zlabel('BMI',fontsize=16)   # 设置 z 轴的标签及字体大小
plt.title(' 图 5-5 多项式回归身高、体重、BMI 及其预测值的三维散点图 ', y=-0.15,fontsize=19)
#plt.title(' 图 5-6 多项式回归身高、体重、BMI 及其预测值的散点图和折线图 ', y=-0.15,fontsize=19)
    # 设置标题内容、垂直位置及字体大小
plt.show( )
```

五、实践结果

1. 建立 BMI 的多项式回归训练模型结果

多项式回归模型训练结果：回归系数为 [0. –0.8692 1.1764 0.0027 –0.0049 0.]，截距为 69.3022，决定系数为 0.9998。

2. 利用训练模型和测试集进行预测，计算预测的决定系数结果

（1）多项式回归训练模型对测试集 BMI 预测结果（前 20 人）：
 [25.82 21.13 27.5 30.83 20.36 17.62 25.53 19.61 28.1 20.29 24.16 17.3 23.16 16.9 19.71 18.93 25.01 24.91 22.69 20.53]。

（2）训练模型对测试集预测的平均绝对误差（MAE）：0.0311。

（3）训练模型对测试集预测的均方根误差（RMSE）：0.04。

（4）多项式回归训练模型对测试集预测的决定系数：0.9999。

3. 绘图结果

（1）多项式回归测试集的 BMI 预测值与实际值对比图见图 5-4。

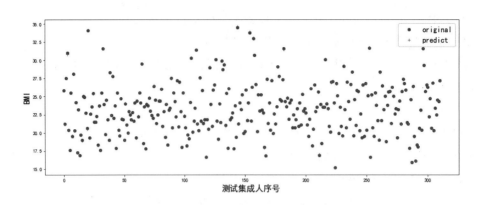

图 5-4　多项式回归测试集的 BMI 预测值与实际值对比图

（2）多项式回归测试集数据及 BMI 预测值的三维散点图和预测折线图见图 5-5、图 5-6。

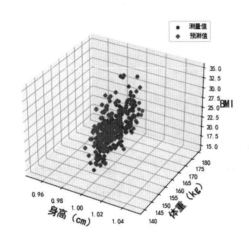

图 5-5　多项式回归身高、体重、BMI 及其预测值的三维散点图

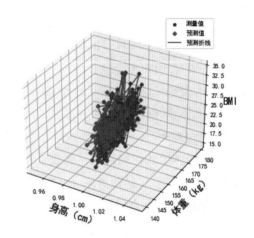

图 5-6　多项式回归身高、体重、BMI 及其预测值的散点图和折线图

第三节　岭　回　归

岭回归（Ridge regression）通过对系数大小施加惩罚，以解决普通最小二乘法（OLS）面对多元线性回归中自变量数据存在共线性时回归系数缺乏解释性的问题。其通过引入 L2 范数正则化，能显著降低过拟合的风险。岭系数使惩罚残差平方和最小化，其通过放弃最小二乘法的无偏性，以损失部分信息和降低精度为代价获得回归系数更符合实际、更可靠。本节主要介绍 sklearn.linear_model.Ridge 岭回归类的用法实践。

一、实践数据

实践数据文件为":/Python 机器学习 202406—数据 /GDAdults312804.xlsx"。

二、实践任务

以体质指数（BMI）为因变量，以身高（Height）、体重（Weight）为自变量，采用岭回归估算器（Ridge）进行回归分析，完成以下任务：

（1）建立 BMI 的岭回归训练模型，计算模型的特征系数、截距和决定系数。

（2）利用训练模型对测试集进行预测，计算预测的决定系数。

（3）并绘制测试集的 BMI 预测值与实际值对比图。

（4）绘制测试集数据及 BMI 预测值的三维散点图和预测折线图。

三、Ridge 语法

1. 导入

from sklearn.linear_model import Ridge

2. 定义

Ridge(alpha=1.0,*,fit_intercept=True,copy_X=True, max_iter=None, tol=0.0001, solver='auto',positive=False,random_state=None)

3. 参数说明

alpha：浮点型或形如 (n_targets,) 的多维数组，默认值为 1.0。L2 项的乘数，控制正则化强度。

fit_intercept：布尔型，默认值为 True。即是否在模型中拟合截距项。

copy_X：布尔型，默认为 True。如果为 True，X 被复制，否则被覆盖。

max_iter：整型，默认值为 None。共轭梯度求解器的最大迭代次数。对于 'sparse_cg' 和 'lsqr' 求解器，默认值由 scipy.sparse.linalg 确定。对于 'sag' 求解器，默认值为 1000。对于 'lbfgs' 求解器，默认值为 15000。

tol：浮点数，默认值为 1e-4。解的精度（coef_）由 tol 决定，tol 为每个求解器指定了不同的收敛标准。

solver：计算例程中使用的求解器，包括 'auto'、'svd'、'cholesky'、'lsqr'、'sparse_cg'、'sag'、'saga' 和 'lbfgs'，默认为 'auto'。

'auto' 根据数据类型自动选择求解器。

'svd' 使用 X 的奇异值分解（singular value decomposition）来计算岭系数。它是最稳定的求解器，特别是对于奇异矩阵比 'cholesky' 更稳定，但代价是速度较慢。

'cholesky' 使用标准 scipy.linalg.solve 函数来获得近似解。

'sparse_cg' 使用 scipy.sparse.linalg.cg 中的共轭梯度求解器。作为一种迭代算法，该求解器比 'cholesky' 更适合大规模数据（可以设置 tol 和 max_iter）。

'lsqr' 使用专用的正则化最小二乘例程 scipy.sparse.linalg.lsqr。它是最快的，并使用迭代过程。

'sag' 使用随机平均梯度下降（stochastic average gradient descent），而 'saga' 使用其改进的无偏倚版本。这两种方法都使用迭代过程，当 n_samples 和 n_features 都很大时，它们通常比其他求解器更快。请注意，'sag' 和 'saga' 的快速收敛仅在具有大致相同尺度的特征上得以实现。因此，需要时可以使用 sklearn.precading 中的缩放器对数据进行预处理。

'lbfgs' 使用 scipy.optimize.minimize 中实现的 L-BFGS-B 算法。它只能在 positive 参数为 True 时使用。

除 'svd' 之外的所有求解器都支持密集和稀疏数据。但是，当 fit_intercept 为 True 时，只有 'lsqr'、'sag'、'sparse_cg' 和 'lbfgs' 支持稀疏数据输入。

positive：布尔型，默认为 False。设置为 True 时，强制系数为正。在这种情况下，只支持 'lbfgs' 求解器。

random_state：整型或随机状态实例，默认为 None。当求解器为 'sag' 或 'saga' 时，用于对数据洗牌。

四、实践程序

```
#岭回归
import pandas as pd   #导入 Pandas 库，取别名为 pd
import numpy as np    #导入 NumPy 库，取别名为 np
data=pd.read_excel('D:/Python 机器学习 202406—数据 /GDAdults312804.xlsx',
    usecols=['Height','Weight','BMI'])
 #读取 GDAdults312804.xlsx 数据文件中指定列数据生成数据帧
 #1. 模型训练，输出结果
from sklearn.model_selection import train_test_split   #导入拆分数据函数
x_train,x_test,y_train,y_test=train_test_split(data.iloc[:,0:2].values,
    data.iloc[:,2].values,test_size=0.1,random_state=2)
 #随机拆分训练集和测试集自变量（索引号 0:2 列）和因变量（索引号为 2 的列）
 #定义随机测试样本比例，定义随机数种子
from sklearn.linear_model import Ridge   #导入岭回归类
model=Ridge()   #构建岭回归模型
modelfit=model.fit(x_train,y_train)   #进行岭回归模型拟合
intercept=round(modelfit.intercept_,4)   #计算模型截距，保留 4 位小数
coef=np.around(modelfit.coef_,4)   #计算回归系数，保留 4 位小数
score=round(modelfit.score(x_train,y_train),4)   #计算训练模型决定系数，保留 4 位小数
print(' 岭回归模型训练结果：回归系数为 ',coef,'，截距为 ',intercept,'，决定系数为 ',score)
 #2. 模型测试与评估
BMI_pre=np.around(modelfit.predict(x_test),2)   #根据训练模型进行测试集预测，保留 2 位小数
print('（1）岭回归训练模型对测试集 BMI 预测结果（前 20 人）：\n',BMI_pre[0:20])
score_test=round(modelfit.score(x_test,y_test),4)
 #计算模型对测试集预测的决定系数，保留 4 位小数
print('（2）岭回归训练模型对测试集预测的决定系数：',score_test)
 #3. 绘制训练模型对测试集 BMI 预测值与实际值对比图
import matplotlib.pyplot as plt   #导入 matplotlib.pyplot 取别名为 plt
plt.rcParams['font.sans-serif']=['SimHei']   #设置字体为中文黑体，用来正常显示中文标签
plt.rcParams['axes.unicode_minus']=False   #设置正常显示负号
plt.figure(figsize=(16,6))   #设置画布大小
plt.plot(range(len(x_test)),y_test,'go',label='original')   #绘制测试集 BMI 散点图（绿色）
plt.plot(range(len(x_test)),BMI_pre,"r+",label="predict")   #绘制预测 BMI 散点图（红色）
plt.legend(loc=1,fontsize=16)   #设置图例的位置和字体大小
```

```
plt.grid(False)   #不显示图形网格
plt.xlabel(" 测试集成人序号 ",fontsize=18)   #设置 x 轴标签和字体大小
plt.ylabel('BMI',fontsize=18)   #设置 y 轴标签和字体大小
plt.title(" 图 5-7 岭回归测试集的 BMI 预测值与实际值对比图 ",y=-0.25,fontsize=25)
    #设置标题内容、垂直位置和字体大小
plt.show( )
    # 4.绘制测试集数据及 BMI 预测值的三维散点图和预测折线图
fig=plt.figure(figsize=(8,6))   #设置画布大小
ax=fig.add_subplot(111,projection='3d')   #三维绘图设置
ax.scatter(x_test[:,0],x_test[:,1],y_test,marker='o',color='b',label=' 测量值 ')
    #绘制测试集身高、体重、BMI 关系的三维散点图，设置标记、颜色和图例
ax.scatter(x_test[:,0],x_test[:,1],BMI_pre,marker='D',color='r',label=' 预测值 ')
    #绘制测试集身高、体重、BMI 预测值关系的三维散点图，设置标记、颜色和图例
#ax.plot(x_test[:,0],x_test[:,1],BMI_pre,color='r',label=' 预测折线 ')
    #绘制测试集身高、体重、BMI 预测值关系的折线，设置颜色和图例
plt.legend( )   #显示图例
ax.set_xlabel(' 身高（cm）',fontsize=16)   #设置 x 轴的标签及字体大小
ax.set_ylabel(' 体重（kg）',fontsize=16)   #设置 y 轴的标签及字体大小
ax.set_zlabel('BMI',fontsize=16)   #设置 z 轴的标签及字体大小
plt.title(' 图 5-8 岭回归身高、体重、BMI 及其预测值的三维散点图 ', y=-0.15,fontsize=19)
#plt.title(' 图 5-9 岭回归身高、体重、BMI 及其预测值的散点图和折线图 ', y=-0.15,fontsize=19)
    #设置标题内容、垂直位置及字体大小
plt.show( )
```

五、实践结果

1．建立 BMI 的岭回归训练模型结果

岭回归模型训练结果：回归系数为 [−0.2919 0.3916]，截距为 46.5623，决定系数为 0.9872。

2．利用训练模型对测试集进行预测，计算预测的决定系数结果

（1）岭回归训练模型对测试集 BMI 预测结果（前 20 人）：

[25.58 21.13 27.19 32.6 20.08 16.77 25.35 20.43 27.61 19.88 24.07 17.87 23.1 17.56 19.55 19.1 24.84 24.76 22.6 20.65]。

（2）岭回归训练模型对测试集预测的决定系数：0.9895。

3．绘图结果

（1）岭回归测试集的 BMI 预测值与实际值对比图见图 5−7。

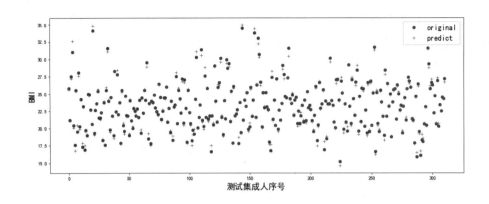

图 5-7　岭回归测试集的 BMI 预测值与实际值对比图

（2）岭回归测试集数据及 BMI 预测值的三维散点图和预测折线图见图 5-8、图 5-9。

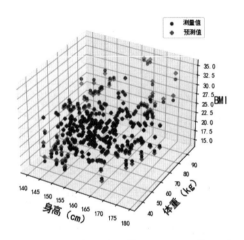

图 5-8　岭回归身高、体重、BMI 及其预测值的三维散点图

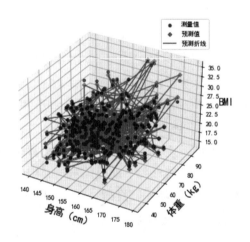

图 5-9　岭回归身高、体重、BMI 及其预测值的散点图和折线图

第四节　Lasso 回归

　　Lasso 回归（Lasso regression）是一种用于估计稀疏系数的线性模型。Lasso 全称为 Least absolute shrinkage and selection opercetor，即最小绝对收敛和选择算子。该方法是一种压缩估计。它倾向于选择较少的非零系数解，从而有效地减少了给定解所依赖的特征数量。Lasso 回归的基本原理是通过构造惩罚函数，对各特征的系数进行压缩估计，使得某些不重要的特征的回归系数逐渐减小并趋于 0，从而达到特征选择的目的。它使用 L1 正则化（也称 Lasso 正则化）训练线性模型，能够控制复杂度，从而减少过拟合的风险。该算法有稀疏性、实现简单和可解释性强等诸多优点。Lasso 也经常与其他机器学习模型相结合，更能较好地降低过拟合的风险。本节主要介绍 sklearn.linear_model.Lasso 回归类的用法实践。

一、实践数据

　　实践数据文件为":/Python 机器学习 202406—数据 /GDAdults312804.xlsx"。

二、实践任务

以体质指数（BMI）为因变量，以身高（Height）、体重（Weight）为自变量，采用 Lasso 回归估算器（Lasso）进行回归分析，完成以下任务：

（1）建立 BMI 的 Lasso 回归训练模型，计算模型的特征系数、截距和决定系数。
（2）将训练模型用于测试集预测，计算预测的决定系数。
（3）绘制测试集的 BMI 预测值与实际值对比图。
（4）绘制测试集数据及 BMI 预测值的三维散点图和预测折线图。

三、Lasso 语法

1. 导入
from sklearn.linear_model import Lasso
2. 定义
Lasso(alpha=1.0,*,fit_intercept=True,precompute=False,copy_X=True,max_iter=1000,tol=0.0001,warm_start=False,positive=False,random_state=None,selection='cyclic')
3. 参数说明

alpha：浮点数，默认值为 1.0。L1 正则化项的乘数，控制正则化的强度。

fit_intercept：布尔型，默认为 True。设定在模型中是否计算截距项，如果是 False，则模型中不含截距项。

precompute：布尔型或 (n_features,n_features) 样数组，默认为 False。是否使用预先计算的 Gram 矩阵来加快计算速度。Gram 矩阵也可以作为参数传递。对于稀疏数据输入，此选项始终为 False 以保持稀疏性。

copy_X：布尔型，默认值为 True。如果为 True，X 就被备份，否则被覆盖。

max_iter：整形，默认值为 1000。设置最大迭代次数。

tol：浮点数，默认值为 1e-4。设定优化算法的容允度。

warm_start：布尔型，默认值为 False。当设置为 True 时，重用上一次调用的解决方案以进行初始拟合，否则，剔除上一个解决方案。

positive：布尔型，默认为 False。如果为 True，则强制系数为正值。

random_state：整型或随机状态实例，默认值为 None。伪随机数生成器的种子，用于选择要更新的随机特征。当 selection 为 'random' 时使用。传递一个整型数据，以便在多次调用函数时得到重复的结果。

selection：包括 'cyclic' 和 'random'，默认为 'cyclic'。如果设置为 'random'，则每次迭代都会更新随机系数，而不是默认情况下按顺序循环特征。设置为 'random' 通常会导致显著快速的收敛，尤其是当 tol 大于 1e-4 时。

四、实践程序

```python
# Lasso 回归
import pandas as pd   # 导入 Pandas 库，取别名为 pd
import numpy as np   # 导入 NumPy 库，取别名为 np
data=pd.read_excel('D:/Python 机器学习 202406—数据 /GDAdults312804.xlsx',
    usecols=['Height','Weight','BMI'])
# 读取 GDAdults312804.xlsx 数据文件中指定列数据生成数据帧
# 1. 模型训练，输出结果
from sklearn.model_selection import train_test_split   # 导入拆分数据函数
x_train,x_test,y_train,y_test=train_test_split(data.iloc[:,0:2].values,
    data.iloc[:,2].values,test_size=0.1,random_state=2)
# 随机拆分训练集和测试集自变量（索引号 0:2 列）和因变量（索引号为 2 的列）
# 定义随机测试样本比例，定义随机数种子
from sklearn.linear_model import Lasso   # 导入 Lasso 回归类
model=Lasso()   # 构建 Lasso 回归模型
modelfit=model.fit(x_train,y_train)   # 进行 Lasso 回归模型拟合
intercept=round(modelfit.intercept_,4)   # 计算模型截距，保留 4 位小数
coef=np.around(modelfit.coef_,4)   # 计算回归系数，保留 4 位小数
score=round(modelfit.score(x_train,y_train),4)   # 计算训练模型决定系数，保留 4 位小数
print('Lasso 回归模型训练结果：回归系数为 ',coef,'，截距为 ',intercept,'，决定系数为 ',score)
# 2. 模型测试与评估
BMI_pre=np.around(modelfit.predict(x_test),2)   # 根据训练模型进行测试集预测，保留 2 位小数
print('（1）Lasso 回归训练模型对测试集 BMI 预测结果（前 20 人）：\n',BMI_pre[0:20])
score_test=round(modelfit.score(x_test,y_test),4)
# 计算模型对测试集预测的决定系数，保留 4 位小数
print('（2）Lasso 回归训练模型对测试集预测的决定系数：',score_test)
# 3. 绘制训练模型对测试集 BMI 预测值与实际值对比图
import matplotlib.pyplot as plt   # 导入 matplotlib.pyplot 取别名为 plt
plt.rcParams['font.sans-serif']=['SimHei']   # 设置字体为中文黑体，用来正常显示中文标签
plt.rcParams['axes.unicode_minus']=False   # 设置正常显示负号
plt.figure(figsize=(16,6))   # 设置画布大小
plt.plot(range(len(x_test)),y_test,'go',label='original')   # 绘制测试集 BMI 散点图（绿色）
plt.plot(range(len(x_test)),BMI_pre,"r+",label="predict")   # 绘制预测 BMI 散点图（红色）
plt.legend(loc=1,fontsize=16)   # 设置图例的位置和字体大小
plt.grid(False)   # 不显示图形网格
plt.xlabel("测试集成人序号 ",fontsize=18)   # 设置 x 轴标签和字体大小
plt.ylabel('BMI',fontsize=18)   # 设置 y 轴标签和字体大小
plt.title(" 图 5-10 Lasso 回归测试集的 BMI 预测值与实际值对比图 ",y=-0.25,fontsize=25)
```

# 设置标题内容、垂直位置和字体大小
plt.show( )
　　# 4. 绘制测试集数据及 BMI 预测值的三维散点图和预测折线图
fig=plt.figure(figsize=(8,6))　　# 设置画布大小
ax=fig.add_subplot(111,projection='3d')　　# 三维绘图设置
ax.scatter(x_test[:,0],x_test[:,1],y_test,marker='o',color='b',label=' 测量值 ')
　　# 绘制测试集身高、体重、BMI 关系的三维散点图，设置标记、颜色和图例
ax.scatter(x_test[:,0],x_test[:,1],BMI_pre,marker='D',color='r',label=' 预测值 ')
　　# 绘制测试集身高、体重、BMI 预测值关系的三维散点图，设置标记、颜色和图例
#ax.plot(x_test[:,0],x_test[:,1],BMI_pre,color='r',label=' 预测折线 ')
　　# 绘制测试集身高、体重、BMI 预测值关系的折线，设置颜色和图例
plt.legend( )　　# 显示图例
ax.set_xlabel(' 身高（cm）',fontsize=16)　　# 设置 x 轴的标签及字体大小
ax.set_ylabel(' 体重（kg）',fontsize=16)　　# 设置 y 轴的标签及字体大小
ax.set_zlabel('BMI',fontsize=16)　　# 设置 z 轴的标签及字体大小
plt.title(' 图 5-11 Lasso 回归身高、体重、BMI 及其预测值的三维散点图 ', y=-0.15,fontsize=19)
#plt.title(' 图 5-12 Lasso 回归身高、体重、BMI 及其预测值的散点图和折线图 ', y=-0.15,fontsize=19)
　　# 设置标题内容、垂直位置及字体大小
plt.show( )

五、实践结果

1. 建立 BMI 的 Lasso 回归训练模型结果

Lasso 回归模型训练结果：回归系数为 [–0.2599　0.3682]，截距为 42.8671，决定系数为 0.9825。

2. 将训练模型用于测试集预测，计算预测的决定系数结果

（1）Lasso 回归训练模型对测试集 BMI 预测结果（前 20 人）：
[25.36 21.25 26.91 32.28 20.38 17.34 25.18 20.38 27.24 20.25 23.95 18.09 23.11 17.8 19.82 19.31 24.6 24.61 22.7 20.76]。

（2）Lasso 回归训练模型对测试集预测的决定系数：0.9846。

3. 绘图结果

（1）Lasso 回归测试集的 BMI 预测值与实际值对比图见图 5-10。

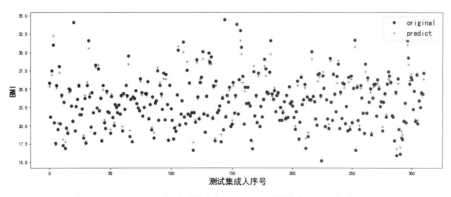

图 5-10　Lasso 回归测试集的 BMI 预测值与实际值对比图

（2）Lasso 回归测试集数据及 BMI 预测值的三维散点图和预测折线图见图 5-11、图 5-12。

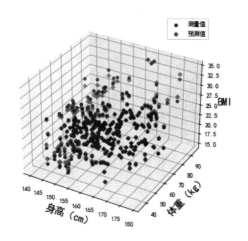
图 5-11　Lasso 回归身高、体重、BMI 及其预测值的三维散点图

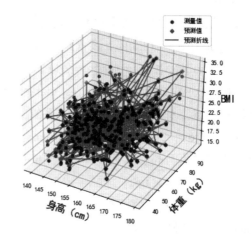
图 5-12　Lasso 回归身高、体重、BMI 及其预测值的散点图和折线图

第五节　K 近邻回归

近邻回归（nearest neighbors regression）可用于数据标签是连续变量而不是离散变量的情况。在该方法中，分配给查询点的标签值是根据其最近邻的标签的平均值计算的。Scikit-learn 库有两个不同的近邻回归器：KNeighborsRegressor 类实现了基于每个查询点的 K 个最近邻的学习，其中 K 是用户指定的整数值，称之为 K 近邻回归（K-nearest neighbors regression，KNN）；RadiusNeighborsRegressor 类基于查询点固定半径 r 内的近邻实现学习，其中 r 是用户指定的浮点值。近邻回归通过对训练集中最近邻的相关目标进行局部插值来预测目标。本节主要介绍 sklearn.neighbors.KNeighborsRegressor 类的用法实践。

一、实践数据

实践数据文件为 ":/Python 机器学习 202406—数据 /GDAdults312804.xlsx"。

二、实践任务

以体质指数（BMI）为因变量，以身高（Height）、体重（Weight）为自变量，采用最近邻回归估算器（KNeighborsRegressor）进行回归分析，完成以下具体任务：

（1）建立 BMI 的最近邻回归训练模型，计算模型的决定系数。
（2）利用训练模型对测试集进行预测，计算预测的决定系数。
（3）绘制测试集的 BMI 预测值与实际值对比图。
（4）绘制测试集数据及 BMI 预测值的三维散点图和预测折线图。

三、KNeighborsRegressor 语法

1. 导入

from sklearn.neighbors import KNeighborsRegressor

2. 定义

KNeighborsRegressor(n_neighbors=5,*,weights='uniform',algorithm='auto',leaf_size=30,p=2,metric='minkowski',metric_params=None,n_jobs=None)

3. 参数说明

n_neighbors：整型，默认值为 5。设置用于 kneighbors 查询的邻居数量。

weights：包括 'uniform' 和 'distance'，可调用函数或 None，默认值为 'uniform'。预测中使用的权重函数。'uniform' 统一权重，每个邻域中的所有点都被赋予同样的权重；'distance' 权重为点间距离的倒数。在这种情况下，查询点的较近的近邻将比较远的近邻具有更大的作用；也可以调用用户自定义的函数，它接受一个距离数组，并返回一个包含权重的相同形状的数组。

algorithm：包括 'auto'、'ball_tree'、'kd_tree' 和 'brute'，默认为 'auto'。设置计算最近邻的算法。'ball_tree' 使用 BallTree，'kd_tree' 使用 KDTree，'brute' 使用暴力搜索。'auto' 将根据传递给拟合方法的值来决定最合适的算法。对于稀疏数据输入进行拟合将使用暴力搜索算法。

leaf_size：整型，默认值为 30。传递给 BallTree 或 KDTree 的叶子数大小。

p：浮点数，默认为 2。闵可夫斯基（Minkowski）度量的功率参数。当 p=1 时，相当于使用曼哈顿距离（l1），当 p = 2 时，使用欧几里德距离（l2）。对于任意 p，使用 minkowski_distance（l_p）。

metric：字符串，距离度量对象或可调用函数，默认值为 'minkowski'。用于距离计算的度量。当 p = 2 时，计算得到标准的 Euclidean 距离。

metric_params：字典，默认为 None。设置度量函数的关键参数。

n_jobs：整型，默认为 None。设置进行近邻搜索时的并行工作数，除了在 joblib.parallel_backend 中，None 表示 1，−1 表示使用全部处理器。

四、实践程序

```
# KNN 最近邻回归
import pandas as pd   # 导入 Pandas 库，取别名为 pd
import numpy as np    # 导入 NumPy 库，取别名为 np
data=pd.read_excel('D:/Python 机器学习 202406—数据 /GDAdults312804.xlsx',
    usecols=['Height','Weight','BMI'])
# 读取 GDAdults312804.xlsx 数据文件中指定列数据生成数据帧
# 1. 模型训练，计算模型的决定系数
from sklearn.model_selection import train_test_split   # 导入拆分数据函数
x_train,x_test,y_train,y_test=train_test_split(data.iloc[:,0:2].values,
    data.iloc[:,2].values,test_size=0.1,random_state=2)
# 随机拆分训练集和测试集自变量（索引号 0:2 列）和因变量（索引号为 2 的列）
```

#定义随机测试样本比例，定义随机数种子
from sklearn.neighbors import KNeighborsRegressor #导入 KNN 最近邻回归类
model=KNeighborsRegressor( ) #构建 KNN 最近邻回归模型
modelfit=model.fit(x_train,y_train) #进行 KNN 最近邻回归模型拟合
score=round(modelfit.score(x_train,y_train),4) #计算训练模型决定系数，保留 4 位小数
print('KNN 回归模型训练结果：决定系数为 ',score)
　　#2. 模型测试与评估
BMI_pre=np.around(modelfit.predict(x_test),2) #根据训练模型进行测试集预测，保留 2 位小数
print('（1）KNN 回归训练模型对测试集 BMI 预测结果（前 20 人）：\n',BMI_pre[0:20])
score_test=round(modelfit.score(x_test,y_test),4)
　　#计算模型对测试集预测的决定系数，保留 4 位小数
print('（2）KNN 回归训练模型对测试集预测的决定系数：',score_test)
　　#3. 绘制训练模型对测试集 BMI 预测值与实际值对比图
import matplotlib.pyplot as plt #导入 matplotlib.pyplot 取别名为 plt
plt.rcParams['font.sans-serif']=['SimHei'] #设置字体为中文黑体，用来正常显示中文标签
plt.rcParams['axes.unicode_minus']=False #设置正常显示负号
plt.figure(figsize=(16,6)) #设置画布大小
plt.plot(range(len(x_test)),y_test,'go',label='original') #绘制测试集 BMI 散点图（绿色）
plt.plot(range(len(x_test)),BMI_pre,"r+",label="predict") #绘制预测 BMI 散点图（红色）
plt.legend(loc=1,fontsize=16) #设置图例的位置和字体大小
plt.grid(False) #不显示图形网格
plt.xlabel(" 测试集成人序号 ",fontsize=18) #设置 x 轴标签和字体大小
plt.ylabel('BMI',fontsize=18) #设置 y 轴标签和字体大小
plt.title(" 图 5-13 KNN 回归测试集的 BMI 预测值与实际值对比图 ",y=-0.25,fontsize=25)
　　#设置标题内容、垂直位置和字体大小
plt.show( )
　　#4. 绘制测试集数据及 BMI 预测值的三维散点图和预测折线图
fig=plt.figure(figsize=(8,6)) #设置画布大小
ax=fig.add_subplot(111,projection='3d') #三维绘图设置
ax.scatter(x_test[:,0],x_test[:,1],y_test,marker='o',color='b',label=' 测量值 ')
　　#绘制测试集身高、体重、BMI 关系的三维散点图，设置标记、颜色和图例
ax.scatter(x_test[:,0],x_test[:,1],BMI_pre,marker='D',color='r',label=' 预测值 ')
　　#绘制测试集身高、体重、BMI 预测值关系的三维散点图，设置标记、颜色和图例
#ax.plot(x_test[:,0],x_test[:,1],BMI_pre,color='r',label=' 预测折线 ')
　　#绘制测试集身高、体重、BMI 预测值关系的折线，设置颜色和图例
plt.legend( ) #显示图例
ax.set_xlabel(' 身高（cm）',fontsize=13) #设置 x 轴的标签及字体大小
ax.set_ylabel(' 体重（kg）',fontsize=13) #设置 y 轴的标签及字体大小
ax.set_zlabel('BMI',fontsize=13) #设置 z 轴的标签及字体大小
plt.title(' 图 5-14 KNN 回归身高、体重、BMI 及其预测值的三维散点图 ', y=-0.15,fontsize=17)

```
#plt.title(' 图 5-15 KNN 回归身高、体重、BMI 及其预测值的散点图和折线图 ', y=-0.15,fontsize=17)
# 设置标题内容、垂直位置及字体大小
plt.show( )
```

五、实践结果

1. 建立 BMI 的最近邻回归训练模型结果

KNN 回归模型训练结果：决定系数为 0.995。

2. 利用训练模型对测试集进行预测，计算预测的决定系数结果

（1）KNN 回归训练模型对测试集 BMI 预测结果（前 20 人）：

[25.7 21.12 27.74 30.44 20.3 17.56 25.44 19.58 28.18 20.14 24.06 17.4 23.18 17.48 19.72 19.2 24.84 24.88 22.78 20.46]。

（2）KNN 回归训练模型对测试集预测的决定系数：0.997。

3. 绘图结果

（1）KNN 回归测试集的 BMI 预测值与实际值对比图见图 5-13。

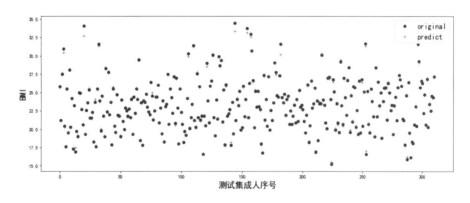

图 5-13　KNN 回归测试集的 BMI 预测值与实际值对比图

（2）KNN 回归测试集数据及 BMI 预测值的三维散点图和预测折线图见图 5-14、图 5-15。

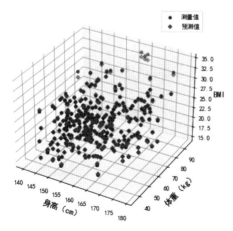 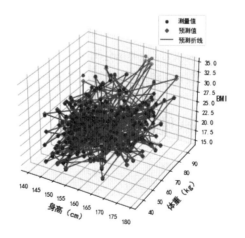

图 5-14　KNN 回归身高、体重、BMI 及其　　　图 5-15　KNN 回归身高、体重、BMI 及其
　　　　　预测值的三维散点图　　　　　　　　　　　　　预测值的散点图和折线图

第六节 决策树回归

决策树（decision trees，DTs）的相关介绍见第四章第五节"决策树分类"，本节主要介绍 sklearn.tree.DecisionTreeRegressor 决策树回归类的用法实践。

一、实践数据

实践数据文件为":/Python 机器学习 202406—数据 /GDAdults312804.xlsx"。

二、实践任务

以体质指数（BMI）为因变量，以身高（Height）、体重（Weight）为自变量，采用决策树回归估算器（DecisionTreeRegressor）进行回归分析，完成以下具体任务：

（1）建立 BMI 的决策树回归训练模型，计算模型决定系数。
（2）利用训练模型对测试集进行预测，计算预测的决定系数。
（3）绘制测试集的 BMI 预测值与实际值对比图。
（4）绘制测试集数据及 BMI 预测值的三维散点图和预测折线图。

三、DecisionTreeRegressor 语法

1. 导入
from sklearn.tree import DecisionTreeRegressor

2. 定义
DecisionTreeRegressor(*,criterion="squared_error",splitter="best",max_depth=None,min_samples_split=2,min_samples_leaf=1,min_weight_fraction_leaf=0.0,max_features=None,random_state=None,max_leaf_nodes=None,min_impurity_decrease=0.0, ccp_alpha=0.0, monotonic_cst=None)

3. 参数说明
criterion：为衡量分割质量的函数。包括 "squared_error"、"friedman_mse"、"absolute_error" 和 "poisson"，默认为 "squared_error"。

其余参数说明同第四章第五节决策树分类 DecisionTreeClassifier 语法。

四、实践程序

```
# 决策树回归
import pandas as pd   # 导入 Pandas 库，取别名为 pd
import numpy as np    # 导入 NumPy 库，取别名为 np
data=pd.read_excel('D:/Python 机器学习 202406—数据 /GDAdults312804.xlsx',
    usecols=['Height','Weight','BMI'])
# 读取 GDAdults312804.xlsx 数据文件中指定列数据生成数据帧
```

```python
#1.模型训练，计算模型的决定系数
from sklearn.model_selection import train_test_split  #导入拆分数据函数
x_train,x_test,y_train,y_test=train_test_split(data.iloc[:,0:2].values,
    data.iloc[:,2].values,test_size=0.1,random_state=2)
    #随机拆分训练集和测试集自变量（索引号 0:2 列）和因变量（索引号为 2 的列）
    #定义随机测试样本比例，定义随机数种子
from sklearn.tree import DecisionTreeRegressor  #导入决策树回归类
model=DecisionTreeRegressor()  #构建决策树回归模型
modelfit=model.fit(x_train,y_train)  #进行决策树回归模型拟合
score=round(modelfit.score(x_train,y_train),4)  #计算训练模型决定系数，保留 4 位小数
print('决策树回归模型训练结果：决定系数为 ',score)
    #2.模型测试与评估
BMI_pre=np.around(modelfit.predict(x_test),2)  #根据训练模型进行测试集预测，保留 2 位小数
print('（1）决策树回归训练模型对测试集 BMI 预测结果（前 20 人）：\n',BMI_pre[0:20])
score_test=round(modelfit.score(x_test,y_test),4)
    #计算模型对测试集预测的决定系数，保留 4 位小数
print('（2）决策树回归训练模型对测试集预测的决定系数：',score_test)
    #3.绘制训练模型对测试集 BMI 预测值与实际值对比图
import matplotlib.pyplot as plt  #导入 matplotlib.pyplot 取别名为 plt
plt.rcParams['font.sans-serif']=['SimHei']  #设置字体为中文黑体，用来正常显示中文标签
plt.rcParams['axes.unicode_minus']=False  #设置正常显示负号
plt.figure(figsize=(16,6))  #设置画布大小
plt.plot(range(len(x_test)),y_test,'go',label='original')  #绘制测试集 BMI 散点图（绿色）
plt.plot(range(len(x_test)),BMI_pre,"r+",label="predict")  #绘制预测 BMI 散点图（红色）
plt.legend(loc=1,fontsize=16)  #设置图例的位置和字体大小
plt.grid(False)  #不显示图形网格
plt.xlabel("测试集成人序号",fontsize=18)  #设置 x 轴标签和字体大小
plt.ylabel('BMI',fontsize=18)  #设置 y 轴标签和字体大小
plt.title("图 5-16 决策树回归测试集的 BMI 预测值与实际值对比图",y=-0.25,fontsize=25)
    #设置标题内容、垂直位置和字体大小
plt.show()
    #4.绘制测试集数据及 BMI 预测值的三维散点图和预测折线图
fig=plt.figure(figsize=(8,6))  #设置画布大小
ax=fig.add_subplot(111,projection='3d')  #三维绘图设置
ax.scatter(x_test[:,0],x_test[:,1],y_test,marker='o',color='b',label='测量值')
    #绘制测试集身高、体重、BMI 关系的三维散点图，设置标记、颜色和图例
ax.scatter(x_test[:,0],x_test[:,1],BMI_pre,marker='D',color='r',label='预测值')
    #绘制测试集身高、体重、BMI 预测值关系的三维散点图，设置标记、颜色和图例
#ax.plot(x_test[:,0],x_test[:,1],BMI_pre,color='r',label='预测折线')
    #绘制测试集身高、体重、BMI 预测值关系的折线，设置颜色和图例
```

```
plt.legend( )   # 显示图例
ax.set_xlabel(' 身高（cm）',fontsize=13)   # 设置 x 轴的标签及字体大小
ax.set_ylabel(' 体重（kg）',fontsize=13)   # 设置 y 轴的标签及字体大小
ax.set_zlabel('BMI',fontsize=13)   # 设置 z 轴的标签及字体大小
plt.title(' 图 5-17 决策树回归身高、体重、BMI 及其预测值的三维散点图 ', y=-0.15,fontsize=17)
#plt.title(' 图 5-18 决策树回归身高、体重、BMI 及其预测值的散点图和折线图 ', y=-0.15,fontsize=17)
   # 设置标题内容、垂直位置及字体大小
plt.show( )
```

五、实践结果

1. 建立 BMI 的决策树回归训练模型结果

决策树回归模型训练结果：决定系数为 1.0。

2. 利用训练模型对测试集进行预测，计算预测的决定系数结果

（1）决策树回归训练模型对测试集 BMI 预测结果（前 20 人）：

[25.8 20.9 27.5 30.9 20.4 17.9 25.6 19.8 28. 20.2 24.1 17.7 23.1 16.9 19.6 19.2 24.8 24.9 22.8 20.4]。

（2）决策树回归训练模型对测试集预测的决定系数：0.9939。

3. 绘图结果

（1）决策树回归测试集的 BMI 预测值与实际值对比图见图 5-16。

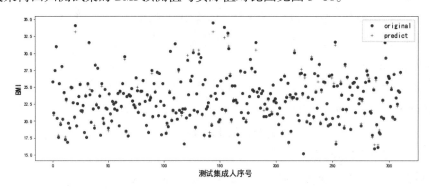

图 5-16　决策树回归测试集的 BMI 预测值与实际值对比图

（2）决策树回归测试集数据及 BMI 预测值的三维散点图和预测折线图见图 5-17、图 5-18。

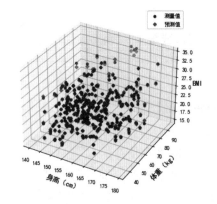 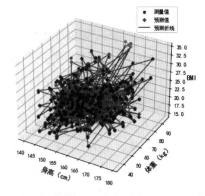

图 5-17　决策树回归身高、体重、BMI 及其　　图 5-18　决策树回归身高、体重、BMI 及其
　　　　预测值的三维散点图　　　　　　　　　　　　　预测值的散点图和折线图

第七节　随机森林回归

随机森林（random forest，RF）的相关介绍见第四章第六节"随机森林分类"。本节主要介绍 sklearn.ensemble.RandomForestRegressor 随机森林回归类的用法实践。

一、实践数据

实践数据文件为":/Python 机器学习 202406—数据 /GDAdults312804.xlsx"。

二、实践任务

以体质指数（BMI）为因变量，以身高（Height）、体重（Weight）为自变量，采用随机森林回归估算器（RandomForestRegressor）进行回归分析，完成以下具体任务：

（1）建立 BMI 的随机森林回归训练模型，计算模型的决定系数。
（2）利用训练模型对测试集进行预测，计算预测的决定系数。
（3）绘制测试集的 BMI 预测值与实际值对比图。
（4）绘制测试集数据及 BMI 预测值的三维散点图和预测折线图。

三、RandomForestRegressor 语法

1. 导入
from sklearn.ensemble import RandomForestRegressor

2. 定义
RandomForestRegressor(n_estimators=100,*,criterion='squared_error',max_depth=None,min_samples_split=2,min_samples_leaf=1,min_weight_fraction_leaf=0.0, max_features=1.0,max_leaf_nodes=None,min_impurity_decrease=0.0,bootstrap=True, oob_score=False,n_jobs=None,random_state=None,verbose=0,warm_start=False,ccp_alpha=0.0,max_samples=None,monotonic_cst=None)

3. 参数说明

criterion：为衡量分割质量的函数。包括 'squared_error'、'absolute_error'、'friedman_mse' 和 'poisson'，默认为 'squared_error'。

max_features：包括 'sqrt'、'log2'、None、整型或浮点型，默认为 1.0。设定寻找最佳分割时需要考虑的特征数量。如果为整型，则每次分割时考虑 max_features 个特征；如果为浮点数，则 max_features 为分数，每次分割时会考虑 max(1, int(max_feathers*n_features_in_)) 个特征；如果为 'sqrt'，则 max_features=sqrt(n_features)；如果为 'log2'，则 max_features=log2(n_features)；如果为 None 或 1.0，则 max_features=n_features。

其余参数说明同第四章第六节随机森林分类 RandomForestClassifier 语法。

四、实践程序

```python
#随机森林回归
import pandas as pd  #导入 Pandas 库，取别名为 pd
import numpy as np  #导入 NumPy 库，取别名为 np
data=pd.read_excel('D:/Python 机器学习 202406—数据/GDAdults312804.xlsx',
    usecols=['Height','Weight','BMI'])
 #读取 GDAdults312804.xlsx 数据文件中指定列数据生成数据帧
 #1.模型训练，计算模型的决定系数
from sklearn.model_selection import train_test_split  #导入拆分数据函数
x_train,x_test,y_train,y_test=train_test_split(data.iloc[:,0:2].values,
    data.iloc[:,2].values,test_size=0.1,random_state=2)
 #随机拆分训练集和测试集自变量（索引号 0:2 列）和因变量（索引号为 2 的列）
 #定义随机测试样本比例，定义随机数种子
from sklearn.ensemble import RandomForestRegressor  #导入随机森林回归类
model=RandomForestRegressor()  #构建随机森林回归模型
modelfit=model.fit(x_train,y_train)  #进行随机森林回归模型拟合
score=round(modelfit.score(x_train,y_train),4)  #计算训练模型决定系数，保留 4 位小数
print(' 随机森林回归模型训练结果：决定系数为 ',score)
 #2.模型测试与评估
BMI_pre=np.around(modelfit.predict(x_test),2)  #根据训练模型进行测试集预测，保留 2 位小数
print('（1）随机森林回归训练模型对测试集 BMI 预测结果（前 20 人）：\n',BMI_pre[0:20])
score_test=round(modelfit.score(x_test,y_test),4)
 #计算模型对测试集预测的决定系数，保留 4 位小数
print('（2）随机森林回归训练模型对测试集预测的决定系数：',score_test)
 #3.绘制训练模型对测试集 BMI 预测值与实际值对比图
import matplotlib.pyplot as plt  #导入 matplotlib.pyplot 取别名为 plt
plt.rcParams['font.sans-serif']=['SimHei']  #设置字体为中文黑体，用来正常显示中文标签
plt.rcParams['axes.unicode_minus']=False  #设置正常显示负号
plt.figure(figsize=(16,6))  #设置画布大小
plt.plot(range(len(x_test)),y_test,'go',label='original')  #绘制测试集 BMI 散点图（绿色）
plt.plot(range(len(x_test)),BMI_pre,"r+",label="predict")  #绘制预测 BMI 散点图（红色）
plt.legend(loc=1,fontsize=16)  #设置图例的位置和字体大小
plt.grid(False)  #不显示图形网格
plt.xlabel(" 测试集成人序号 ",fontsize=18)  #设置 x 轴标签和字体大小
plt.ylabel('BMI',fontsize=18)  #设置 y 轴标签和字体大小
plt.title(" 图 5-19 随机森林回归测试集的 BMI 预测值与实际值对比图 ",y=-0.25,fontsize=25)
 #设置标题内容、垂直位置和字体大小
plt.show()
```

```
#4.绘制测试集数据及BMI预测值的三维散点图和预测折线图
fig=plt.figure(figsize=(8,6))  #设置画布大小
ax=fig.add_subplot(111,projection='3d')  #三维绘图设置
ax.scatter(x_test[:,0],x_test[:,1],y_test,marker='o',color='b',label='测量值')
   #绘制测试集身高、体重、BMI关系的三维散点图，设置标记、颜色和图例
ax.scatter(x_test[:,0],x_test[:,1],BMI_pre,marker='D',color='r',label='预测值')
   #绘制测试集身高、体重、BMI预测值关系的三维散点图，设置标记、颜色和图例
#ax.plot(x_test[:,0],x_test[:,1],BMI_pre,color='r',label='预测折线')
   #绘制测试集身高、体重、BMI预测值关系的折线，设置颜色和图例
plt.legend( )  #显示图例
ax.set_xlabel('身高（cm）',fontsize=13)  #设置x轴的标签及字体大小
ax.set_ylabel('体重（kg）',fontsize=13)  #设置y轴的标签及字体大小
ax.set_zlabel('BMI',fontsize=13)  #设置z轴的标签及字体大小
plt.title('图5-20 随机森林回归身高、体重、BMI及其预测值的三维散点图',y=-0.15,fontsize=17)
#plt.title('图5-21 随机森林回归身高、体重、BMI及其预测值的散点图和折线图',y=-0.15,fontsize=17)
   #设置标题内容、垂直位置及字体大小
plt.show( )
```

五、实践结果

1．建立BMI的随机森林回归训练模型结果

随机森林回归模型训练结果：决定系数为0.9992。

2．利用训练模型对测试集进行预测，计算预测的决定系数结果

（1）随机森林回归训练模型对测试集BMI预测结果（前20人）：

[25.8 21.2 27.47 30.87 20.4 17.78 25.53 19.13 28.13 20.29 24.14 17.54 23.12 17.19 19.74 19.12 24.96 24.89 22.68 20.48]。

（2）随机森林回归训练模型对测试集预测的决定系数：0.9967。

3．绘图结果

（1）随机森林回归测试集的BMI预测值与实际值对比图见图5-19。

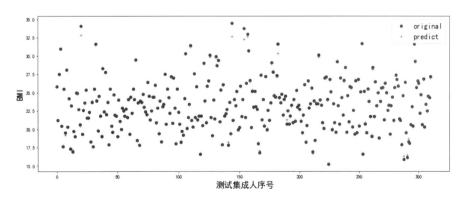

图5-19 随机森林回归测试集的BMI预测值与实际值对比图

（2）随机森林回归测试集数据及 BMI 预测值的三维散点图和预测折线图见图 5-20、图 5-21。

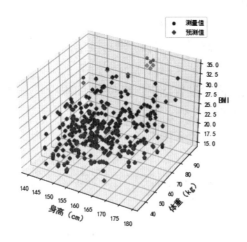

图 5-20　随机森林回归身高、体重、BMI 及其预测值的三维散点图

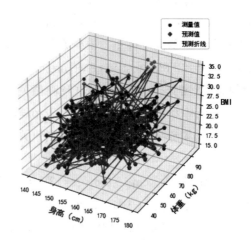

图 5-21　随机森林回归身高、体重、BMI 及其预测值的散点图和折线图

第八节　支持向量回归

支持向量机（support vector machine，SVM）可以扩展到解决回归问题，称之为支持向量回归(support vector regression，SVR)。在 Scikit-learn 库中，SVR 有三种不同的实现方式：sklearn.svm.LinearSVR 类用于线性支持向量回归（Linear SVR），sklearn.svm.NuSVR 类用于控制了支持向量数量的支持向量回归（Nu SVR），以及 sklearn.svm.SVR 类用于 Epsilon–支持向量回归（Epsilon-SVR）。LinearSVR 的实现比 SVR 更快，但其只考虑线性内核，而 NuSVR 实现的公式与 SVR 和 LinearSVR 略有不同。本节主要介绍 SVR 回归类的用法实践。

一、实践数据

实践数据文件为":/Python 机器学习 202406—数据 /GDAdults312804.xlsx"。

二、实践任务

以体质指数（BMI）为因变量，以身高（Height）、体重（Weight）为自变量，采用支持向量回归估算器（SVR）进行回归分析，完成以下具体任务：
（1）建立 BMI 的支持向量回归训练模型，计算模型决定系数。
（2）利用训练模型对测试集进行预测，计算预测的决定系数。
（3）绘制测试集的 BMI 预测值与实际值对比图。
（4）绘制测试集数据及 BMI 预测值的三维散点图和预测折线图。

三、SVR 语法

1. 导入

from sklearn.svm import SVR

2. 定义

SVR(*,kernel="rbf",degree=3,gamma="scale",coef0=0.0,tol=1e-3,C=1.0,epsilon=0.1,shrinking=True,cache_size=200,verbose=False,max_iter=-1)

3. 参数说明

epsilon：浮点数，默认为 0.1。epsilon-SVR 模型中的 epsilon 值。

其余参数说明同第四章第七节支持向量机分类 SVC 语法。

四、实践程序

```
＃SVR 支持向量回归
import pandas as pd  ＃导入 Pandas 库，取别名为 pd
import numpy as np   ＃导入 NumPy 库，取别名为 np
data=pd.read_excel('D:/Python 机器学习 202406—数据 /GDAdults312804.xlsx',
    usecols=['Height','Weight','BMI'])
＃读取 GDAdults312804.xlsx 数据文件中指定列数据生成数据帧
＃1. 模型训练，计算模型的决定系数
from sklearn.model_selection import train_test_split  ＃导入拆分数据函数
x_train,x_test,y_train,y_test=train_test_split(data.iloc[:,0:2].values,
        data.iloc[:,2].values,test_size=0.1,random_state=2)
＃随机拆分训练集和测试集自变量（索引号 0:2 列）和因变量（索引号为 2 的列）
＃定义随机测试样本比例，定义随机数种子
from sklearn.svm import SVR  ＃导入 SVR 支持向量回归类
model=SVR( )  ＃构建 SVR 支持向量回归模型
modelfit=model.fit(x_train,y_train)  ＃进行 SVR 支持向量回归模型拟合
score=round(modelfit.score(x_train,y_train),4)  ＃计算训练模型决定系数，保留 4 位小数
print('SVR 回归模型训练结果：决定系数为 ',score)
＃2. 模型测试与评估
BMI_pre=np.around(modelfit.predict(x_test),2)  ＃根据训练模型进行测试集预测，保留 2 位小数
print('（1）SVR 回归训练模型对测试集 BMI 预测结果（前 20 人）: \n',BMI_pre[0:20])
score_test=round(modelfit.score(x_test,y_test),4)
＃计算模型对测试集预测的决定系数，保留 4 位小数
print('（2）SVR 回归训练模型对测试集预测的决定系数: ',score_test)
＃3. 绘制训练模型对测试集 BMI 预测值与实际值对比图
import matplotlib.pyplot as plt  ＃导入 matplotlib.pyplot 取别名为 plt
plt.rcParams['font.sans-serif']=['SimHei']  ＃设置字体为中文黑体，用来正常显示中文标签
```

```python
plt.rcParams['axes.unicode_minus']=False   # 设置正常显示负号
plt.figure(figsize=(16,6))   # 设置画布大小
plt.plot(range(len(x_test)),y_test,'go',label='original')   # 绘制测试集 BMI 散点图（绿色）
plt.plot(range(len(x_test)),BMI_pre,"r+",label="predict")   # 绘制预测 BMI 散点图（红色）
plt.legend(loc=1,fontsize=16)   # 设置图例的位置和字体大小
plt.grid(False)   # 不显示图形网格
plt.xlabel(" 测试集成人序号 ",fontsize=18)   # 设置 x 轴标签和字体大小
plt.ylabel('BMI',fontsize=18)   # 设置 y 轴标签和字体大小
plt.title(" 图 5-22 SVR 回归测试集的 BMI 预测值与实际值对比图 ",y=-0.25,fontsize=25)
    # 设置标题内容、垂直位置和字体大小
plt.show( )
    # 4. 绘制测试集数据及 BMI 预测值的三维散点图和预测折线图
fig=plt.figure(figsize=(8,6))   # 设置画布大小
ax=fig.add_subplot(111,projection='3d')   # 三维绘图设置
ax.scatter(x_test[:,0],x_test[:,1],y_test,marker='o',color='b',label=' 测量值 ')
    # 绘制测试集身高、体重、BMI 关系的三维散点图，设置标记、颜色和图例
ax.scatter(x_test[:,0],x_test[:,1],BMI_pre,marker='D',color='r',label=' 预测值 ')
    # 绘制测试集身高、体重、BMI 预测值关系的三维散点图，设置标记、颜色和图例
#ax.plot(x_test[:,0],x_test[:,1],BMI_pre,color='r',label=' 预测折线 ')
    # 绘制测试集身高、体重、BMI 预测值关系的折线，设置颜色和图例
plt.legend( )   # 显示图例
ax.set_xlabel(' 身高（cm）',fontsize=13)   # 设置 x 轴的标签及字体大小
ax.set_ylabel(' 体重（kg）',fontsize=13)   # 设置 y 轴的标签及字体大小
ax.set_zlabel('BMI',fontsize=13)   # 设置 z 轴的标签及字体大小
plt.title(' 图 5-23 SVR 回归身高、体重、BMI 及其预测值的三维散点图 ', y=-0.15,fontsize=17)
#plt.title(' 图 5-24 SVR 回归身高、体重、BMI 及其预测值的散点图和折线图 ', y=-0.15,fontsize=17)
    # 设置标题内容、垂直位置及字体大小
plt.show( )
```

五、实践结果

1. 建立 BMI 的支持向量回归训练模型结果

SVR 回归模型训练结果：决定系数为 0.9959。

2. 利用训练模型对测试集进行预测，计算预测的决定系数结果

（1）SVR 回归训练模型对测试集 BMI 预测结果（前 20 人）：

[25.83 21.12 27.53 30.37 20.27 17.45 25.58 19.77 28.04 20.17 24.18 17.55 23.19 17.22 19.64 18.96 24.93 24.94 22.7 20.53]。

（2）SVR 回归训练模型对测试集预测的决定系数：0.9979。

3. 绘图结果

（1）SVR 回归测试集的 BMI 预测值与实际值对比图见图 5-22。

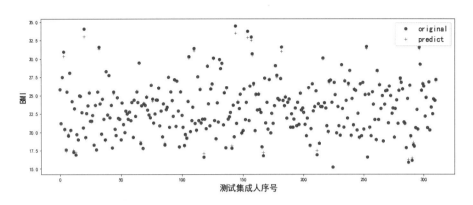

图 5-22　SVR 回归测试集的 BMI 预测值与实际值对比图

（2）SVR 回归测试集数据及 BMI 预测值的三维散点图和预测折线图见图 5-23、图 5-24。

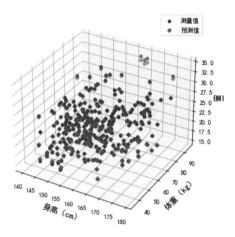

图 5-23　SVR 回归身高、体重、BMI 及其预测值的三维散点图

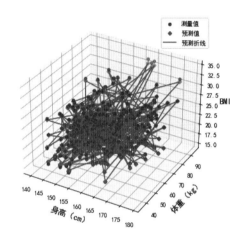

图 5-24　SVR 回归身高、体重、BMI 及其预测值的散点图和折线图

第九节　多层感知机回归

多层感知机回归(multi-layer perceptron regression，MLPR)通过 sklearn. Neural _network. MLPRegressor 类实现。该感知器使用反向传播（backpropagation）进行训练，在输出层没有激活函数（activation function），也可以被视为使用身份函数（identity function）作为激活函数。因此，它使用平方误差作为损失函数（loss function），输出结果为一组连续值。该模型使用 LBFGS 或随机梯度下降来优化平方误差，并使用参数 alpha 作为正则化（L2 正则化）项，这有助于通过大幅度的惩罚权重来避免过拟合。MLPRegressor 还支持多输出回归，其中一个样本可以有多个目标。本节主要介绍 MLPRegressor 回归类的用法实践。

一、实践数据

实践数据文件为 ":/Python 机器学习 202406—数据 /GDAdults312804.xlsx"。

二、实践任务

以体质指数（BMI）为因变量，以身高（Height）、体重（Weight）为自变量，采用多层感知机回归估算器（MLPRegressor）进行回归分析，完成以下具体任务：

（1）建立 BMI 的多层感知机回归训练模型，计算模型的决定系数。
（2）利用训练模型对测试集进行预测，计算预测的决定系数。
（3）绘制测试集的 BMI 预测值与实际值对比图。
（4）绘制测试集数据及 BMI 预测值的三维散点图和预测折线图。

三、MLPRegressor 语法

1. 导入

from sklearn.neural_network import MLPRegressor

2. 定义

MLPRegressor(hidden_layer_sizes=(100,), activation="relu", *, solver="adam", alpha=0.0001, batch_size="auto", learning_rate="constant", learning_rate_init=0.001, power_t=0.5, max_iter=200, shuffle=True, random_state=None, tol=1e-4, verbose=False, warm_start=False, momentum=0.9, nesterovs_momentum=True, early_stopping=False, validation_fraction=0.1, beta_1=0.9, beta_2=0.999, epsilon=1e-8, n_iter_no_change=10, max_fun=15000)

3. 参数说明

参数说明同第四章第八节多层感知机分类 MLPClassifier 语法。

四、实践程序

```
# MLP 回归
import pandas as pd    # 导入 Pandas 库，取别名为 pd
import numpy as np    # 导入 NumPy 库，取别名为 np
data=pd.read_excel('D:/Python 机器学习 202406—数据 /GDAdults312804.xlsx',
    usecols=['Height','Weight','BMI'])
 # 读取 GDAdults312804.xlsx 数据文件中指定列数据生成数据帧
 # 1. 模型训练，计算模型的决定系数
from sklearn.model_selection import train_test_split   # 导入拆分数据函数
x_train,x_test,y_train,y_test=train_test_split(data.iloc[:,0:2].values,
    data.iloc[:,2].values,test_size=0.1,random_state=2)
 # 随机拆分训练集和测试集自变量（索引号 0:2 列）和因变量（索引号为 2 的列）
 # 定义随机测试样本比例，定义随机数种子
from sklearn.neural_network import MLPRegressor   # 导入 MLP 回归类
model=MLPRegressor( )   # 构建 MLP 回归模型
modelfit=model.fit(x_train,y_train)   # 进行 MLP 回归模型拟合
```

```
score=round(modelfit.score(x_train,y_train),4)  #计算训练模型决定系数，保留4位小数
print('MLP 回归训练模型决定系数：',score)
    #2.模型测试与评估
BMI_pre=np.around(modelfit.predict(x_test),2)  #根据训练模型进行测试集预测，保留2位小数
print('（1）MLP 回归训练模型对测试集 BMI 预测结果（前20人）：\n',BMI_pre[0:20])
score_test=round(modelfit.score(x_test,y_test),4)
    #计算模型对测试集预测的决定系数，保留4位小数
print('（2）MLP 回归训练模型对测试集预测的决定系数：',score_test)
    #3.绘制训练模型对测试集 BMI 预测值与实际值对比图
import matplotlib.pyplot as plt   #导入 matplotlib.pyplot 取别名为 plt
plt.rcParams['font.sans-serif']=['SimHei']  #设置字体为中文黑体，用来正常显示中文标签
plt.rcParams['axes.unicode_minus']=False  #设置正常显示负号
plt.figure(figsize=(16,6))  #设置画布大小
plt.plot(range(len(x_test)),y_test,'go',label='original')  #绘制测试集 BMI 散点图（绿色）
plt.plot(range(len(x_test)),BMI_pre,"r+",label="predict")  #绘制预测 BMI 散点图（红色）
plt.legend(loc=1,fontsize=16)  #设置图例的位置和字体大小
plt.grid(False)  #不显示图形网格
plt.xlabel(" 测试集成人序号 ",fontsize=18)  #设置 x 轴标签和字体大小
plt.ylabel('BMI',fontsize=18)  #设置 y 轴标签和字体大小
plt.title(" 图 5-25 MLP 回归测试集的 BMI 预测值与实际值对比图 ",y=-0.25,fontsize=25)
    #设置标题内容、垂直位置和字体大小
plt.show( )
    #4.绘制测试集数据及 BMI 预测值的三维散点图和预测折线图
fig=plt.figure(figsize=(8,6))  #设置画布大小
ax=fig.add_subplot(111,projection='3d')  #三维绘图设置
ax.scatter(x_test[:,0],x_test[:,1],y_test,marker='o',color='b',label=' 测量值 ')
    #绘制测试集身高、体重、BMI 关系的三维散点图，设置标记、颜色和图例
ax.scatter(x_test[:,0],x_test[:,1],BMI_pre,marker='D',color='r',label=' 预测值 ')
    #绘制测试集身高、体重、BMI 预测值关系的三维散点图，设置标记、颜色和图例
#ax.plot(x_test[:,0],x_test[:,1],BMI_pre,color='r',label=' 预测折线 ')
    #绘制测试集身高、体重、BMI 预测值关系的折线，设置颜色和图例
plt.legend( )   #显示图例
ax.set_xlabel(' 身高（cm）',fontsize=13)  #设置 x 轴的标签及字体大小
ax.set_ylabel(' 体重（kg）',fontsize=13)  #设置 y 轴的标签及字体大小
ax.set_zlabel('BMI',fontsize=13)  #设置 z 轴的标签及字体大小
plt.title(' 图 5-26 MLP 回归身高、体重、BMI 及其预测值的三维散点图 ', y=-0.15,fontsize=17)
#plt.title(' 图 5-27 MLP 回归身高、体重、BMI 及其预测值的散点图和折线图 ', y=-0.15,fontsize=17)
    #设置标题内容、垂直位置及字体大小
plt.show( )
```

五、实践结果

1. 建立BMI的多层感知机回归训练模型结果

MLP回归训练模型决定系数：0.6318。

2. 利用训练模型对测试集进行预测，计算预测的决定系数结果

（1）MLP回归训练模型对测试集BMI预测结果（前20人）：

[23.95 21.65 25.69 34.59 22.65 21.11 24.4 17.59 25.09 23.44 23.01 17.5 23.34 17.14 21.34 19.51 22.44 23.6 24.04 20.61]。

（2）MLP回归训练模型对测试集预测的决定系数：0.6517。

C:\Anaconda3\Lib\site-packages\sklearn\neural_network_multilayer_perceptron.py:691: ConvergenceWarning: Stochastic Optimizer: Maximum iterations (200) reached and the optimization hasn't converged yet.

3. 绘图结果

（1）MLP回归测试集的BMI预测值与实际值对比图见图5-25。

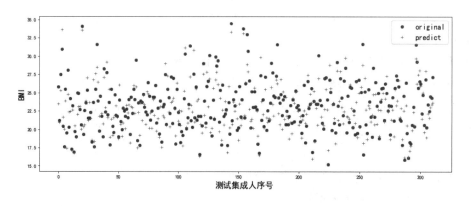

图5-25　MLP回归测试集的BMI预测值与实际值对比图

（2）MLP回归测试集数据及BMI预测值的三维散点图和预测折线图见图5-26、图5-27。

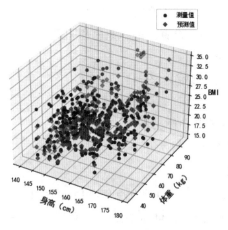 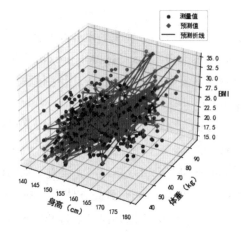

图5-26　MLP回归身高、体重、BMI及其预测值的三维散点图　　图5-27　MLP回归身高、体重、BMI及其预测值的散点图和折线图

第六章 聚 类

第一节 K-means 聚类

K-means 算法将一组 N 个样本 X 划分为 K 个不相交的簇 C，每个簇由其中样本的均值描述，这些均值通常被称为簇的"质心"。K-means 通常又被称为 Lloyd's 算法。该算法有三个步骤：第一步选择初始质心，最基本的方法是从数据集 X 中选择 K 个样本，初始化完成后，K-means 在以下两步之间循环；第二步将每个样本分配到其最近的质心；第三步通过计算分配给每个初始质心的所有样本的平均值来创建新的质心，并计算新旧质心之间的差异，随后重复第二、第三步，直到该值小于阈值，即直到质心没有明显移动。此算法需要指定簇的数量。它可以很好地扩展到大样本，并已在许多不同的领域得到广泛应用。

在 Scikit-learn 库中，有两个估算器可以实现 K-means 聚类，包括 sklearn.cluster.KMeans 类和 sklearn.cluster.k_means 类。二者主要功能一样，但在语法和参数方面有些不同。k_means 类的语法如下，具体用法在此不做介绍。本节主要介绍 KMeans 类的用法实践。

sklearn.cluster.k_means(X,n_clusters, *, sample_weight=None, init='k-means++', n_init='auto', max_iter=300, verbose=False, tol=0.0001, random_state=None, copy_x=True, algorithm='lloyd', return_n_iter=False)

一、实践数据

实践数据文件为":/Python 机器学习 202406——数据 /GDAdults312804.xlsx"。

二、实践任务

以身高（Height）和体重（Weight）为特征变量，完成以下任务：
（1）进行 K-means 聚类（KMeans）分析，输出聚类结果。
（2）评估聚类模型效果。
（3）绘制聚类结果散点图。

三、KMeans 语法

1. 导入
from sklearn.cluster import KMeans
2. 定义
KMeans(n_clusters=8, *, init="k-means++", n_init="auto", max_iter=300, tol=1e-4, verbose=0, random_

state=None, copy_x=True, algorithm="lloyd")

3. 参数说明

n_clusters：整型，默认值为 8。设定要生成的簇的数量以及质心的数量。

init：包括 "k-means++"、"random"、可调用函数或形如 (n_clusters,n_features) 的数组，默认为 "k-means++"。设定初始化方法。"k-means++" 基于点对整体惯性贡献的经验概率分布，通过采样选择初始聚类质心。

n_init：包括 "auto" 或整型，默认为 "auto"。设定使用不同质心种子运行 K-means 算法的次数。

max_iter：整型，默认为 300。设定单次运行 K-means 算法的最大迭代次数。

tol：浮点数，默认为 1e-4。设定关于两个连续迭代的簇中心差异的 Frobenius 范数的相对容允度，以声明收敛。

verbose：整型，默认值为 0。设置冗余模式。

random_state：整型，随机状态实例或 None，默认值为 None。用于确定质心初始化的随机数生成，使用整型数据使随机性具有确定性。

copy_x：布尔型，默认为 True。在预计算距离时，先将数据集中再计算就更准确。如果 copy_x 为 True（默认），则原始数据不会被修改；如果为 False，则原始数据将被修改，并在函数返回之前放回。

algorithm：设定 K-means 使用的算法，包括 "lloyd" 和 "elkan"，默认为 "lloyd"。'lloyd' 为欧式距离, 'elkan' 为使用三角不等式，其效率更高，但不支持稀疏矩阵。

四、实践程序

```python
# KMeans 聚类
import pandas as pd    # 导入 Pandas 库，取别名为 pd
data=pd.read_excel('D:/Python 机器学习 202406—数据 /GDAdults312804.xlsx',
    usecols=['Height','Weight'])
 # 读取 GDAdults312804.xlsx 数据文件中指定列数据生成数据帧
 # 1. 进行 K-means 聚类分析，输出聚类结果
 # 数据拆分
from sklearn.model_selection import train_test_split    # 导入拆分数据函数
x_train,x_test=train_test_split(data.iloc[:,0:2],
        test_size=0.1,random_state=2)
 # 随机拆分特征变量为训练集和测试集（索引号 0:2 列），定义随机测试样本比例和随机数种子
x_trainV=x_train.iloc[:,0:2].values    # 读取训练集特征值（数组形式）
x_testV=x_test.iloc[:,0:2].values    # 读取测试集特征值（数组形式）
 # 数据标准化处理（Z-score）
from sklearn import preprocessing    # 导入标准化处理模块
Zscore=preprocessing.StandardScaler()    # 建立 Z-score 标准化对象
x_trainS=Zscore.fit_transform(x_trainV)    # 对训练集数据进行 Z-score 标准化处理
x_testS=Zscore.fit_transform(x_testV)    # 对测试集数据进行 Z-score 标准化处理
```

```python
    #训练模型
from sklearn.cluster import KMeans   #导入 KMeans 类
model=KMeans(n_clusters=3,algorithm='lloyd',n_init=30)
    #创建 KMeans 聚类模型，设置集群数量，算法，迭代次数
    #K-means 距离计算算法，可选 'lloyd' 或 'elkan'，默认为 'lloyd'
    #'lloyd' 为欧式距离，'elkan' 为使用三角不等式，效率更高，但不支持稀疏矩阵
model.fit(x_trainS)   #对训练集数据进行聚类
print('（1）训练集 KMeans 聚类中心：\n',model.cluster_centers_)
print('（2）训练集 KMeans 聚类类别（前 10 个）：',model.labels_[0:10])
print('（3）训练集 KMeans 聚类每个点到聚类中心的距离和：',round(model.inertia_,4))
train_y_pred=model.fit_predict(x_trainS)   #训练集聚类拟合返回类别标签结果
print('（4）训练集数据 KMeans 聚类预测结果（前 10 个）：',train_y_pred[0:10])
print('（5）transform（x_trainS）结果：\n',model.transform(x_trainS))
    #将 x_trainS 进行转换，转换为 K（K 为传入的类数量）列的矩阵，其中每行为一个实例，
    #每个实例包含 K 个数值，第 i 列为这个实例到第 K 个聚类中心的距离
print('（6）fit_transform（x_trainS）结果：\n',model.fit_transform(x_trainS))
    #先进行 fit 之后进行 transform
        #将聚类结果添加到训练数据集中
x_train['label']=model.labels_   #将训练集聚类结果标签添加到训练集中
x_train['label_pre']=train_y_pred   #将训练集数据 KMeans 聚类预测结果添加到训练集中
print('（7）训练集添加聚类结果后的前 5 行：\n',x_train.head())
        #模型测试
test_y_pred=model.predict(x_testS)   #根据训练集拟合的模型计算测试集聚类结果
print('（8）测试集 KMeans 聚类结果（前 10 个）：',test_y_pred[0:10])
print('（9）transform（x_testS）结果（前 5 个）：\n',model.transform(x_testS)[0:5])
    #将 x_testS 进行转换，转换为 K（K 为传入的类数量）列的矩阵，其中每行为一个实例，
    #每个实例包含 K 个数值，第 i 列为这个实例到第 K 个聚类中心的距离
print('（10）fit_transform（x_testS）结果（前 5 个）：\n',model.fit_transform(x_testS)[0:5])
    #先进行 fit 之后进行 transform
        #将聚类结果添加到测试数据集中
x_test['label_pre']=test_y_pred   #将测试集数据 KMeans 聚类预测结果添加到测试集中
print('（11）测试集添加聚类预测结果后的前 5 行：\n',x_test.head())
    #2.模型评估（计算平均轮廓系数）
from sklearn.metrics import silhouette_score   #导入轮廓系数函数
s_train=silhouette_score(x_trainS,train_y_pred)   #计算训练集模型的平均轮廓系数
print('（1）训练模型的平均轮廓系数：',round(s_train,4))   #输出结果，保留 4 位小数
s_test=silhouette_score(x_testS,test_y_pred)   #计算训练模型用于测试集的平均轮廓系数
print('（2）训练模型用于测试集的平均轮廓系数：',round(s_test,4))   #输出结果，保留 4 位小数
    #3.聚类结果可视化
import matplotlib.pyplot as plt   #导入 matplotlib 的 pyplot 模块取别名为 plt
```

plt.rcParams['font.sans-serif']=['SimHei']　#设置中文字体为黑体，用来正常显示中文标签
plt.rcParams['axes.unicode_minus']=False　#设置正常显示负号
plt.figure(figsize=(6,6))　#设置画布大小
plt.scatter(x_trainS[:,0], x_trainS[:,1],c=train_y_pred,s=20,cmap='viridis')
　#绘制训练集数据散点图，设置标记大小和颜色映射（常用 'viridis'、'plasma'、
　# 'inferno'、'magma'、'cividis'）
plt.scatter(model.cluster_centers_[:,0],model.cluster_centers_[:,1], c='r',s=80,alpha=0.8)
　#绘制训练集数据聚类中心散点图，设置标记颜色、大小和透明度
plt.xlabel('Height Z 值 ',fontsize=11)　#设置 x 轴标签和字体大小
plt.ylabel('Weight Z 值 ',fontsize=11)　#设置 y 轴标签和字体大小
plt.title(' 图 6-1 成年人身高、体重训练集 KMeans 聚类结果图 ',y=-0.20,fontsize=15)
　#设置标题内容、垂直位置和字体大小
plt.show( )　#输出图形
plt.figure(figsize=(6,6))　#设置画布大小
plt.scatter(x_testS[:,0], x_testS[:,1],c=test_y_pred,s=20,cmap='plasma')
　#绘制测试集数据散点图，设置标记大小和颜色映射
plt.scatter(model.cluster_centers_[:,0],model.cluster_centers_[:,1],c='g',s=80)
　#绘制聚类中心散点图，设置标记大小和颜色
plt.xlabel('Height Z 值 ',fontsize=11)　#设置 x 轴标签和字体大小
plt.ylabel('Weight Z 值 ',fontsize=11)　#设置 y 轴标签和字体大小
plt.title(' 图 6-2 成年人身高、体重测试集 KMeans 聚类结果图 ',y=-0.20,fontsize=15)
　#设置标题内容、垂直位置和字体大小
plt.show( )　#输出图形

五、实践结果

1．K-means 聚类分析结果

（1）训练集 KMeans 聚类中心：

[[0.18157954 -0.03190116] [1.13200535 1.29756415] [-0.99039371 -0.84376768]]

（2）训练集 KMeans 聚类类别（前 10 个）：[1 0 2 1 0 0 0 0 0 0]。

（3）训练集 KMeans 聚类每个点到聚类中心的距离和：1968.7476。

（4）训练集数据 KMeans 聚类预测结果（前 10 个）：[2 0 1 2 0 0 0 0 0 0]。

（5）transform（x_trainS）结果：

[[1.52119997 2.76722261 0.57119856] [0.83164885 1.96062762 1.72300197]

 [1.51338085 0.10342816 3.11171862]　　　…　　　…　　　…

 [1.91943074 0.77296393 3.33682624] [0.93948846 2.02718037 1.78854178]

 [2.19409693 0.78138151 3.74544502]]

（6）fit_transform（x_trainS）结果：

[[0.56991558 2.77073734 1.52632541] [1.7210193 1.96545698 0.83203763]

 [3.10920917 0.10076645 1.50844123]　　　…　　　…　　　…

[3.33437767 0.76920918 1.91565824] [1.78664022 2.03200716 0.93971672]

[3.7429438 0.77662061 2.18942438]]

（7）训练集添加聚类结果后的前 5 行：

	Height	Weight	label	label_pre
520	163.6	74.4	0	2
1083	166.5	54.4	2	0
1496	150.0	48.7	1	1
1733	166.8	65.5	0	2
355	158.0	64.5	2	0

（8）测试集 KMeans 聚类结果（前 10 个）：[2 2 2 0 2 2 2 1 2 2]。

（9）transform（x_testS）结果（前 5 个）：

[[2.17055425 1.03804173 0.91485036] [2.2129883 0.95917819 0.5797062]

[1.6590894 1.66057907 0.96266643] [2.28290446 5.19621716 3.89419666]

[1.55680558 1.98411162 0.74504537]]。

（10）fit_transform（x_testS）结果（前 5 个）：

[[0.76726139 2.21510392 1.08255809] [0.53195158 2.18501618 0.99977651]

[0.87412322 1.735193 1.70636518] [3.96414698 2.35366879 5.24437971]

[0.89174734 1.46405679 2.02458602]]。

（11）测试集添加聚类预测结果后的前 5 行：

	Height	Weight	label_pre
1031	152.8	60.3	2
68	158.0	52.8	2
677	155.2	66.2	2
1605	174.9	94.7	0
2804	166.0	56.1	2

2．模型效果评估结果

（1）训练模型的平均轮廓系数：0.3433。

（2）训练模型用于测试集的平均轮廓系数：0.3487。

3．绘图结果

成年人身高、体重训练集和测试集 KMeans 聚类结果散点图分别见图 6-1、图 6-2。

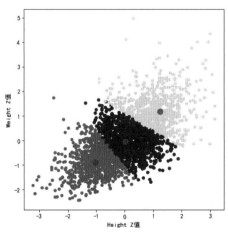

图 6-1　成年人身高、体重训练集 KMeans 聚类结果图

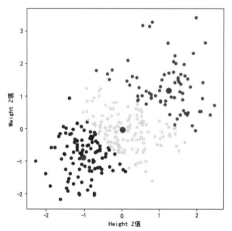

图 6-2　成年人身高、体重测试集 KMeans 聚类结果图

第二节 加速 K-means 聚类

加速 K-means 聚类算法（mini-batch K-means clustering）是 K-means 算法的一种变体，它使用小批量来减少计算时间，同时仍然试图优化相同的目标函数。小批量是输入数据的子集，在每次训练迭代中随机采样得到。这些小批量大大减少了算法收敛到局部解决方案所需的计算量。该算法在两个主要步骤之间迭代。第一步，从数据集中随机抽取 b 个样本，形成一个小批量，然后将它们分配给最近的质心；第二步，更新质心。与 K-means 相反，质心的更新是在每个样本的基础上完成的。对于小批量中的每个样本，通过获取样本和分配给该质心的所有先期样本的平均值来更新分配的质心。循环执行这些步骤，直到达到收敛或预定的迭代次数。小批量 K-means 算法产生的结果通常比标准算法稍差。本节主要介绍 sklearn.cluster.MiniBatchKMeans 类的用法实践。

一、实践数据

实践数据文件为":/Python 机器学习 202406—数据 /GDAdults312804.xlsx"。

二、实践任务

以身高（Height）、体重（Weight）和腰围（Waistl）为特征变量，完成以下任务：
（1）进行加速 K-means 聚类（MiniBatchKMeans）分析，输出聚类结果。
（2）进行模型效果评估。
（3）绘制测试集聚类结果三维散点图。

三、MiniBatchKMeans 语法

1. 导入
from sklearn.cluster import MiniBatchKMeans
2. 定义
MiniBatchKMeans(n_clusters=8, *, init="k-means++", max_iter=100, batch_size=1024, verbose=0, compute_labels=True, random_state=None, tol=0.0, max_no_improvement=10, init_size=None, n_init="auto", reassignment_ratio=0.01)
3. 参数说明
max_iter：整型，默认为 100。独立于任何早期停止标准启发式算法，在停止之前在完整数据集上的最大迭代次数。
batch_size：整型，默认值为 1024。设置最小批处理的大小。为了更快地计算，您可以将 batch_size 设置为大于 256* 并行计算的内核数。
compute_labels：布尔型，默认为 True。一旦在拟合时最小批处理优化到收敛，就计算完整数据集的标签分配和惯性。
Tol：浮点数，默认值为 0.0。根据平均中心平方位置变化的平滑方差归一化测量的相对中心变化来控制提前停止。

max_no_improvement：整型，默认值为 10。根据连续的小批处理数量控制提前停止，这不会改善平滑的惯性。要禁用基于惯性的收敛检测，请将 max_no_improvement 设置为 None。

init_size：整型，默认为 None。为加快初始化速度而随机采样的样本数。如果为 None，如果 3*batch_size<n_clusters，则启发式为 init_size=3*batch-size，否则启发式为 init_size = 3*n_clusters。

reassignment_ratio：浮点数，默认值为 0.01。控制要重新分配的中心的最大计数占比。

其余参数 n_clusters=8、init="k-means++"、n_init="auto"、verbose=0 和 random_state =None 等同 KMeans。

四、实践程序

```
# 加速 KMeans 聚类
import pandas as pd   # 导入 Pandas 库，取别名为 pd
data=pd.read_excel('D:/Python 机器学习 202406—数据 /GDAdults312804.xlsx',
    usecols=['Height','Weight','Waistl'])
    # 读取 GDAdults312804.xlsx 数据文件中指定列数据生成数据帧
    # 1. 进行加速 K-means 聚类分析，输出聚类结果
    # 数据拆分
from sklearn.model_selection import train_test_split   # 导入拆分数据函数
x_train,x_test=train_test_split(data.iloc[:,0:3],test_size=0.1,random_state=2)
    # 随机拆分特征变量为训练集和测试集（索引号 0:3 列），定义随机测试样本比例和随机种子
x_trainV=x_train.iloc[:,0:3].values   # 读取训练集特征值（数组形式）
x_testV=x_test.iloc[:,0:3].values   # 读取测试集特征值（数组形式）
    # 数据标准化处理（Z-score）
from sklearn import preprocessing   # 导入标准化处理模块
Zscore=preprocessing.StandardScaler()   # 建立 Z-score 标准化对象
x_trainS=Zscore.fit_transform(x_trainV)   # 对训练集数据进行 Z-score 标准化处理
x_testS=Zscore.fit_transform(x_testV)   # 对测试集数据进行 Z-score 标准化处理
    # 训练模型
from sklearn.cluster import MiniBatchKMeans   # 导入 MiniBatchKMeans 聚类类
model=MiniBatchKMeans(n_clusters=4,init="k-means++",n_init='auto')
    # 创建 MiniBatchKMeans 聚类模型，设置集群数量、聚类中心的初始化方法和迭代次数
    # 聚类中心的初始化方法可选 'k-means++' 或 'random'
model.fit(x_trainS)   # 对训练集数据进行聚类
print('（1）训练集加速 KMeans 聚类中心：\n',model.cluster_centers_)
print('（2）训练集加速 KMeans 聚类类别（前 10 个）：',model.labels_[0:10])
print('（3）训练集加速 KMeans 聚类每个点到聚类中心的距离和：',round(model.inertia_,4))
train_y_pred=model.fit_predict(x_trainS)   # 训练集拟合聚类返回类别标签
print('（4）训练集数据加速 KMeans 聚类预测结果（前 10 个）：',train_y_pred[0:10])
print('（5）transform（x_trainS）结果：\n',model.transform(x_trainS))
    # 将 x_trainS 进行转换，转换为 K（K 为传入的类数量）列的矩阵，其中每行为一个实例，
```

# 每个实例包含 K 个数值，第 i 列为这个实例到第 K 个聚类中心的距离
print('（6）fit_transform（x_trainS）结果：\n',model.fit_transform(x_trainS))
　　# 先进行 fit 之后进行 transform
　　　# 将聚类结果添加到训练数据集中
x_train['label']=model.labels_　　# 将训练集聚类结果标签添加到训练集中
x_train['label_pre']=train_y_pred　　# 在训练集中添加加速 KMeans 聚类预测结果
print('（7）训练集添加加速 KMeans 聚类结果后的前 5 行：\n',x_train.head())
　　　# 模型测试
test_y_pred=model.predict(x_testS)　　# 根据训练集拟合的模型计算测试集聚类结果
print('（8）测试集加速 KMeans 聚类结果（前 10 个）：',test_y_pred[0:10])
print('（9）transform（x_testS）结果（前 5 个）：\n',model.transform(x_testS)[0:5])
　　# 将 x_testS 进行转换，转换为 K（K 为传入的类数量）列的矩阵，其中每行为一个实例，
　　# 每个实例包含 K 个数值，第 i 列为这个实例到第 K 个聚类中心的距离
print('（10）fit_transform（x_testS）结果（前 5 个）：\n',model.fit_transform(x_testS)[0:5])
　　　# 先进行 fit 之后进行 transform
　　　　# 将聚类结果添加到测试数据集中
x_test['label_pre']=test_y_pred　　# 在测试集中添加加速 KMeans 聚类预测结果
print('（11）测试集添加加速 KMeans 聚类预测结果后的前 5 行：\n',x_test.head())
　　　# 2. 模型评估（计算平均轮廓系数）
from sklearn.metrics import silhouette_score　　# 导入轮廓系数函数
s_train=silhouette_score(x_trainS,train_y_pred)　　# 计算训练集模型的平均轮廓系数
print('（1）训练模型的平均轮廓系数：',round(s_train,4))　　# 输出结果，保留 4 位小数
s_test=silhouette_score(x_testS,test_y_pred)　　# 计算训练模型用于测试集的平均轮廓系数
print('（2）训练模型用于测试集的平均轮廓系数：',round(s_test,4))　　# 输出结果，保留 4 位小数
　　　# 3. 绘制测试集数据及聚类结果的三维散点图
import matplotlib.pyplot as plt　　# 导入 matplotlib 的 pyplot 模块取别名为 plt
plt.rcParams['font.sans-serif']=['SimHei']　　# 设置中文字体为黑体，用来正常显示中文标签
plt.rcParams['axes.unicode_minus']=False　　# 设置正常显示负号
fig=plt.figure(figsize=(8,8))　　# 设置画布和画布大小
ax=fig.add_subplot(111,projection='3d')　　# 三维绘图设置
ax.scatter(x_testS[:,0],x_testS[:,1],x_testS[:,2],c=test_y_pred,s=20,cmap='plasma')
　　# 绘制测试集标化数据三维散点图，设置标记大小和颜色映射（常用 'viridis'、'plasma'、
　　# 'inferno'、'magma'、'cividis'）
ax.scatter(model.cluster_centers_[:, 0],model.cluster_centers_[:, 1],
　　　　model.cluster_centers_[:,2],c='r',s=180,label=' 聚类中心 ')
　　# 绘制训练集数据聚类中心三维散点图，设置标记颜色和大小，设置图例标签
plt.legend()　　# 显示图例
ax.set_xlabel('Height Z 值 ',fontsize=15)　　# 设置 x 轴的标签及字体大小
ax.set_ylabel('Weight Z 值 ',fontsize=15)　　# 设置 y 轴的标签及字体大小
ax.set_zlabel('Waistl Z 值 ',fontsize=15)　　# 设置 z 轴的标签及字体大小

plt.title(' 图 6-3 成年人身高、体重、腰围测试集加速 KMeans 聚类结果的三维散点图 ', y=-0.10,fontsize=20)
　　# 设置标题内容、垂直位置和字体大小
plt.show( ) # 显示图形

五、实践结果

1. 加速 K-means 聚类分析结果
（1）训练集加速 KMeans 聚类中心：
[[-0.68724015 -0.18197294 0.25049833] [0.82631835 1.16452787 0.98752664]
[0.57066485 -0.34199944 -0.77299801] [-1.06634869 -1.2538845 -1.08331457]]。
（2）训练集加速 KMeans 聚类类别（前 10 个）：[1 2 0 1 0 1 1 2 1 0]。
（3）训练集加速 KMeans 聚类每个点到聚类中心的距离和：2888.9425。
（4）训练集数据加速 KMeans 聚类预测结果（前 10 个）：[2 0 1 0 1 0 1 0 1 1]。
（5）transform（x_trainS）结果：
[[2.2330997 1.53693765 0.63824771 3.41235989]
[0.88394118 2.552027   3.09808672 1.89453113]
[2.23737608 1.44491313 3.37995758 1.53823873]
　　…　　　 …　　　　 …　　　　 …
[2.5205433 1.54847138 3.61845905 1.53288329]
[1.00357067 2.67622874 3.19378505 1.97067734]
[2.76418373 2.95108359 4.73437098 1.08875249]]。
（6）fit_transform（x_trainS）结果：
[[3.47120039 0.42742583 1.55748264 2.5692265]
[1.30047606 3.39859801 1.5195839 2.26437663]
[2.06151991 3.27535676 2.33837834 0.87484975]
　　…　　　 …　　　　 …　　　　 …
[2.18077227 3.46759957 2.63128813 0.84112362]
[1.35362791 3.50367913 1.62906106 2.37666802]
[1.48336703 4.7570481 3.27319991 1.89641975]]。
（7）训练集添加加速 KMeans 聚类结果后的前 5 行：

	Height	Weight	Waistl	label	label_pre
520	163.6	74.4	92.7	1	2
1083	166.5	54.4	69.0	0	0
1496	150.0	48.7	88.1	3	1
1733	166.8	65.5	82.1	2	0
355	158.0	64.5	85.3	2	1

（8）测试集加速 KMeans 聚类结果（前 10 个）：[3 0 1 1 2 2 3 0 3 2]。
（9）transform（x_testS）结果（前 5 个）：
[[2.38901925 2.22752417 1.71878661 0.95381749]

[0.79750563 3.10656113 1.39617483 1.05673784]

[2.95943362 1.57590711 1.725406 1.64633798]

[6.06312678 2.29363977 4.00062791 5.26482393]

[1.54639941 2.69659641 0.81723955 1.89183908]]。

（10）fit_transform（x_testS）结果（前5个）：

[[1.93681374 2.34290323 1.58452335 1.40447519]

[1.40299435 0.66364624 2.52725751 0.97325413]

[1.9703707 2.83919548 0.97523403 2.09957818]

[4.10811143 5.75782602 2.93916786 5.67588594]

[0.6524805 1.18136479 2.26747021 1.95609838]]。

（11）测试集添加加速 KMeans 聚类预测结果后的前5行：

	Height	Weight	Waistl	label_pre
1031	152.8	60.3	89.5	3
68	158.0	52.8	76.0	0
677	155.2	66.2	93.1	1
1605	174.9	94.7	103.9	1
2804	166.0	56.1	76.7	2

2. 模型效果评估结果

（1）训练模型的平均轮廓系数：0.3077。

（2）训练模型用于测试集的平均轮廓系数：0.2897。

3. 绘图结果

成年人身高、体重、腰围测试集加速 KMeans 聚类结果三维散点图见图 6-3。

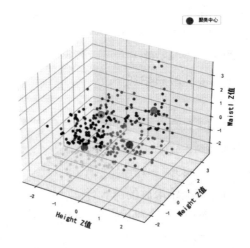

图 6-3 成年人身高、体重、腰围测试集加速 KMeans 聚类结果三维散点图

第三节 谱 聚 类

谱聚类（spectral clustering）在样本之间执行亲和矩阵的低维嵌入，然后在低维空间中对特征向量的分量进行聚类，例如通过 K-means 实现聚类。如果亲和矩阵是稀疏的，并且采用代数多级网络 AMG（algebraic multigrid，AMG）求解器求解特征值问题，则计算效率特别高（注意：

需要安装 PyAMG 库才能使用 AMG 求解器）。谱聚类应用于归一化拉普拉斯算子（the normalized Laplacian）的投影。在实践中，当单个簇的结构高度非凸形时，或者说，当簇的中心和扩散的度量不是完整簇的合适描述，例如当簇是 2D 平面上的嵌套圆时，谱聚类非常有用。当前版本的谱聚类要求提前指定簇的数量。它适用于簇的数量较少的情况，但不建议用于簇的数量较多时。

在 Scikit-learn 库中，由 sklearn.cluster.SpectralClustering 类实现谱聚类。

一、实践数据

实践数据文件为 ":/Python 机器学习 202406—数据 /GDAdults312804.xlsx"。

二、实践任务

以身高（Height）、体重（Weight）和腰围（Waistl）为特征变量，完成以下任务：
（1）进行谱聚类（SpectralClustering）分析，输出聚类结果。
（2）进行模型效果评估。
（3）绘制训练集和测试集聚类三维散点图。

三、SpectralClustering 语法

1. 导入

from sklearn.cluster import SpectralClustering

2. 定义

SpectralClustering(n_clusters=8, *, eigen_solver=None, n_components=None, random_state=None, n_init=10, gamma=1.0, affinity='rbf', n_neighbors=10, eigen_tol='auto', assign_labels='kmeans', degree=3, coef0=1, kernel_params=None, n_jobs=None, verbose=False)

3. 参数说明

n_clusters：整型，默认为 8。设置投影子空间的维度。

eigen_solver：设置特征值分解策略。包括 'arpack'、'lobpcg' 和 'amg'，默认为 None。'amg' 要求安装 PyAMG。在规模非常大的稀疏问题上，它可能会更快，但也可能导致结果不稳定。如果为 None，则使用 'arpack'。

n_components：整型，默认为 None。设置谱嵌入的特征向量数量。如果为 None，则默认为 n_clusters。

random_state：整型，或随机状态实例，默认为 None。伪随机数生成器，用于 eigen_solver 为 'amg' 时初始化 lobpcg 特征向量分解，以及用于 K-means 初始化。使用整型数据使多次调用得到的结果具有确定性。当 eigen_solver 为 'amg' 时，还需要用 np.random.seed（int）固定全局 numpy 种子以获得确定性结果。

n_init：整型，默认为 10。K-means 算法使用不同质心种子运行的次数。仅在 assign_labels='kmeans' 时使用。

gamma：浮点数，默认为 1.0。设置 'rbf'、'poly'、'sigmoid'、'laplacian' 和 'chi2' 核函数的系数。当 affinity='nearest_neighbors'、affinity='precomputed' 或 affinity= 'precomputed_ nearest_neighbors' 时忽略。

affinity：字符串或可调用函数，默认为 'rbf'。设置如何构造亲和矩阵。包括 'nearest_neighbors'、'rbf'（radial basis function）、'precomputed' 和 'precomputed_nearest_neighbors'。

n_neighbors：整型，默认为 10。使用最近邻算法构建亲和度矩阵时要使用的近邻数量。当 affinity='rbf' 时忽略。

eigen_tol：浮点数，默认为 'auto'。设置 Laplacian 矩阵特征分解的停止标准。

assign_labels：包括 'kmeans'、'discretize' 和 'cluster_qr'，默认为 'kmeans'。设定在嵌入空间中分配标签的策略。

degree：浮点数，默认为 3。设定 polynomial 核函数的幂次，其他核函数忽略。

coef0：浮点数，默认值为 1。设定 polynomial 和 sigmoid 核函数的独立项。

kernel_params：字符串或其他类型数据的字典，默认为 None。作为可调用对象传递给核函数的参数（关键字参数）和值。

n_jobs：整型，默认为 None。并行工作数。除非在 joblib.parallel_backend 中，None 表示 1，-1 表示使用全部处理器。

verbose：布尔型，默认为 False。设置冗余模式。

四、实践程序

```python
# 谱聚类
import pandas as pd  # 导入 Pandas 库，取别名为 pd
data=pd.read_excel('F:/Python 机器学习 202406—数据/GDAdults312804.xlsx',
    usecols=['Height','Weight','Waistl'])
# 读取 GDAdults312804.xlsx 数据文件中指定列数据生成数据帧
# 1.进行谱聚类分析，输出聚类结果
# 数据拆分
from sklearn.model_selection import train_test_split  # 导入拆分数据函数
x_train,x_test=train_test_split(data.iloc[:,0:3],test_size=0.1,random_state=2)
# 随机拆分特征变量为训练集和测试集（索引号 0:3 列），定义随机测试样本比例和随机数种子
x_trainV=x_train.iloc[:,0:3].values  # 读取训练集特征值（数组形式）
x_testV=x_test.iloc[:,0:3].values  # 读取测试集特征值（数组形式）
# 数据标准化处理（Z-score）
from sklearn import preprocessing  # 导入标准化处理模块
Zscore=preprocessing.StandardScaler()  # 建立 Z-score 标准化对象
x_trainS=Zscore.fit_transform(x_trainV)  # 对训练集数据进行 Z-score 标准化处理
x_testS=Zscore.fit_transform(x_testV)  # 对测试集数据进行 Z-score 标准化处理
# 训练集拟合聚类
from sklearn.cluster import SpectralClustering  # 导入谱聚类类
model=SpectralClustering(n_clusters=3,affinity='nearest_neighbors')
# 创建谱聚类模型，设置集群数量，设置关联矩阵构建方法，可选 'nearest_neighbors'、
# 'rbf'、'precomputed'、'precomputed_nearest_neighbors' 等。
model.fit(x_trainS)  # 对训练集数据进行聚类
```

```python
print('（1）训练集谱聚类类别（前 10 个）：',model.labels_[0:10])
train_y_pred=model.fit_predict(x_trainS)   #训练集拟合聚类结果
print('（2）训练集数据谱聚类预测结果（前 10 个）：',train_y_pred[0:10])
    #将聚类结果添加到训练数据集中
x_train['label']=model.labels_   #将训练集聚类结果标签添加到训练集中
x_train['label_pre']=train_y_pred   #将训练集数据谱聚类预测结果添加到训练集中
print('（3）训练集添加谱聚类结果后的前 5 行：\n',x_train.head())
    #测试集拟合聚类
test_y_pred=model.fit_predict(x_testS)   #测试集拟合聚类结果
print('（4）测试集谱聚类结果（前 10 个）：',test_y_pred[0:10])
    #将聚类结果添加到测试数据集中
x_test['label_pre']=test_y_pred   #将测试集数据谱聚类预测结果添加到测试集中
print('（5）测试集添加谱聚类预测结果后的前 5 行 \n',x_test.head())
    # 2. 模型效果评估（计算平均轮廓系数）
from sklearn.metrics import silhouette_score   #导入轮廓系数函数
s_train=silhouette_score(x_trainS,train_y_pred)   #计算训练集拟合聚类的平均轮廓系数
print('（1）训练集拟合聚类的平均轮廓系数：',round(s_train,4))   #输出结果，保留 4 位小数
s_test=silhouette_score(x_testS,test_y_pred)   #计算测试集拟合聚类的平均轮廓系数
print('（2）测试集拟合聚类的平均轮廓系数：',round(s_test,4))   #输出结果，保留 4 位小数
    # 3. 绘制训练集和测试集拟合聚类结果的三维散点图
import matplotlib.pyplot as plt   # 导入 matplotlib 的 pyplot 模块取别名为 plt
plt.rcParams['font.sans-serif']=['SimHei']   #设置中文字体为黑体，用来正常显示中文标签
plt.rcParams['axes.unicode_minus']=False   #设置正常显示负号
fig=plt.figure(figsize=(8,8))   #设置画布和画布大小
ax=fig.add_subplot(111,projection='3d')   #三维绘图设置
ax.scatter(x_trainS[:,0],x_trainS[:,1],x_trainS[:,2],c=train_y_pred,s=20)
    #绘制训练集标化数据谱聚类结果三维散点图，设置标记大小和颜色序列
ax.set_xlabel('Height Z 值 ',fontsize=15)   #设置 x 轴的标签及字体大小
ax.set_ylabel('Weight Z 值 ',fontsize=15)   #设置 y 轴的标签及字体大小
ax.set_zlabel('Waistl Z 值 ',fontsize=15)   #设置 z 轴的标签及字体大小
plt.title(' 图 6-4 成年人身高、体重、腰围训练集谱聚类结果的三维散点图 ', y=-0.10,fontsize=20)
    #设置标题内容、垂直位置和字体大小
plt.show()   #显示图形
fig=plt.figure(figsize=(8,8))   #设置画布和画布大小
ax=fig.add_subplot(111,projection='3d')   # 三维绘图设置
ax.scatter(x_testS[:,0],x_testS[:,1],x_testS[:,2],c=test_y_pred,s=20)
    #绘制测试集标化数据谱聚类结果三维散点图，设置标记大小和颜色序列
ax.set_xlabel('Height Z 值 ',fontsize=15)   #设置 x 轴的标签及字体大小
ax.set_ylabel('Weight Z 值 ',fontsize=15)   #设置 y 轴的标签及字体大小
ax.set_zlabel('Waistl Z 值 ',fontsize=15)   #设置 z 轴的标签及字体大小
```

plt.title(' 图 6-5 成年人身高、体重、腰围测试集谱聚类结果的三维散点图 ', y=-0.10,fontsize=20)
　# 设置标题内容、垂直位置和字体大小
plt.show( )　# 显示图形

五、实践结果

1. 谱聚类分析结果

（1）训练集谱聚类类别（前 10 个）：[2 0 1 2 2 2 2 0 2 2]。

（2）训练集数据谱聚类预测结果（前 10 个）：[1 0 2 1 1 1 1 0 1 1]。

（3）训练集添加谱聚类结果后的前 5 行：

	Height	Weight	Waistl	label	label_pre
520	163.6	74.4	92.7	1	1
1083	166.5	54.4	69.0	0	0
1496	150.0	48.7	88.1	2	2
1733	166.8	65.5	82.1	1	1
355	158.0	64.5	85.3	1	1

（4）测试集谱聚类结果（前 10 个）：[1 0 1 2 0 2 1 0 1 2]。

（5）测试集添加谱聚类预测结果后的前 5 行：

	Height	Weight	Waistl	label_pre
1031	152.8	60.3	89.5	1
68	158.0	52.8	76.0	0
677	155.2	66.2	93.1	1
1605	174.9	94.7	103.9	2
2804	166.0	56.1	76.7	0

2. 模型效果评估结果

（1）训练集拟合聚类的平均轮廓系数：0.2978。

（2）测试集拟合聚类的平均轮廓系数：0.2778。

3. 绘图结果

成年人身高、体重、腰围训练集和测试集谱聚类三维散点图分别见图 6-4、图 6-5。

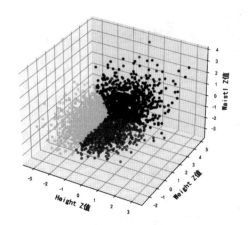

图 6-4　成年人身高、体重、腰围训练集谱聚类结果三维散点图

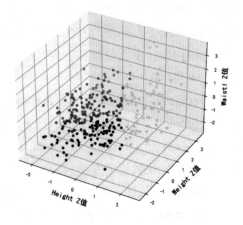

图 6-5　成年人身高、体重、腰围测试集谱聚类结果三维散点图

第四节 均值转换聚类

均值转换聚类（mean shift clustering）旨在发现样本密度平滑的"斑点"。这是一种基于质心的算法，其工作原理是将候选质心更新为给定区域内点的平均值。然后，在后处理阶段对这些候选对象进行过滤，以消除接近的重复项，从而形成最终的质心集。在此过程中，该方法通过找到给定样本的最近质心来标记新样本。均值转换聚类是使用扁平核的聚类。为了实现可扩展性，该法使用分箱技术进行种子设定。

在 Scikit-learn 库中，sklearn.cluster.MeanShift 类和 sklearn.cluster.mean_shift 类都可实现均值转换聚类，二者主要功能是一样的，但在语法和参数方面有些不同。mean_shift 类的语法如下，但本书不介绍其具体用法实践。本节主要介绍 MeanShift 类的用法实践。

sklearn.cluster.mean_shift(X, *, bandwidth=None, seeds=None, bin_seeding=False, min_bin_freq=1, cluster_all=True, max_iter=300, n_jobs=None)

一、实践数据

实践数据文件为":/Python 机器学习 202406—数据 /GDAdults312804.xlsx"。

二、实践任务

以身高（Height）、体重（Weight）和腰围（Waistl）为特征变量，完成以下任务：
（1）进行均值转换聚类（MeanShift）分析，输出聚类结果。
（2）进行模型效果评估。
（3）绘制训练集聚类结果三维散点图。

三、MeanShift 语法

1. 导入
from sklearn.cluster import MeanShift
2. 定义
MeanShift(*, bandwidth=None, seeds=None, bin_seeding=False, min_bin_freq=1, cluster_all=True, n_jobs=None, max_iter=300)
3. 参数说明
bandwidth：浮点数，默认值为 None。设置扁平核函数中使用的带宽。如果不给定，系统将利用 sklearn.cluster.estimate_bandwidth 进行估计。
seeds：形如 (n_samples,n_features) 的数组，默认值为 None。设置用于初始化核函数的种子。如果未设置，则通过 clustering.get_bin_seeds 计算种子，带宽为网格大小，其他参数为默认值。
bin_seeding：布尔型，默认为 False。如果为 True，则初始核位置不是所有点的位置，而是点的离散化状态的位置，其中点被合并到网格上，网格的粗糙度对应于带宽。将此选项设置为 True 将加快算法速度，因为初始化的种子更少。默认值为 False。如果 seeds 种子参数不是 None，则忽略。

min_bin_freq：整型，默认为 1。为了加速算法，只接受那些至少有 min_bin_freq 点的箱作为种子。

cluster_all：布尔型，默认为 True。如果为 True，则所有点都会被聚类，即使是那些不在任何核中的孤立点，这些孤立点被分配给最近的核。如果为 False，则孤立点将被赋予类标签 –1。

n_jobs：整型，默认为 None。设置并行计算数。除非在 joblib.parallel_backend 中 None 表示 1，–1 表示使用全部处理器。

max_iter：整型，默认为 300。如果尚未收敛，则为在聚类操作结束之前（对于该种子点）每个种子点的最大迭代次数。

四、实践程序

```python
# MeanShift 聚类
import pandas as pd  # 导入 Pandas 库，取别名为 pd
data=pd.read_excel('F:/Python 机器学习 202406—数据/GDAdults312804.xlsx',
    usecols=['Height','Weight','Waistl'])
# 读取 GDAdults312804.xlsx 数据文件中指定列数据生成数据帧
# 1. 进行 MeanShift 聚类分析，输出聚类结果
# 数据拆分
from sklearn.model_selection import train_test_split  # 导入拆分数据函数
x_train,x_test=train_test_split(data.iloc[:,0:3],test_size=0.1,random_state=2)
# 随机拆分特征变量为训练集和测试集（索引号 0:3 列），定义随机测试样本比例和随机数种子
x_trainV=x_train.iloc[:,0:3].values  # 读取训练集特征值（数组形式）
x_testV=x_test.iloc[:,0:3].values    # 读取测试集特征值（数组形式）
# 数据标准化处理（Z-score）
from sklearn import preprocessing  # 导入标准化处理模块
Zscore=preprocessing.StandardScaler()  # 建立 Z-score 标准化对象
x_trainS=Zscore.fit_transform(x_trainV)  # 对训练集数据进行 Z-score 标准化处理
x_testS=Zscore.fit_transform(x_testV)    # 对测试集数据进行 Z-score 标准化处理
# 训练模型
from sklearn.cluster import MeanShift  # 导入 MeanShift 聚类类
clustering=MeanShift(n_jobs=-1).fit(x_trainS)  # 对训练集数据进行聚类
# n_jobs 默认为 'None' 即 1；如果设为 -1，表示启用全部处理器计算
print('（1）训练集 MeanShift 聚类中心：\n',clustering.cluster_centers_)
print('（2）训练集 MeanShift 聚类类别（前 10 个）：',clustering.labels_[0:10])
train_y_pred=clustering.predict(x_trainS)  # 计算训练集聚类结果
print('（3）训练集数据 MeanShift 聚类预测结果（前 10 个）：',train_y_pred[0:10])
# 将聚类结果添加到训练数据集中
x_train['label']=clustering.labels_  # 将训练集聚类结果标签添加到训练集中
x_train['label_pre']=train_y_pred    # 将训练集数据聚类预测结果添加到训练集中
```

```
print('（4）训练集添加 MeanShift 聚类结果后的前 5 行：\n',x_train.head( ))
    # 模型测试
test_y_pred=clustering.predict(x_testS)   # 根据训练模型计算测试集聚类结果
print('（5）测试集 MeanShift 聚类结果（前 10 个）：',test_y_pred[0:10])
    # 将聚类结果添加到测试数据集中
x_test['label_pre']=test_y_pred   # 将测试集数据聚类预测结果添加到测试集中
print('（6）测试集添加 MeanShift 聚类预测结果后的前 5 行：\n',x_test.head( ))
    # 2. 模型效果评估（计算平均轮廓系数）
from sklearn.metrics import silhouette_score  # 导入轮廓系数函数
s_train=silhouette_score(x_trainS,train_y_pred)  # 计算训练集模型的平均轮廓系数
print('（1）训练模型的平均轮廓系数：',round(s_train,4))   # 输出结果，保留 4 位小数
s_test=silhouette_score(x_testS,test_y_pred)   # 计算训练模型用于测试集的平均轮廓系数
print('（2）训练模型用于测试集的平均轮廓系数：',round(s_test,4))   # 输出结果，保留 4 位小数
    # 3. 绘制训练集数据及聚类结果的三维散点图
import matplotlib.pyplot as plt   # 导入 matplotlib 的 pyplot 模块取别名为 plt
plt.rcParams['font.sans-serif']=['SimHei']   # 设置中文字体为黑体，用来正常显示中文标签
plt.rcParams['axes.unicode_minus']=False   # 设置正常显示负号
fig=plt.figure(figsize=(8,8))   # 设置画布和画布大小
ax=fig.add_subplot(111,projection='3d')   # 三维绘图设置
ax.scatter(x_trainS[:,0],x_trainS[:,1],x_trainS[:,2],c=train_y_pred,s=3,cmap='cividis')
    # 绘制训练集标化数据三维散点图，设置标记大小和颜色映射（常用 'viridis'、'plasma'、'inferno'、
    # 'magma'、'cividis'）
ax.scatter(clustering.cluster_centers_[:, 0],clustering.cluster_centers_[:,1],
          clustering.cluster_centers_[:,2],c='r',s=300,label=' 聚类中心 ')
    # 绘制训练集数据聚类中心三维散点图，设置标记颜色和大小，设置图例标签
plt.legend(fontsize=15)   # 显示图例，设置字体大小
ax.set_xlabel('Height Z 值 ',fontsize=15)   # 设置 x 轴的标签及字体大小
ax.set_ylabel('Weight Z 值 ',fontsize=15)   # 设置 y 轴的标签及字体大小
ax.set_zlabel('Waistl Z 值 ',fontsize=15)   # 设置 z 轴的标签及字体大小
plt.title(' 图 6-6 成年人身高、体重、腰围训练集 MeanShift 聚类结果的三维散点图 ',y=-0.10,fontsize=19)
    # 设置标题内容、垂直位置和字体大小
plt.show( )   # 显示图形
```

五、实践结果

1. MeanShift 聚类分析结果

（1）训练集 MeanShift 聚类中心：

[[-0.19667385 -0.2658854 -0.20433122] [0.18059613 4.54374042 3.2142661]]。

（2）训练集 MeanShift 聚类类别（前 10 个）：[0 0 0 0 0 0 0 0 0 0]。

（3）训练集数据 MeanShift 聚类预测结果（前 10 个）：[0 0 0 0 0 0 0 0 0 0]。

（4）训练集添加 MeanShift 聚类结果后的前 5 行：

	Height	Weight	Waistl	label	label_pre
520	163.6	74.4	92.7	0	0
1083	166.5	54.4	69.0	0	0
1496	150.0	48.7	88.1	0	0
1733	166.8	65.5	82.1	0	0
355	158.0	64.5	85.3	0	0

（5）测试集 MeanShift 聚类结果（前 10 个）：[0 0 0 1 0 0 0 0 0 0]。

（6）测试集添加 MeanShift 聚类预测结果后的前 5 行：

	Height	Weight	Waistl	label_pre
1031	152.8	60.3	89.5	0
68	158.0	52.8	76.0	0
677	155.2	66.2	93.1	0
1605	174.9	94.7	103.9	1
2804	166.0	56.1	76.7	0

2. 模型效果评估结果

（1）训练模型的平均轮廓系数：0.4271。

（2）训练模型用于测试集的平均轮廓系数：0.4515。

3. 绘图结果

成年人身高、体重、腰围训练集 MeanShift 聚类结果三维散点图见图 6-6。

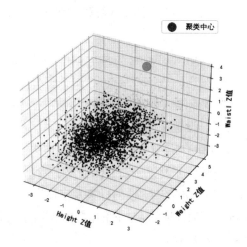

图 6-6　成年人身高、体重、腰围训练集 MeanShift 聚类结果三维散点图

第五节　DBSCAN 聚类

DBSCAN（density-based spatial clustering of applications with noise）是一种密度聚类算法。它基于一组"邻域"（neighborhood）参数来刻画样本分布的密度。DBSCAN 将"簇"定义为由密度可达（density-reachable）关系导出的最大密度相连（density-connected）的样本集合。DBSCAN 算法任选数据集中的一个核心对象为"种子"（seed），再由此出发确定相应的聚类簇。

DBSCAN 算法将簇视为由低密度区域分隔的高密度区域。它形成的聚类可以是任何形状，而不同于 K-means 算法所假设的聚类是凸形。DBSCAN 的重要概念是核心样本，这些样本位于高密度区域。因此，簇是一组彼此靠近（通过某种距离度量）的核心样本集群和一组靠近核心样本（但不是自身的核心样本）的非核心样本集群。

在 Scikit-learn 库中，sklearn.cluster.DBSCAN 类和 sklearn.cluster.dbscan 类都可实现 DBSCAN 聚类。二者主要功能一样，但在语法和参数方面有些不同。dbscan 类的语法如下，但在本书中不介绍其用法实践。本节主要介绍 DBSCAN 类的用法实践。

sklearn.cluster.dbscan(X, eps=0.5, *, min_samples=5, metric='minkowski', metric_params=None, algorithm='auto', leaf_size=30, p=2, sample_weight=None, n_jobs=None)

一、实践数据

实践数据文件为":/Python 机器学习 202406—数据 /GDAdults312804.xlsx"。

二、实践任务

以身高（Height）、体重（Weight）和腰围（Waistl）为特征变量，完成以下任务：
（1）进行 DBSCAN 聚类分析，输出聚类结果。
（2）进行模型效果评估。
（3）绘制训练集和测试集聚类结果三维散点图。

三、DBSCAN 语法

1. 导入

from sklearn.cluster import DBSCAN

2. 定义

DBSCAN(eps=0.5, *, min_samples=5, metric='euclidean', metric_params=None, algorithm='auto', leaf_size=30, p=None, n_jobs=None)

3. 参数说明

eps：浮点数，默认为 0.5。两个样本之间的最大距离，其中一个样本被视为在另一个样本的邻域内。需注意这不是簇内点距离的最大界限。该参数是为数据集和距离函数适当选择的最重要的 DBSCAN 参数。

min_samples：整型，默认值为 5。将一个点视为核心点的邻域中的样本数（或总权重）。该样本数的计算也包括这一点本身。如果将 min_samples 设置为更高的值，DBSCAN 将找到更密集的簇，而如果将其设置为较低的值，则找到的簇将更稀疏。

metric：字符串，或可调用函数，默认为 'euclidean'。计算特征数组中实例之间的距离时使用的度量。

metric_params：字典，默认为 None。设置度量函数的关键字参数。

algorithm：包括 'auto'、'ball_tree'、'kd_tree' 和 'brute'，默认为 'auto'。同 NearestNeighbors 中的参数。

leaf_size：整型，默认值为 30。传递给 BallTree 或 KDTree 叶子大小参数。

p：浮点数，默认值为 None。用于计算点间距离的 Minkowski 度量的幂。如果为 None，则 p=2（相当于 Euclidean 距离）。

n_jobs：整型，默认为 None。并行工作数，除非在 joblib.parallel_backend 中，None 表示 1，-1 表示使用全部处理器。

四、实践程序

```python
# DBSCAN 聚类
import pandas as pd   # 导入 Pandas 库，取别名为 pd
data=pd.read_excel('F:/Python 机器学习 202406—数据 /GDAdults312804.xlsx',
    usecols=['Height','Weight','Waistl'])
    # 读取 GDAdults312804.xlsx 数据文件中指定列数据生成数据帧
    #1. 进行 DBSCAN 聚类分析，输出聚类结果
    # 数据拆分
from sklearn.model_selection import train_test_split   # 导入拆分数据函数
x_train,x_test=train_test_split(data.iloc[:,0:3],test_size=0.1,random_state=2)
    # 随机拆分特征变量为训练集和测试集（索引号 0:3 列），定义随机测试样本比例和随机数种子
x_trainV=x_train.iloc[:,0:3].values   # 读取训练集特征值（数组形式）
x_testV=x_test.iloc[:,0:3].values   # 读取测试集特征值（数组形式）
    # 数据标准化处理（Z-score）
from sklearn import preprocessing   # 导入标准化处理模块
Zscore=preprocessing.StandardScaler()   # 建立 Z-score 标准化对象
x_trainS=Zscore.fit_transform(x_trainV)   # 对训练集数据进行 Z-score 标准化处理
x_testS=Zscore.fit_transform(x_testV)   # 对测试集数据进行 Z-score 标准化处理
    # 训练集拟合聚类
from sklearn.cluster import DBSCAN   # 导入 DBSCAN 类
model=DBSCAN(eps=0.8)   # 创建 DBSCAN 聚类模型
model.fit(x_trainS)   # 对训练集数据进行聚类
print('（1）总样本量、训练集样本量和测试集样本量：', len(data),len(x_trainS),len(x_testS))
print('（2）训练集核心样本量：',len(model.core_sample_indices_))
print('（3）训练集核心样本（前 5 个）：\n',model.components_[0:5])
print('（4）训练集 DBSCAN 聚类类别（前 10 个）：',model.labels_[0:10])
print('（5）训练集噪声样本量：',list(model.labels_).count(-1))   # 噪声样本标签值为 -1
train_y_pred=model.fit_predict(x_trainS)   # 计算训练集聚类结果
print('（6）训练集数据 DBSCAN 聚类预测结果（前 10 个）：',train_y_pred[0:10])
    # 将聚类结果添加到训练数据集中
x_train['label']=model.labels_   # 将训练集聚类结果标签添加到训练集中
x_train['label_pre']=train_y_pred   # 将训练集数据 DBSCAN 聚类预测结果添加到训练集中
print('（7）训练集添加 DBSCAN 聚类结果后的前 5 行：\n',x_train.head())
    # 测试集拟合聚类
```

```python
test_y_pred=model.fit_predict(x_testS)   #测试集拟合聚类结果
print('（8）测试集 DBSCAN 聚类结果（前 10 个）：',test_y_pred[0:10])
    #将聚类结果添加到测试数据集中，噪声样本的标签值为 -1
print('（9）测试集核心样本量：',len(model.fit(x_testS).core_sample_indices_))
print('（10）测试集核心样本（前 5 个）：\n',model.fit(x_testS).components_[0:5])
print('（11）测试集噪声样本量：',list(test_y_pred).count(-1))
x_test['label_pre']=test_y_pred   #将测试集数据 DBSCAN 聚类预测结果添加到测试集中
print('（12）测试集添加 DBSCAN 聚类预测结果后的前 5 行：\n',x_test.head( ))
    # 2. 模型效果评估（计算平均轮廓系数）
from sklearn.metrics import silhouette_score   # 导入轮廓系数函数
s_train=silhouette_score(x_trainS,train_y_pred)   #计算训练集聚类模型的平均轮廓系数
print('（1）训练集聚类模型的平均轮廓系数：',round(s_train,4))   #输出结果，保留 4 位小数
s_test=silhouette_score(x_testS,test_y_pred)   #计算测试集聚类模型的平均轮廓系数
print('（2）测试集聚类模型的平均轮廓系数：',round(s_test,4))   #输出结果，保留 4 位小数
    # 3.1 绘制训练集聚类结果的三维散点图
import matplotlib.pyplot as plt   # 导入 matplotlib 的 pyplot 模块取别名为 plt
plt.rcParams['font.sans-serif']=['SimHei']   #设置中文字体为黑体，用来正常显示中文标签
plt.rcParams['axes.unicode_minus']=False   # 设置正常显示负号
fig=plt.figure(figsize=(8,8))   #设置画布和画布大小
ax=fig.add_subplot(111,projection='3d')   # 三维绘图设置
ax.scatter(x_trainS[:,0],x_trainS[:,1],x_trainS[:,2],c=train_y_pred,s=20,cmap='cividis')
    #绘制训练集标化数据 DBSCAN 聚类结果三维散点图，设置标记大小和颜色映射
    #（常用 'viridis'、'plasma'、'inferno'、'magma'、'cividis'）
ax.set_xlabel('Height Z 值 ',fontsize=15)   #设置 x 轴的标签及字体大小
ax.set_ylabel('Weight Z 值 ',fontsize=15)   #设置 y 轴的标签及字体大小
ax.set_zlabel('WaistI Z 值 ',fontsize=15)   # 设置 z 轴的标签及字体大小
plt.title(' 图 6-7 成年人身高、体重、腰围训练集 DBSCAN 聚类结果三维散点图 ', y=-0.10,fontsize=19)
    #设置标题内容、垂直位置和字体大小
plt.show( )   # 显示图形
    # 3.2 绘制测试集聚类结果的三维散点图
fig=plt.figure(figsize=(8,8))   #设置画布和画布大小
ax=fig.add_subplot(111,projection='3d')   # 三维绘图设置
ax.scatter(x_testS[:,0],x_testS[:,1],x_testS[:,2],c=test_y_pred,s=20,cmap='cividis')
    #绘制测试集标化数据 DBSCAN 聚类结果三维散点图，设置标记大小和颜色映射
    #（常用 'viridis'、'plasma'、'inferno'、'magma'、'cividis'）
ax.set_xlabel('Height Z 值 ',fontsize=15)   # 设置 x 轴的标签及字体大小
ax.set_ylabel('Weight Z 值 ',fontsize=15)   # 设置 y 轴的标签及字体大小
ax.set_zlabel('WaistI Z 值 ',fontsize=15)   # 设置 z 轴的标签及字体大小
plt.title(' 图 6-8 成年人身高、体重、腰围测试集 DBSCAN 聚类结果三维散点图 ', y=-0.10,fontsize=19)
    #设置标题内容、垂直位置和字体大小
```

plt.show()　# 显示图形

五、实践结果

1. DBSCAN 聚类分析结果

（1）总样本量、训练集样本量和测试集样本量：3107 2796 311。

（2）训练集核心样本量：2769。

（3）训练集核心样本（前5个）：

[[0.57694386 1.43454399 1.26321164] [0.92005084 -0.41341822 -1.15773028]
[-1.03210961 -0.94008745 0.79332418] [0.95554467 0.61220081 0.18042749]
[-0.08560757 0.5198027 0.50730573]]。

（4）训练集 DBSCAN 聚类类别（前10个）：[0 0 0 0 0 0 0 0 0 0]。

（5）训练集噪声样本量：11。

（6）训练集数据 DBSCAN 聚类预测结果（前10个）：[0 0 0 0 0 0 0 0 0 0]。

（7）训练集添加 DBSCAN 聚类结果后的前5行：

	Height	Weight	Waistl	label	label_pre
520	163.6	74.4	92.7	0	0
1083	166.5	54.4	69.0	0	0
1496	150.0	48.7	88.1	0	0
1733	166.8	65.5	82.1	0	0
355	158.0	64.5	85.3	0	0

（8）测试集 DBSCAN 聚类结果（前10个）：[0 0 0 -1 0 0 0 0 0 0]。

（9）测试集核心样本量：295。

（10）测试集核心样本（前5个）：

[[-0.71710684 0.15398845 0.95307882] [-0.08266011 -0.55669231 -0.44810524]
[-0.42428527 0.71305731 1.3267279] [0.89341179 -0.24399278 -0.37545125]
[1.52785853 -0.67987697 -0.94630401]]。

（11）测试集噪声样本量：5。

（12）测试集添加 DBSCAN 聚类预测结果后的前5行：

	Height	Weight	Waistl	label_pre
1031	152.8	60.3	89.5	0
68	158.0	52.8	76.0	0
677	155.2	66.2	93.1	0
1605	174.9	94.7	103.9	-1
2804	166.0	56.1	76.7	0

2. 模型效果评估结果

（1）训练集聚类模型的平均轮廓系数：0.5243。

（2）测试集聚类模型的平均轮廓系数：0.5037。

3. 绘图结果

成年人身高、体重、腰围训练集和测试集 DBSCAN 聚类结果三维散点图分别见图 6-7、图 6-8。

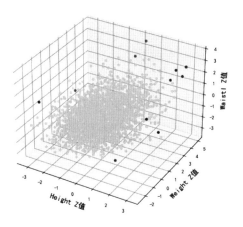

图 6-7 成年人身高、体重、腰围训练集 DBSCAN 聚类结果三维散点图

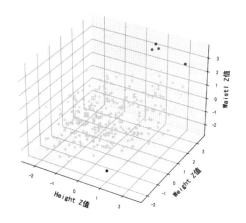

图 6-8 成年人身高、体重、腰围测试集 DBSCAN 聚类结果三维散点图

第六节 层次聚类

层次聚类（hierarchical clustering）是一类常用的聚类算法，它通过连续合并或拆分来构建嵌套聚类。这种簇的层次结构表示为树（或树状图）：树的根是收集所有样本的唯一簇，叶子是只有一个样本的簇。数据集的划分可采用"自底向上"的聚合策略，也可采用"自顶向下"的分拆策略。AgglomerativeClustering 类使用自底向上的方法执行分层聚类：每个观察值都从自己的簇中开始，簇依次合并在一起。AGNES（AGglomerative NESting）则是另一种采用自底向上聚合策略的层次聚类算法。

AgglomerativeClustering 类使用链接距离递归合并一对样本数据簇，链接标准决定了用于合并策略的度量。Ward 链接将所有簇内的均方差之和最小化，全链接（maximum or complete linkage）使簇对子之间的最大距离最小化，均链接（average linkage）使所有簇对子之间的平均距离最小化，单链接（single linkage）使最近的簇对子之间的距离最小化。

本节主要介绍 sklearn.cluster.AgglomerativeClustering 类的用法实践。

一、实践数据

实践数据文件为 ":/Python 机器学习 202406—数据 /GDAdults312804.xlsx"。

二、实践任务

以身高（Height）、体重（Weight）和腰围（Waistl）为特征变量，按照传统的统计分析思路完成以下任务：

（1）进行层次合并聚类（AgglomerativeClustering）分析，输出聚类结果。
（2）进行模型效果评估。
（3）绘制聚类结果三维散点图，绘制层次聚类树。

三、AgglomerativeClustering 语法

1. 导入

from sklearn.cluster import AgglomerativeClustering

2. 定义

AgglomerativeClustering(n_clusters=2, *, metric='euclidean', memory=None, connectivity=None,compute_full_tree='auto',linkage='ward', distance_threshold=None, compute_distances=False)

3. 参数说明

n_clusters：整型或 None，默认为 2。设置要查找的集群数量。如果 distance_threshold 不为 None，则 n_clusters 必须为 None。

metric：字符串或可调用函数，默认为 'euclidean'。用于计算链接的度量。包括 'euclidean'、'l1'、'l2'、'manhattan'、'cosine' 和 'precomputed'。如果 linkage 设置为 'ward'，则 metric 仅可设置为 'euclidean'；如果设置为 'precomputed'，则需要输入一种距离度量作为拟合方法。

memory：字符串或 joblib.Memory 交互对象，默认为 None。用于缓存树计算的输出。默认情况下，不进行缓存。如果给定了一个字符串，则它是缓存目录的路径。

connectivity：数组、稀疏矩阵或可调用函数，默认为 None。连系矩阵。为每个样本定义符合给定数据结构的相邻样本。

compute_full_tree：包括 'auto' 或布尔型，默认为 'auto'。尽早停止在 n_clusters 处构建树。如果簇的数量不比样本的数量小，这有助于减少计算时间。

linkage：包括 'ward'、'complete'、'average'、'single'，默认为 'ward'。设置所采用的链接标准。'ward' 最小化被合并集群的方差。'average' 使用两群观测值之间的平均距离。'complete' 或 'maximum' 使用两组群观测值之间的最大距离。'single' 使用两组观测值之间的最小距离。

distance_threshold：浮点数，默认为 None。设定链接距离阈值，达到或超过该阈值时，集群将不会合并。如果该参数不为 None，则 n_clusters 必须为 None，compute_full_tree 必须为 True。

compute_distances：布尔型，默认为 False。即使不使用 distance_threshold，也会计算簇之间的距离。这可用于使树状图可视化，但会引起计算和内存开销。

四、实践程序

```
#层次合并聚类
import pandas as pd    #导入 Pandas 库，取别名为 pd
data=pd.read_excel('F:/Python 机器学习 202406—数据 /GDadults312804.xlsx',
    usecols=['Height','Weight','Waistl'])
#读取 GDadults312804.xlsx 数据文件中指定列数据生成数据帧
#1. 进行层次合并聚类分析，输出聚类结果
#数据 MaxMin 标准化（特征缩放）
from sklearn import preprocessing    #导入标准化处理模块
Minmax=preprocessing.MinMaxScaler()    #建立 MinMaxScaler 标准化处理对象
dataV=data.iloc[:,0:3].values    #读取特征值（数组形式）
```

```
dataVS=Minmax.fit_transform(dataV)   # 对数据进行 MaxMin 标准化处理
print('（1）待聚类数据样本量：',len(dataVS))
    # 拟合聚类模型
from sklearn.cluster import AgglomerativeClustering   # 导入层次合并聚类类
model=AgglomerativeClustering(n_clusters=4,metric='euclidean',linkage='ward',
                              compute_full_tree=True)   # 构建层次聚类模型
''' metric 设置计算距离的方法，可选 'euclidean', 'l1', 'l2', 'manhattan', 'cosine', 'precomputed'，
默认为 'euclidean'。如果 linkage='ward'，则 metric 必须为 'euclidean'。linkage 设置簇之间距离
（聚类）计算方法，可选 'ward', 'complete', 'average', 'single'，默认为 'ward'。'ward'：挑选两个
簇来合并，使得所有簇中的方差增加最小；'complete'：将簇中点之间最大距离最小的两个簇合
并；'average'：将簇中所有点之间平均距离最小的两个簇合并；'single'：将簇中点之间最小距离最
小的两个簇合并。如果 compute_full_tree=True，则会生成一棵完整的树 '''
model.fit(dataVS)   # 对数据进行聚类
print('（2）层次合并聚类类别（前 10 个）：',model.labels_[0:10])
y_pred=model.fit_predict(dataVS)   # 计算聚类结果
print('（3）层次合并聚类预测结果（前 10 个）：',y_pred[0:10])
    # 将聚类结果添加到数据集中
data['label']=model.labels_   # 将聚类结果标签添加到数据集中
data['label_pre']=y_pred   # 将层次合并聚类预测结果添加到训练集中
print('（4）添加层次合并聚类结果后的数据帧前 5 行：\n',data.head())
print('（5）各类别的计数结果：\n',data['label'].value_counts())
    # 2. 模型效果评估（计算平均轮廓系数）
from sklearn.metrics import silhouette_score   # 导入轮廓系数函数
s_score=silhouette_score(dataVS,y_pred)   # 计算拟合聚类模型的平均轮廓系数
print(' 拟合聚类模型的平均轮廓系数：',round(s_score,4))   # 输出结果，保留 4 位小数
    # 3. 绘制聚类结果的三维散点图和层次聚类树
    # 绘制聚类结果三维散点图
import matplotlib.pyplot as plt   # 导入 matplotlib 的 pyplot 模块取别名为 plt
plt.rcParams['font.sans-serif']=['SimHei']   # 设置中文字体为黑体，用来正常显示中文标签
plt.rcParams['axes.unicode_minus']=False   # 设置正常显示负号
fig=plt.figure(figsize=(8,8))   # 设置画布和画布大小
ax=fig.add_subplot(111,projection='3d')   # 三维绘图设置
ax.scatter(dataVS[:,0],dataVS[:,1],dataVS[:,2],c=y_pred,s=20,cmap='magma')
    # 根据聚类类别绘制标化数据三维散点图，设置标记大小和颜色映射（常用 'viridis'、
    # 'plasma'、'inferno'、'magma'、'cividis'）
ax.set_xlabel('Height 标化值 ',fontsize=15)   # 设置 x 轴的标签及字体大小
ax.set_ylabel('Weight 标化值 ',fontsize=15)   # 设置 y 轴的标签及字体大小
ax.set_zlabel('Waistl 标化值 ',fontsize=15)   # 设置 z 轴的标签及字体大小
plt.title(' 图 6-9 成年人身高、体重、腰围层次聚类结果三维散点图 ',y=-0.10,fontsize=22)
    # 设置标题内容、垂直位置和字体大小
```

```
plt.show( )   # 显示图形
    # 绘制层次聚类树
from scipy.cluster.hierarchy import dendrogram, ward
  # 导入绘制层次聚类树模块，导入在距离矩阵上执行 ward 链接的模块
plt.figure(figsize=(10,6))   # 设置画布大小
linkage_array=ward(dataVS)   # 获得 euclidean 氏距离链接矩阵
dendrogram(linkage_array)   # 为包含簇之间距离的 linkage_array 绘制树状图
ax=plt.gca( )   # 获得当前的绘图对象
bounds=ax.get_xbound( )   # 用于以递增的顺序返回 x 轴的数值上下限
ax.plot(bounds,[5.6,5.6],'--',c='k')
ax.text(bounds[1], 5.6,' Four clusters',va='center',fontdict={'size':15})
    # 在树中标记划分成四个簇的位置，并添加标注
plt.xticks([ ])   # 因聚类样本量太大，设置 x 轴刻度及其标签值为空白
plt.xlabel(" 样本索引号（省略）",fontsize=15)
plt.ylabel(" 欧氏距离 ",fontsize=15)
plt.title(' 图 6-10 成年人身高、体重、腰围层次聚类树状图 ',y=-0.16,fontsize=20)
plt.show( )
```

五、实践结果

1. 层次合并聚类分析结果

（1）待聚类数据样本量：3107。

（2）层次合并聚类类别（前 10 个）：[1 3 3 0 0 2 1 3 1 2]。

（3）层次合并聚类预测结果（前 10 个）：[1 3 3 0 0 2 1 3 1 2]。

（4）添加层次合并聚类结果后的数据帧前 5 行：

	Height	Weight	Waistl	label	label_pre
0	165.7	56.8	71.4	1	1
1	164.0	70.8	93.0	3	3
2	182.7	90.7	102.0	3	3
3	143.4	43.1	76.0	0	0
4	154.7	54.6	84.8	0	0

（5）各类别的计数结果：

label	
0	1539
1	691
2	556
3	321

Name: count, dtype: int64。

2. 模型效果评估结果

拟合聚类模型的平均轮廓系数：0.2931。

3. 绘图结果

成年人身高、体重、腰围层次合并聚类结果三维散点图见图6-9，聚类树见图6-10。

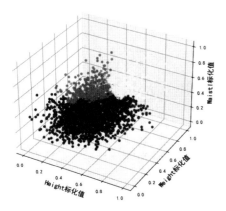

图6-9 成年人身高、体重、腰围层次聚类结果三维散点图

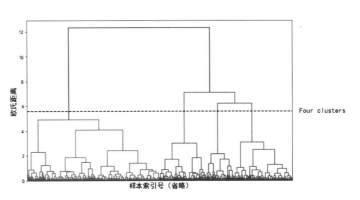

图6-10 成年人身高、体重、腰围层次聚类树状图

第七节 近邻传播算法

近邻传播算法（affinity propagation）通过在样本对子之间发送消息来创建集群，直到算法收敛，然后使用少量示例来描述数据集，这些示例被识别为最能代表其他样本的示例。对子之间发送的消息表示一个样本适合作为另一个样本的样本，该样本会根据其他对子的值进行更新。这种更新将迭代进行，直到算法收敛。此时选择最终的示例，从而给出最终的聚类。该算法适合中小型数据集。

在 Scikit-learn 库中，sklearn.cluster.AffinityPropagation 类和 sklearn.cluster.affinity_propagation 类都可实现近邻传播算法聚类。二者主要功能一样，但在语法和参数方面有些不同。affinity_propagation 类的语法如下，但本书不介绍其具体用法实践。本节主要介绍 AffinityPropagation 类的用法实践。

sklearn.cluster.affinity_propagation(S, *, preference=None, convergence_iter=15, max_iter=200, damping=0.5, copy=True, verbose=False, return_n_iter=False, random_state =None)

一、实践数据

实践数据文件为":/Python 机器学习 202406—数据 /GDAdults312804.xlsx"。

二、实践任务

以身高（Height）、体重（Weight）和腰围（Waistl）为特征变量，完成以下任务：
（1）进行近邻传播算法（AffinityPropagation）聚类分析，输出聚类结果。
（2）进行模型效果评估。
（3）绘制训练集和测试集数据及其聚类结果三维散点图。

三、AffinityPropagation 语法

1. 导入

from sklearn.cluster import AffinityPropagation

2. 定义

AffinityPropagation(*,damping=0.5,max_iter=200,convergence_iter=15, copy=True,preference=None, affinity='euclidean',verbose=False, random_state=None)

3. 参数说明

damping：浮点数，默认为 0.5。在范围 [0.5,1.0) 间的阻尼系数，它是当前值相对于输入值保持的程度（加权 1– 阻尼）。这是为了避免在更新这些值时出现数值振荡。

max_iter：整型，默认值为 200。设置最大迭代次数。

convergence_iter：整型，默认值为 15。设定达到收敛的估计簇数不变的迭代次数。

copy：布尔型，默认为 True。设定是否备份输入数据。

preference：形如 (n_samples,) 的数组或浮点数，默认为 None。设置每个点的偏好——偏好值较大的点更有可能被选为示例。示例的数量（即簇的数量）受到输入偏好值的影响。如果偏好没有作为参数传递，它们将被设置为输入数据相似性的中值。

affinity：包括 'euclidean' 和 'precomputed'，默认为 'euclidean'。设定使用哪种亲和力（相似性）。

verbose：布尔型，默认为 False。是否冗余。

random_state：整型，随机状态实例或 None，默认为 None。伪随机数发生器控制启动状态。使用整型数据来获得跨函数调用的重复结果。

四、实践程序

```
＃近邻传播聚类
import pandas as pd    ＃导入 Pandas 库，取别名为 pd
data=pd.read_excel('F:/Python 机器学习 202406—数据 /GDAdults312804.xlsx',
    usecols=['Height','Weight','WaistI'])
    ＃读取 GDAdults312804.xlsx 数据文件中指定列数据生成数据帧
    ＃1. 进行近邻传播算法聚类分析，输出聚类结果
    ＃数据拆分
from sklearn.model_selection import train_test_split    ＃导入拆分数据函数
x_train,x_test=train_test_split(data.iloc[:,0:3],test_size=0.1,random_state=2)
    ＃随机拆分特征变量为训练集和测试集（索引号 0:3 列），定义随机测试样本比例和随机数种子
x_trainV=x_train.iloc[:,0:3].values    ＃读取训练集特征值（数组形式）
x_testV=x_test.iloc[:,0:3].values    ＃读取测试集特征值（数组形式）
    ＃数据标准化处理（Z-score）
from sklearn import preprocessing    ＃导入标准化处理模块
Zscore=preprocessing.StandardScaler()    ＃建立 Z-score 标准化对象
```

```python
x_trainS=Zscore.fit_transform(x_trainV)    #对训练集数据进行 Z-score 标准化处理
x_testS=Zscore.fit_transform(x_testV)    #对测试集数据进行 Z-score 标准化处理
    #训练模型
from sklearn.cluster import AffinityPropagation    #导入近邻传播算法类
model=AffinityPropagation( )    #创建近邻传播聚类模型
model.fit(x_trainS)    #对训练集数据进行聚类
print('（1）训练集近邻传播聚类中心（前 5 个）：\n',model.cluster_centers_[0:5])
print('（2）训练集近邻传播聚类中心个数：',len(model.cluster_centers_))
print('（3）训练集近邻传播聚类中心索引号（前 5 个）：',model.cluster_centers_indices_[0:5])
print('（4）训练集近邻传播聚类类别（前 10 个）：',model.labels_[0:10])
train_y_pred=model.fit_predict(x_trainS)
  #fit_predict( )根据特征拟合聚类，返回类别标签
print('（5）训练集数据近邻传播聚类预测结果（前 10 个）：',train_y_pred[0:10])
    #将聚类结果添加到训练数据集中
x_train['label']=model.labels_    #将训练集聚类结果标签添加到训练集中
x_train['label_pre']=train_y_pred    #将训练集数据层次合并聚类预测结果添加到训练集中
print('（6）训练集添加近邻传播聚类结果后的前 5 行：\n',x_train.head( ))
print('（7）训练集近邻传播聚类各类别频数：\n',x_train['label'].value_counts( ))
    #模型测试
test_y_pred=model.predict(x_testS)
  #predict( )采用训练集拟合的模型对测试集特征数据进行聚类
print('（8）测试集近邻传播聚类结果（前 10 个）：',test_y_pred[0:10])
    #将聚类结果添加到测试数据集中
x_test['label_pre']=test_y_pred    #将测试集数据近邻传播聚类预测结果添加到测试集中
print('（9）测试集添加近邻传播聚类预测结果后的前 5 行：\n',x_test.head( ))
    #2.模型评估（计算平均轮廓系数）
from sklearn.metrics import silhouette_score    #导入轮廓系数函数
s_train=silhouette_score(x_trainS,train_y_pred)    #计算训练集模型的平均轮廓系数
print('（1）训练模型的平均轮廓系数：',round(s_train,4))    #输出结果，保留 4 位小数
s_test=silhouette_score(x_testS,test_y_pred)    #计算训练模型用于测试集的平均轮廓系数
print('（2）训练模型用于测试集的平均轮廓系数：',round(s_test,4))    #输出结果，保留 4 位小数
    #3.绘制训练集和测试集数据及其聚类结果的三维散点图
    #绘制训练集数据及聚类结果的三维散点图
import matplotlib.pyplot as plt    #导入 matplotlib 的 pyplot 模块取别名为 plt
plt.rcParams['font.sans-serif']=['SimHei']    #设置中文字体为黑体，用来正常显示中文标签
plt.rcParams['axes.unicode_minus']=False    #设置正常显示负号
fig=plt.figure(figsize=(8,8))    #设置画布和画布大小
ax=fig.add_subplot(111,projection='3d')    #三维绘图设置
ax.scatter(x_trainS[:,0],x_trainS[:,1],x_trainS[:,2],c=train_y_pred,s=20,cmap='magma')
    #绘制训练集标化数据聚类结果三维散点图，设置标记大小和颜色映射（常用 'viridis'、'plasma'、
```

```
                # 'inferno'、'magma'、'cividis'）
ax.set_xlabel('Height Z 值 ',fontsize=15)   # 设置 x 轴的标签及字体大小
ax.set_ylabel('Weight Z 值 ',fontsize=15)   # 设置 y 轴的标签及字体大小
ax.set_zlabel('Waistl Z 值 ',fontsize=15)   # 设置 z 轴的标签及字体大小
plt.title(' 图 6-11 成年人身高、体重、腰围训练集近邻传播聚类结果三维散点图 ', y=-0.10,fontsize=19)
        # 设置标题内容、垂直位置和字体大小
plt.show( )  # 显示图形
        # 绘制测试集数据及聚类结果的三维散点图
fig=plt.figure(figsize=(8,8))   # 设置画布和画布大小
ax=fig.add_subplot(111,projection='3d')   # 三维绘图设置
ax.scatter(x_testS[:,0],x_testS[:,1],x_testS[:,2],c=test_y_pred,s=20,cmap='magma')
        # 绘制测试集标化数据聚类结果三维散点图，设置标记大小和颜色映射（常用 'viridis'、'plasma'、
        # 'inferno'、'magma'、'cividis'）
ax.set_xlabel('Height Z 值 ',fontsize=15)   # 设置 x 轴的标签及字体大小
ax.set_ylabel('Weight Z 值 ',fontsize=15)   # 设置 y 轴的标签及字体大小
ax.set_zlabel('Waistl Z 值 ',fontsize=15)   # 设置 z 轴的标签及字体大小
plt.title(' 图 6-12 成年人身高、体重、腰围测试集近邻传播聚类结果三维散点图 ', y=-0.10,fontsize=19)
        # 设置标题内容、垂直位置和字体大小
plt.show( )  # 显示图形
```

五、实践结果

1．近邻传播算法聚类分析结果

（1）训练集近邻传播聚类中心（前 5 个）：

[[-0.08560757 0.5198027   0.50730573] [0.5059562 -0.46885709 -0.25881514]

[-0.08560757 0.92635438 1.57987493] [1.96120309 2.09057058 1.21213692]

[0.05636773 0.39968515 1.09977252]]。

（2）训练集近邻传播聚类中心个数：80。

（3）训练集近邻传播聚类中心索引号（前 5 个）：[4 48 72 96 227]。

（4）训练集近邻传播聚类类别（前 10 个）：[25 7 76 31 0 18 43 38 2 72]。

（5）训练集数据近邻传播聚类预测结果（前 10 个）：[25 7 76 31 0 18 43 38 2 72]。

（6）训练集添加近邻传播聚类结果后的前 5 行：

	Height	Weight	Waistl	label	label_pre
520	163.6	74.4	92.7	25	25
1083	166.5	54.4	69.0	7	7
1496	150.0	48.7	88.1	76	76
1733	166.8	65.5	82.1	31	31
355	158.0	64.5	85.3	0	0

（7）训练集近邻传播聚类各类别频数：

label	
60	76
9	73
38	69
68	68
15	64
...	...
35	7
14	6
40	3
71	2
46	1

Name: count, Length: 80, dtype: int64

（8）测试集近邻传播聚类结果（前10个）：[11 38 32 63 6 7 55 8 11 29]。

（9）测试集添加近邻传播聚类预测结果后的前5行：

	Height	Weight	Waistl	label_pre
1031	152.8	60.3	89.5	11
68	158.0	52.8	76.0	38
677	155.2	66.2	93.1	32
1605	174.9	94.7	103.9	63
2804	166.0	56.1	76.7	6

2．模型效果评估结果

（1）训练模型的平均轮廓系数：0.2217。

（2）训练模型用于测试集的平均轮廓系数：0.1468。

3．绘图结果

成年人身高、体重、腰围训练集和测试集近邻传播聚类结果三维散点图分别见图6-11、图

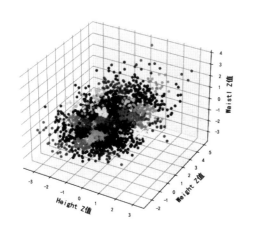

图6-11 成年人身高、体重、腰围训练集近邻传播聚类结果三维散点图

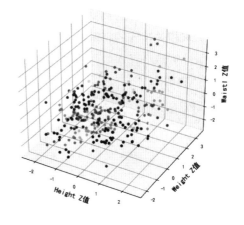

图6-12 成年人身高、体重、腰围测试集近邻传播聚类结果三维散点图

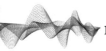

第七章 降　　维

第一节　主成分分析

主成分分析（principal components analysis，PCA）是一种无监督线性降维方法。它从多个数值变量之间的相互关系入手，利用降维的思想，将多个变量化为少数几个互不相关的综合变量。PCA 用于将多元数据集分解为一组连续的正交分量，这些分量解释了最大部分的方差。在 Scikit-learn 库中，sklearn.decomposition.PCA 类为实现主成分分析的转换器，它使用奇异值分解（singular value decomposition，SVD）将数据投影到较低维空间进行线性降维。在应用 SVD 之前，模型会对数据进行中心化，但不会进行特征缩放。PCA 类拟合方法可通过学习得到 n 个主成分，并可用于将新数据影射到这些成分上。

一、实践数据

实践数据文件为 ":/Python 机器学习 202406—数据 /GDAdults312804.xlsx"。

二、实践任务

对成年人的体重（Weight）、腰围测量值 1（Waistl1）、腰围测量值 2（Waistl2）、体质指数（BMI）和体重身高比（WHR）等测量指标进行主成分分析（PCA）。完成如下具体任务：
（1）标准化测量指标数据。
（2）计算各变量指标值的相关系数，绘制相关系数矩阵热力图。
（3）进行主成分分析，求相关矩阵的特征值。
（4）计算主成分的贡献率，绘制主成分贡献率和累积贡献率散点图和折线图。
（5）求相关矩阵的特征向量，计算因子载荷。
（6）计算每个样本的主成分得分。

三、PCA 语法

1. 导入
from sklearn.decomposition import PCA
2. 定义
PCA(n_components=None, *, copy=True, whiten=False, svd_solver='auto', tol=0.0, iterated_power='auto',n_oversamples=10,power_iteration_normalizer='auto', random_state=None)

3. 参数说明

n_components：整型、浮点数或 'mle'，默认为 None。设定保留的主成分数量。如果没有设定，则 n_components 为 min(n_samples, n_features)。如果为浮点数，则表示主成分所解释的方差占比要超过该值。

copy：布尔型，默认为 True。如果为 False，则传递给 fit 的数据将被覆盖，运行 fit(X).transform(X) 将不会产生预期的结果，应改用 fit_transform(X)。

whiten：布尔型，默认为 False。设置是否白化数据。

svd_solver：包括 'auto'、'full'、'covariance_eigh'、'arpack' 和 'randomized'，默认为 'auto'。设定奇异值分解（singular value decomposition）求解器。

tol：浮点数，默认为 0。设定求解器 "arpack" 计算奇异值的收敛容忍度。取值范围为 [0.0, 无穷大）。如果为 0，"arpack" 将选择最佳值。

iterated_power：整型或 'auto'，默认为 'auto'。svd_solver 为 'randomized' 计算的幂方法的迭代次数，其必须在 [0, 无穷大）范围内。

n_oversamples：整型，默认为 10。此参数仅在 svd_solver 为 'randomized' 时适用。它对应于在 X 范围进行采样以确保适当调节的额外随机向量数量。

power_iteration_normalizer：包括 'auto'、'QR'、'LU' 和 'none'，默认为 'auto'。用于随机 SVD 求解器的幂迭代归一化器，但不适用于 ARPACK。

random_state：整型，随机状态实例或 None，默认为 None。适用于 'arpack' 或 'randomized' 求解器。传递一个整型数据以获得跨多个函数调用的可重复结果。

四、实践程序

```
# 主成分分析
# 导入相关包和数据
import pandas as pd    # 导入 Pandas 库，取别名为 pd
from sklearn.preprocessing import StandardScaler    # 导入数据标准化方法
from sklearn.decomposition import PCA    # 导入 PCA 主成分分析类
import matplotlib.pyplot as plt    # 导入 matplotlib.pyplot 包取别名 plt
import seaborn as sns    # 导入 seaborn 库取别名 sns
plt.rcParams['font.sans-serif']=['SimHei']    # 设置字体为中文黑体，用于绘图显示中文
plt.rcParams['axes.unicode_minus']=False    # 设置正常显示负号
data=pd.read_excel('F:/Python 机器学习 202406—数据/GDAdults312804.xlsx',
    usecols=['Weight','Waistl1','Waistl2','BMI','WHR'])
# 读取 GDAdults312804.xlsx 数据文件中指定列数据生成数据帧
# 1. 对数据进行 Z-score 标准化
scaler=StandardScaler()    # 创建标准化处理对象
scaler.fit(data)    # 对数据进行标准化拟合
dataS=scaler.transform(data)    # 对拟合数据进行标准化转换
dataS=pd.DataFrame(dataS,columns=data.columns)
print('Z-score 标准化后的数据：\n',dataS)
```

```python
#2.计算相关系数，绘制相关系数热力图
print('（1）变量标准化后的相关系数矩阵：\n',round(dataS.corr( ), 2))
sns.heatmap(round(dataS.corr( ), 2),annot=True)  #绘制相关系数矩阵热力图
plt.title(' 图 7-1 变量标准化后的相关系数矩阵热力图 ',y=-0.25,fontsize=15)
    #设置标题内容、垂直位置和字体大小
plt.show( )
    #3.进行主成分分析，求相关矩阵的特征值
PCA_model=PCA( )  #构建主成分分析模型
PCA_model.fit(dataS) #对数据进行主成分分析拟合
print('PCA_model 相关矩阵的特征值：\n',PCA_model.explained_variance_)
  #每个主成分能解释的方差（相关矩阵的特征值）
    #4.计算主成分的贡献率，绘制主成分贡献率和累积贡献率散点图和折线图
    #计算主成分的贡献率
print('（1）PCA_model 主成分的贡献率：\n',PCA_model.explained_variance_ratio_)
  #每个主成分能解释的方差的百分比（主成分的贡献率）
  #绘制主成分的贡献率散点图和折线图
plt.scatter(range(1,data.shape[1]+1),PCA_model.explained_variance_ratio_)
  #绘制散点图，设置 x 轴、y 轴数据
plt.plot(range(1,data.shape[1]+1),PCA_model.explained_variance_ratio_)
  #绘制线图，设置 x 轴、y 轴数据
plt.title(" 图 7-2 主成分的贡献率分布图 ",y=-0.26,fontsize=15)
plt.xticks(range(1,data.shape[1]+1))
plt.xlabel(" 主成分 ",fontsize=12)
plt.ylabel(" 贡献率 ",fontsize=12)
plt.show( )
    #绘制主成分累积贡献率线图
plt.plot(range(1,data.shape[1]+1),PCA_model.explained_variance_ratio_.cumsum( ),'o--')
plt.title(" 图 7-3 主成分累积贡献率分布图 ",y=-0.26,fontsize=15)
plt.xticks(range(1,data.shape[1]+1))
plt.xlabel(" 主成分 ",fontsize=12)
plt.ylabel(" 累积贡献率 ",fontsize=12)
plt.axhline(0.95, color='k', linestyle='--', linewidth=1)
plt.show( )
    #5.求相关矩阵的特征向量，计算因子载荷
    #求相关矩阵的特征向量
PCA_model.components_   #主成分特征向量
pca_names=['PrinC'+str(i) for i in range(1, data.shape[1]+1)]
  #定义主成分变量名
pca_loadings=pd.DataFrame(PCA_model.components_,columns=data.columns,
          index=pca_names)
```

```
#建立主成分载荷（特征向量）数据帧
pca_loadings=round(pca_loadings,4)  #向量值保留4位小数
print('（1）主成分载荷矩阵（特征向量）\n',pca_loadings)
print('（2）主成分载荷矩阵（特征向量）（格式转置）\n',pca_loadings.T)
    #根据公式计算因子载荷
FactorLoads=[ ]  #创建空列表，用于存放计算结果
lambdas=PCA_model.explained_variance_**0.5  #计算主成分特征值的平方根
belta=PCA_model.components_  #特征变量的系数（特征向量）
for i in range(len(lambdas)):  #设置遍历数据的次数
    FL=lambdas[i]*belta[i]  #根据公式计算主成分的因子载荷
    FactorLoads.append(FL)  #将计算结果添加到因子载荷列表中
FactorLoadsDF=pd.DataFrame(FactorLoads,columns=data.columns,
                           index=['Z1','Z2','Z3','Z4','Z5'])
    #将列表数据转化为数据帧，设置列名和索引
print('（3）因子载荷 \n',FactorLoadsDF)  #输出结果
    #6.计算每个样本的主成分得分
pca_scores=PCA_model.transform(dataS)  #计算得分
pca_scores=pd.DataFrame(pca_scores,columns=pca_names)
    #将得分数据转化为数据帧，并指定列名
print('（1）主成分得分数据形状：',pca_scores.shape)
print('（2）每个样本的主成分得分 \n',pca_scores)
```

五、实践结果

1. 数据标准化结果

Z-score 标准化后的数据：

	Weight	Waistl1	Waistl2	BMI	WHR
0	-0.190285	-0.911186	-0.926377	-0.756626	-1.238414
1	1.106465	1.296812	1.284229	0.878617	1.014934
2	2.949701	2.216811	2.225783	1.141424	0.853981
3	-1.459246	-0.440964	-0.435131	-0.669024	0.371120
4	-0.394059	0.448368	0.455252	-0.143410	0.693027
...	...	...	...	...	...
3102	-0.319960	1.194590	1.171652	0.206999	1.497794
3103	1.745577	1.470590	1.478681	0.995421	0.853981
3104	-1.607446	-0.389853	-0.373725	-1.223839	0.210167
3105	0.837852	0.744812	0.762280	0.732613	0.532074
3106	-2.144671	-1.330297	-1.345983	-2.070661	-0.916507

[3107 rows x 5 columns]

2. 标准化数据的相关系数计算及可视化结果

（1）变量标准化后的相关系数矩阵：

	Weight	Waistl1	Waistl2	BMI	WHR
Weight	1.00	0.78	0.78	0.81	0.51
Waistl1	0.78	1.00	1.00	0.82	0.90
Waistl2	0.78	1.00	1.00	0.82	0.90
BMI	0.81	0.82	0.82	1.00	0.80
WHR	0.51	0.90	0.90	0.80	1.00

（2）变量标准化后的相关系数矩阵热力图，见图7-1。

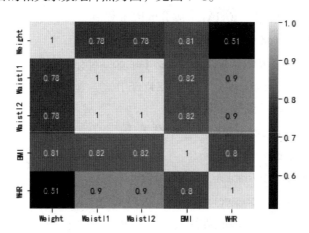

图7-1 变量标准化后的相关系数矩阵热力图

3. 相关矩阵的特征值

PCA_model 相关矩阵的特征值：

[4.26197135e+00 5.14054801e-01 2.22577167e-01 2.03307994e-03 9.73392670e-04]。

4. 主成分的贡献率及可视化结果

（1）PCA_model 主成分的贡献率：

[8.52119923e-01 1.02777870e-01 4.45011059e-02 4.06485117e-04 1.94615876e-04]。

（2）PCA分析主成分贡献率和累积贡献率图分别见图7-2、图7-3。

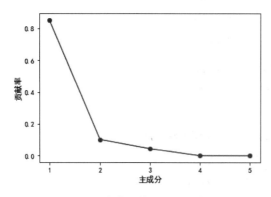

图7-2 主成分的贡献率分布图

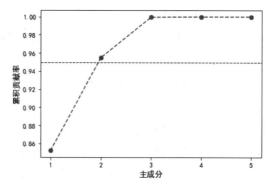

图7-3 主成分累积贡献率分布图

5. 相关矩阵的特征向量和因子载荷

（1）主成分载荷矩阵（特征向量）：

	Weight	Waistl1	Waistl2	BMI	WHR
PrinC1	0.4048	0.4736	0.4737	0.4450	0.4352
PrinC2	0.7572	-0.1359	-0.1361	0.1840	-0.5964
PrinC3	-0.1720	-0.3920	-0.3899	0.7895	0.2036
PrinC4	-0.4828	0.3375	0.3084	0.3805	-0.6428
PrinC5	0.0096	0.6998	-0.7142	-0.0067	0.0137

（2）主成分载荷矩阵（特征向量）（格式转置）：

	PrinC1	PrinC2	PrinC3	PrinC4	PrinC5
Weight	0.4048	0.7572	-0.1720	-0.4828	0.0096
Waistl1	0.4736	-0.1359	-0.3920	0.3375	0.6998
Waistl2	0.4737	-0.1361	-0.3899	0.3084	-0.7142
BMI	0.4450	0.1840	0.7895	0.3805	-0.0067
WHR	0.4352	-0.5964	0.2036	-0.6428	0.0137

（3）因子载荷：

	Weight	Waistl1	Waistl2	BMI	WHR
Z1	0.835770	0.977709	0.977895	0.918628	0.898548
Z2	0.542913	-0.097469	-0.097579	0.131952	-0.427630
Z3	-0.081129	-0.184928	-0.183933	0.372477	0.096055
Z4	-0.021767	0.015219	0.013904	0.017155	-0.028983
Z5	0.000301	0.021832	-0.022281	-0.000208	0.000426

6. 每个样本的主成分得分

（1）主成分得分数据形状：(3107, 5)。

（2）每个样本的主成分得分：

	PrinC1	PrinC2	PrinC3	PrinC4	PrinC5
0	-1.823068	0.705246	-0.098455	0.006830	0.010263
1	2.503124	0.043124	-0.298953	-0.018547	0.008991
2	4.177927	1.330022	-1.168905	-0.104064	-0.005820
3	-1.141879	-1.330287	0.140786	-0.071652	-0.002365
4	0.506282	-0.861043	-0.257599	-0.018085	-0.004754
...	...	...	...	...	...
3102	1.735227	-1.419382	-0.401642	0.034941	0.015168
3103	2.918189	0.594482	-0.493337	-0.060565	-0.005087
3104	-1.465516	-1.463923	-0.348507	-0.071549	-0.010384
3105	1.610588	0.246927	-0.046481	0.018694	-0.012734
3106	-3.456128	-1.094412	-0.406407	-0.027398	0.010952

[3107 rows x 5 columns]。

第二节 核主成分分析

核主成分分析（kernel principal component analysis，KPCA）是 PCA 的扩展，它使用核函数来实现非线性降维。KPCA 首先将样本映射到高维特征空间，再在特征空间中进行 PCA。它可应用于去噪、压缩和结构化预测（核依赖估计）等。KPCA 同时支持 transform 和 inverse_transform。在 Scikit-learn 库中，由 sklearn.decomposition.KernelPCA 类实现核主成分分析。

一、实践数据

实践数据文件为":/Python 机器学习 202406—数据 /GDAdults312804.xlsx"。

二、实践任务

对成年人的体重（Weight）、腰围测量值 1（Waistl1）、腰围测量值 2（Waistl2）、体质指数（BMI）和体重身高比（WHR）等测量指标，采用 KernelPCA 类进行核主成分分析。完成如下具体任务：

（1）对数据进行 Z-score 标准化。
（2）进行 KernelPCA 分析，计算主成分贡献率和累积贡献率，并分别绘制其分布图。
（3）对标化数据进行 Kernel 转化，对 Kernel 转化后的数据进行 PCA 分析，计算主成分的贡献率和累积贡献率，绘制其分布图；求相关矩阵的特征向量，计算因子载荷；计算每个样本的主成分得分。

三、KernelPCA 语法

1. 导入
from sklearn.decomposition import KernelPCA
2. 定义
KernelPCA(n_components=None, *, kernel="linear", gamma=None, degree=3, coef0=1, kernel_params=None, alpha=1.0, fit_inverse_transform=False, eigen_solver="auto", tol=0, max_iter=None, iterated_power="auto", remove_zero_eig=False, random_state=None, copy_X=True, n_jobs=None)
3. 参数说明

n_components：整型，默认为 None。设定主成分数，如果为 None，非 0 的成分均将被保留。
kernel：包括 "linear"、"poly"、"rbf"、"sigmoid"、"cosine" 和 "precomputed"，或是可调用函数，默认为 "linear"。设定主成分分析的核函数。
gamma：浮点数，默认为 None。设定 "rbf"、"poly" 和 "sigmoid" 核函数的核系数。不适用于其他核函数。如果为 None，则其值为 1/n_features。
degree：浮点数，默认为 3。设定 "poly" 核函数的幂次，不适用于其他核函数。
coef0：浮点数，默认为 1。设定 "poly" 和 "sigmoid" 核函数的独立项，不适用于其他核函数。
kernel_params：字典，默认为 None。作为可调用对象，传递给核函数的关键字参数及其值。

alpha：浮点数，默认为 1.0。学习逆变换的岭回归的超参数（当 fit_inverse_transform=True 时）。

fit_inverse_transform：布尔型，默认为 False。学习非预计算核函数的逆变换（即学习找到点的预映射）。

eigen_solver：包括 "auto"、"dense"、"arpack" 和 "randomized"，默认为 "auto"。设定要使用的特征求解器。

max_iter：整型，默认为 None。设定特征求解器 "arpack" 的最大迭代次数。如果为 None，则 "arpack" 将选择最佳值。

iterated_power：整型（>=0），或 "auto"，默认为 "auto"。svd_solver 为 "randomized" 计算的幂方法的迭代次数。当设置为 "auto" 时，当 n_components<0.1*min(X.shape) 时，它设置为 7，否则设置为 4。

remove_zero_eig：布尔型，默认为 False。如果为 True，则所有特征值为零的成分都将被删除，因此输出中的成分数量可能小于 n_components（由于数值不稳定，有时甚至为零）。当 n_components 为 None 时，此参数将被忽略，具有零特征值的成分将被删除。

copy_X：布尔型，默认为 True。如果为 True，则模型会复制输入 X 并将其存储在 X_fit_attribute 中。如果不对 X 进行进一步更改，则设置 copy_X=False，可通过存储引用来节省内存。

n_jobs：整型，默认为 None。设定并行工作数。除非在 joblib.parallel_backend 中，None 表示 1，-1 表示适用全部处理器。

参数 tol 和 random_state 基本同 PCA。

四、实践程序

```
＃核主成分分析
import pandas as pd    ＃导入 Pandas 库，取别名为 pd
from sklearn.preprocessing import StandardScaler    ＃导入数据标准化方法
from sklearn.decomposition import KernelPCA    ＃导入 KernelPCA 类
from sklearn.decomposition import PCA    ＃导入 PCA 主成分分析类
import matplotlib.pyplot as plt    ＃导入 matplotlib.pyplot 包取别名 plt
plt.rcParams['font.sans-serif']=['SimHei']    ＃设置字体为中文黑体，用于绘图显示中文
plt.rcParams['axes.unicode_minus']=False    ＃设置正常显示负号
data=pd.read_excel('F:/Python 机器学习 202406—数据 /GDAdults312804.xlsx',
    usecols=['Weight','Waistl1','Waistl2','BMI','WHR'])
    ＃读取 GDAdults312804.xlsx 数据文件中指定列数据生成数据帧
    ＃1. 对数据进行 Z-score 标准化
scaler=StandardScaler()    ＃创建标准化处理对象
scaler.fit(data)    ＃对数据进行标准化拟合
dataS=scaler.transform(data)    ＃对拟合数据进行标准化转换
dataS=pd.DataFrame(dataS,columns=data.columns)
    ＃将标准化数据转换为数据帧，设置列名
print('Z-score 标准化后的数据（前 3 行）：\n',dataS.head(3))
```

```python
# 2.KernelPCA 分析，计算主成分贡献率和累积贡献率并绘制分布图
    # KernelPCA 分析拟合
KPCA_model=KernelPCA(n_components=5,kernel='linear')
    # 构建 KernelPCA 分析模型，设置主成分数量和核函数类型
    # kernel 可选 'linear'（默认）、'poly'、'rbf'、'sigmoid'、'cosine' 或 'precomputed' 等
KPCA_model.fit(dataS)    # 对数据进行 KernelPCA 拟合
print('（1）中心核矩阵的特征值（降序）\n',pd.DataFrame(KPCA_model.eigenvalues_))
    # 输出特征值
print('（2）中心核矩阵的特征向量 \n',pd.DataFrame(KPCA_model.eigenvectors_))
    # 输出特征向量矩阵
print('（3）特征变量个数：',KPCA_model.n_features_in_)
print('（4）特征变量名：',KPCA_model.feature_names_in_)
eigenVDF=pd.DataFrame(KPCA_model.eigenvalues_,columns=[' 特征值 '],
                      index=[' 主成分 1',' 主成分 2',' 主成分 3',' 主成分 4',' 主成分 5'])
    # 创建特征值数据帧，设置列名和索引
      # 计算主成分贡献率和累积贡献率
eigenVPer=eigenVDF[' 特征值 ']/sum(eigenVDF[' 特征值 '])    # 计算特征值构成比（贡献率）
eigenVDF[' 贡献率 ']=eigenVPer    # 将贡献率添加到数据帧中
eigenVDF[' 累积贡献率 ']=eigenVPer.cumsum( )    # 计算累积贡献率并添加到数据帧中
print('（5）KernelPCA 分析主成分特征值的贡献率和累积贡献率 \n',eigenVDF)    # 输出结果
      # 绘制 KernelPCA 分析主成分的贡献率和累积贡献率线图
plt.scatter(eigenVDF.index,eigenVDF[' 贡献率 '])
    # 绘制散点图，设置 x 轴、y 轴数据
plt.plot(eigenVDF.index,eigenVDF[' 贡献率 '])
    # 绘制线图，设置 x 轴、y 轴数据
plt.title(" 图 7-4 KernelPCA 分析主成分的贡献率分布图 ",y=-0.26,fontsize=15)
plt.xticks(eigenVDF.index)
plt.xlabel(" 主成分 ",fontsize=12)
plt.ylabel(" 贡献率 ",fontsize=12)
plt.show( )
plt.plot(eigenVDF.index,eigenVDF[' 累积贡献率 '],'o--')
plt.title(" 图 7-5 KernelPCA 分析主成分累积贡献率分布图 ",y=-0.26,fontsize=15)
plt.xticks(eigenVDF.index)
plt.xlabel(" 主成分 ",fontsize=12)
plt.ylabel(" 累积贡献率 ",fontsize=12)
plt.axhline(0.95, color='k', linestyle='--', linewidth=1)
plt.show( )
    # 3. 经 Kernel 转化后再进行 PCA 拟合
      # 对标化数据进行 Kernel 转化
dataS_transed=KPCA_model.fit_transform(dataS)    # 对标化数据进行 KernelPCA 分析转化
```

```python
print('（1）对标化数据进行 Kernel 转化后的数据 \n',pd.DataFrame(dataS_transed))
    # 对 Kernel 转化后的数据进行主成分分析，求相关矩阵的特征值
PCA_model=PCA()   # 构建主成分分析模型
PCA_model.fit(dataS_transed)   # 对标化并经 KernelPCA 分析转化的数据进行主成分分析拟合
print('（2）经 Kernel 转化后 PCA 分析相关矩阵的特征值 \n',PCA_model.explained_variance_)
    # 每个主成分能解释的方差（相关矩阵的特征值）
        # 计算主成分的贡献率和累积贡献率，绘制它们的分布图
        # 计算主成分的贡献率
print('（3）经 Kernel 转化后 PCA 分析主成分的贡献率 \n', PCA_model.explained_variance_ratio_)
    # 每个主成分能解释的方差的百分比（主成分的贡献率）
        # 绘制主成分的贡献率散点图和折线图
plt.scatter(range(1,dataS_transed.shape[1]+1),PCA_model.explained_variance_ratio_)
    # 绘制散点图，设置 x 轴、y 轴数据
plt.plot(range(1,dataS_transed.shape[1]+1),PCA_model.explained_variance_ratio_)
    # 绘制线图，设置 x 轴、y 轴数据
plt.title(" 图 7-6 经 Kernel 转化后 PCA 分析主成分的贡献率分布图 ",y=-0.26,fontsize=15)
plt.xticks(range(1,dataS_transed.shape[1]+1))
plt.xlabel(" 主成分 ",fontsize=12)
plt.ylabel(" 贡献率 ",fontsize=12)
plt.show()
        # 绘制主成分累积贡献率线图
plt.plot(range(1,dataS_transed.shape[1]+1),PCA_model.explained_variance_ratio_.cumsum(),'o--')
plt.title(" 图 7-7 经 Kernel 转化后 PCA 分析主成分累积贡献率分布图 ",y=-0.26,fontsize=15)
plt.xticks(range(1,dataS_transed.shape[1]+1))
plt.xlabel(" 主成分 ",fontsize=12)
plt.ylabel(" 累积贡献率 ",fontsize=12)
plt.axhline(0.95, color='k', linestyle='--', linewidth=1)
plt.show()
        # 求相关矩阵的特征向量，计算因子载荷
        # 求相关矩阵的特征向量
#PCA_model.components_   # 主成分特征向量
pca_names=['PrinC'+str(i) for i in range(1, dataS_transed.shape[1]+1)]
    # 定义主成分变量名
pca_loadings=pd.DataFrame(PCA_model.components_, columns=data.columns,index=pca_names)
    # 建立主成分载荷（特征向量）数据帧
pca_loadings=round(pca_loadings,4)   # 向量值保留 4 位小数
print('（4）经 Kernel 转化后 PCA 分析主成分载荷矩阵（特征向量）\n',pca_loadings)
print('（5）经 Kernel 转化后 PCA 分析主成分载荷矩阵（特征向量）（格式转置）\n',pca_loadings.T)
        # 根据公式计算因子载荷
FactorLoads=[]   # 创建空列表，用于存放计算结果
```

```
lambdas=PCA_model.explained_variance_**0.5  #计算主成分特征值的平方根
belta=PCA_model.components_   #特征变量的系数（特征向量）
for i in range(len(lambdas)):   #设置遍历数据的次数
    FL=lambdas[i]*belta[i]   #根据公式计算主成分的因子载荷
    FactorLoads.append(FL)   #将计算结果添加到因子载荷列表中
FactorLoadsDF=pd.DataFrame(FactorLoads,columns=data.columns,
                 index=['Z1','Z2','Z3','Z4','Z5'])
  #将列表数据转化为数据帧，设置列名和索引
print('（6）经Kernel转化后PCA分析因子载荷 \n',FactorLoadsDF)   #输出结果
     #计算每个样本的主成分得分
pca_scores=PCA_model.transform(dataS_transed)   #计算得分
pca_scores=pd.DataFrame(pca_scores,columns=pca_names)
  #将得分数据转化为数据帧，并指定列名
print('（7）经Kernel转化后PCA分析主成分得分数据形状：',pca_scores.shape)
print('（8）经Kernel转化后PCA分析每个样本的主成分得分：\n',pca_scores)
```

五、实践结果

1. 对数据进行 Z-score 标准化结果

Z-score 标准化后的数据（前3行）：

	Weight	Waistl1	Waistl2	BMI	WHR
0	-0.190285	-0.911186	-0.926377	-0.756626	-1.238414
1	1.106465	1.296812	1.284229	0.878617	1.014934
2	2.949701	2.216811	2.225783	1.141424	0.853981

2. 进行 KernelPCA 分析，计算主成分贡献率和累积贡献率，并分别绘制它们的分布图

（1）中心核矩阵的特征值（降序）：

	0
0	13237.683004
1	1596.654212
2	691.324680
3	6.314746
4	3.023358

（2）中心核矩阵的特征向量：

	0	1	2	3	4
0	-0.015845	0.017650	-0.003745	0.002718	0.005902
1	0.021756	0.001079	-0.011370	-0.007380	0.005171
2	0.036312	0.033285	-0.044457	-0.041412	-0.003347
3	-0.009925	-0.033292	0.005355	-0.028514	-0.001360
4	0.004400	-0.021549	-0.009797	-0.007197	-0.002734
...	...	...	...	...	...

3102	0.015082	-0.035522	-0.015276	0.013904	0.008723
3103	0.025363	0.014878	-0.018763	-0.024101	-0.002926
3104	-0.012738	-0.036636	-0.013255	-0.028473	-0.005972
3105	0.013998	0.006180	-0.001768	0.007439	-0.007323
3106	-0.030039	-0.027389	-0.015457	-0.010903	0.006298

[3107 rows x 5 columns]。

（3）特征变量个数：5。

（4）特征变量名：['Weight' 'Waistl1' 'Waistl2' 'BMI' 'WHR']。

（5）KernelPCA 分析主成分特征值的贡献率和累积贡献率：

	特征值	贡献率	累积贡献率
主成分 1	13237.683004	0.852120	0.852120
主成分 2	1596.654212	0.102778	0.954898
主成分 3	691.324680	0.044501	0.999399
主成分 4	6.314746	0.000406	0.999805
主成分 5	3.023358	0.000195	1.000000

（6）KernelPCA 分析主成分特征值的贡献率和累积贡献率分布图分别见图 7-4、图 7-5。

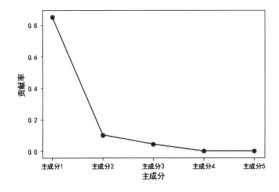

图 7-4 KernelPCA 分析主成分的贡献率分布图

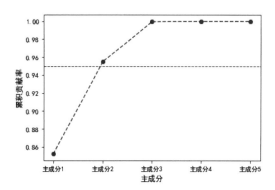

图 7-5 KernelPCA 分析主成分累积贡献率分布图

3. 经 Kernel 转化后再进行 PCA 拟合结果

（1）对标化数据进行 Kernel 转化后的数据：

	0	1	2	3	4
0	-1.823068	0.705246	-0.098455	0.006830	0.010263
1	2.503124	0.043124	-0.298953	-0.018547	0.008991
2	4.177927	1.330022	-1.168905	-0.104064	-0.005820
3	-1.141879	-1.330287	0.140786	-0.071652	-0.002365
4	0.506282	-0.861043	-0.257599	-0.018085	-0.004754
...	...	...	...	...	...
3102	1.735227	-1.419382	-0.401642	0.034941	0.015168
3103	2.918189	0.594482	-0.493337	-0.060565	-0.005087
3104	-1.465516	-1.463923	-0.348507	-0.071549	-0.010384
3105	1.610588	0.246927	-0.046481	0.018694	-0.012734
3106	-3.456128	-1.094412	-0.406407	-0.027398	0.010952

[3107 rows x 5 columns]

（2）经 Kernel 转化后 PCA 分析相关矩阵的特征值：

[4.26197135e+00 5.14054801e-01 2.22577167e-01 2.03307994e-03 9.73392670e-04]。

（3）经 Kernel 转化后 PCA 分析主成分的贡献率：

[8.52119923e-01 1.02777870e-01 4.45011059e-02 4.06485117e-04 1.94615876e-04]。

（4）经 Kernel 转化后 PCA 分析主成分载荷矩阵（特征向量）：

	Weight	Waistl1	Waistl2	BMI	WHR
PrinC1	1.0	0.0	0.0	0.0	0.0
PrinC2	-0.0	1.0	-0.0	0.0	0.0
PrinC3	0.0	0.0	1.0	-0.0	-0.0
PrinC4	0.0	-0.0	-0.0	1.0	0.0
PrinC5	0.0	-0.0	0.0	-0.0	1.0

（5）经 Kernel 转化后 PCA 分析主成分载荷矩阵（特征向量）（格式转置）：

	PrinC1	PrinC2	PrinC3	PrinC4	PrinC5
Weight	1.0	-0.0	0.0	0.0	0.0
Waistl1	0.0	1.0	0.0	-0.0	-0.0
Waistl2	0.0	-0.0	1.0	-0.0	0.0
BMI	0.0	0.0	-0.0	1.0	-0.0
WHR	0.0	0.0	-0.0	0.0	1.0

（6）经 Kernel 转化后 PCA 分析因子载荷：

	Weight	Waistl1	Waistl2	BMI	WHR
Z1	2.064454	0.000000e+00	0.000000e+00	0.000000e+00	0.000000e+00
Z2	-0.000000	7.169762e-01	-3.383015e-16	0.000000e+00	4.975021e-18
Z3	0.000000	2.749855e-16	4.717808e-01	-1.145773e-16	-8.184093e-18
Z4	0.000000	-5.005961e-18	-1.251490e-18	4.508969e-02	6.024361e-16
Z5	0.000000	-4.329765e-19	6.765257e-19	-4.160904e-16	3.119924e-02

（7）经 Kernel 转化后 PCA 分析主成分得分数据形状：(3107, 5)。

（8）经 Kernel 转化后 PCA 分析每个样本的主成分得分：

	PrinC1	PrinC2	PrinC3	PrinC4	PrinC5
0	-1.823068	0.705246	-0.098455	0.006830	0.010263
1	2.503124	0.043124	-0.298953	-0.018547	0.008991
2	4.177927	1.330022	-1.168905	-0.104064	-0.005820
3	-1.141879	-1.330287	0.140786	-0.071652	-0.002365
4	0.506282	-0.861043	-0.257599	-0.018085	-0.004754
...	...	...	...	...	...
3102	1.735227	-1.419382	-0.401642	0.034941	0.015168
3103	2.918189	0.594482	-0.493337	-0.060565	-0.005087
3104	-1.465516	-1.463923	-0.348507	-0.071549	-0.010384
3105	1.610588	0.246927	-0.046481	0.018694	-0.012734
3106	-3.456128	-1.094412	-0.406407	-0.027398	0.010952

[3107 rows x 5 columns]

(9)经 Kernel 转化后 PCA 分析主成分贡献率和累积贡献率分布图分别见图 7-6、图 7-7。

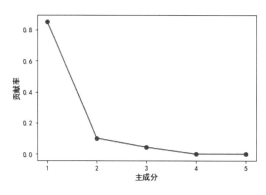

图 7-6　经 Kernel 转化后 PCA 分析主成分的贡献率分布图

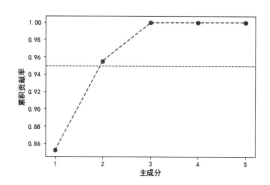

图 7-7　经 Kernel 转化后 PCA 分析主成分累积贡献率分布图

第三节　独立成分分析

独立成分分析（independent component analysis，ICA）将多元信号分离为最大化独立加性子成分。通常，ICA 并不被用于降低维度，而是被用于分离叠加信号。由于 ICA 模型不包括噪声项，因此为了使模型正确，必须采用白化。这可以在该类中使用 whiten 参数（默认或调整）或调整使用 PCA 的 whiten 参数来实现。在 Scikit-learn 库中，由 FastICA 算法实现独立成分分析。本节主要介绍 sklearn.decomposition.FastICA 类的用法实践。

一、实践数据

实践数据文件为":/Python 机器学习 202406—数据 /GDAdults312804.xlsx"。

二、实践任务

以成年人的身高（Height）、体重（Weight）、腰围（Waistl）、体质指数（BMI）和体重、身高比（WHR）等为特征变量，以体质分类（BMILev）为类别标签，采用 FastICA（a fast algorithm for ICA）进行机器学习独立成分分析，然后根据降维成分进行随机森林分类和 Logistic 回归分类。完成如下具体任务：

（1）将数据分割为训练集和测试集。
（2）对特征数据进行标准化转换。
（3）进行独立成分分析降维，输出降维结果。
（4）分别根据训练集和测试集 FastICA 降维数据绘制标签类别可视化图。
（5）利用降维数据拟合随机森林分类和 Logistic 回归分类，计算准确率，构建混淆矩阵及其可视化评估模型。

三、FastICA 语法

1. 导入

from sklearn.decomposition import FastICA

2. 定义

（1）语法。

FastICA(n_components=None,*,algorithm="parallel",whiten="unit-variance", fun="logcosh",fun_args=None,max_iter=200,tol=1e-4,w_init=None,whiten_solver="svd",random_state=None)

（2）参数说明。

n_components：整型，默认为 None，设置成分数。

algorithm：设定算法，包括 'parallel' 和 'deflation'，默认为 'parallel'。

whiten：设定白化方法，字符串或布尔型，包括 'arbitrary-variance'、'unit-variance' 或 False，False 表示不进行白化，默认为 'unit-variance'。

fun：设定估算负熵（neg-entropy）的 G 函数形式，包括 'logcosh'、'exp' 和 'cube'，或者是可调用的函数，默认为 'logcosh'。

fun_args：字典型，传递给函数式的参数，默认为 None。如果 fun='logcosh'，不设置该参数或者设置为 None，则该参数值为 {'alpha':1.0}。

max_iter：整型，模型拟合时的最大迭代次数，默认为 200。

tol：浮点型，默认为 1e-4。是一个正数尺度，设置解混矩阵（the un-mixing matrix）收敛的容忍度。

w_init：数组型，初始解混矩阵，默认为 None，此时，从正态分布中获取数组。

whiten_solver：设置数据白化求解器，为 "eigh" 或 "svd"，默认为 "svd"。

random_state：整型，是随机数生成器生成的随机数种子。默认为 None，采用正态分布初始化 w_init。

四、实践程序

```
# 独立成分分析（先拆分后标化）
import pandas as pd  # 导入 Pandas 库，取别名为 pd
data=pd.read_excel('F:/Python 机器学习 202406—数据 /GDAdults312804.xlsx',
    usecols=['Height','Weight','Waistl','BMI','WHR','BMILev'])
''' 读取 GDAdults312804.xlsx 数据文件中指定列数据生成数据帧
  变量 BMILev 赋值体重过低 =1，正常 =2，超重 =3，肥胖 =4。'''
# 1.将数据分割为训练集和测试集
from sklearn.model_selection import train_test_split  # 导入拆分数据函数
x_train,x_test,y_train,y_test=train_test_split(data.iloc[:,0:5],
    data.iloc[:,5],test_size=0.2,random_state=2)
# 随机拆分为训练集和测试集自变量（索引号为 0:5 列的特征数据）和因变量（索引号为 5 的
# 列 'BMILev'）
```

```python
# 设置数据拆分比例，设置随机数种子
print('（1）训练集特征和标签数据大小：',len(x_train),', ',len(y_train))
print('（2）测试集特征和标签数据大小：',len(x_test),', ',len(y_test))
# 2. 对特征数据（不含标签数据 'BMILev'）进行标准化转换
from sklearn.preprocessing import StandardScaler   # 导入数据标准化方法
scaler=StandardScaler()   # 创建标准化处理对象
x_train=scaler.fit_transform(x_train)   # 对训练集特征数据（不含 'BMILev'）进行标准化拟合转换
x_test=scaler.fit_transform(x_test)   # 对测试集特征数据（不含 'BMILev'）进行标准化拟合转换
print('（1）训练集特征数据标准化后的数据（前 5 人）：\n',x_train[0:4])
print('（2）测试集特征数据标准化后的数据（前 5 人）：\n',x_test[0:4])
# 3. 进行独立成分分析降维
from sklearn.decomposition import FastICA   # 导入独立成分分析类
ICA=FastICA(n_components=2)   # 构建独立成分分析模型 ICA，设置降维成分数
x_train=ICA.fit_transform(x_train,y_train)   # 拟合 ICA 训练模型并转换数据
print('（1）训练集特征数据降维结果：\n',x_train)   # 训练集特征数据降维结果
x_test=ICA.transform(x_test)   # 利用 ICA 训练模型转换测试集特征数据
print('（2）测试集特征数据降维结果：\n',x_test)   # 测试集特征数据降维结果
# 4. 分别根据训练集和测试集 ICA 降维数据绘制标签类别可视化图
import matplotlib.pyplot as plt   # 导入 matplotlib 的 pyplot 模块取别名为 plt
plt.rcParams['font.sans-serif']=['SimHei']   # 设置中文字体为黑体，用来正常显示中文标签
plt.rcParams['axes.unicode_minus']=False   # 设置正常显示负号
plt.scatter(x_train[:,0],x_train[:,1],c=y_train,cmap='cividis',marker='+')
# 绘制训练集数据降维结果与标签类别散点图，设置标记点颜色类别、颜色映射和标记样式
plt.xlabel(' 特征维度 1')
plt.ylabel(' 特征维度 2')
plt.colorbar(ticks=[1,2,3,4])   # 添加颜色条，设置颜色条刻度值，表示体质分类
plt.title(' 图 7-8 训练集数据降维结果与标签类别散点图 ',y=-0.25,fontsize=14)
plt.show()   # 输出图形
plt.scatter(x_test[:,0],x_test[:,1],c=y_test,cmap='viridis',edgecolors='k',marker='D')
# 绘制测试集数据降维结果与标签类别散点图，设置标记点颜色类别、颜色映射、边框颜色
# 和标记样式
plt.colorbar(ticks=[1,2,3,4])   # 添加颜色条，设置颜色条刻度值，表示体质分类
plt.xlabel(' 特征维度 1')
plt.ylabel(' 特征维度 2')
plt.title(' 图 7-9 测试集数据降维结果与标签类别散点图 ',y=-0.25,fontsize=14)
plt.show()   # 输出图形
# 5. 利用降维数据拟合随机森林分类，计算准确率，构建混淆矩阵及其可视化评估模型
from sklearn.ensemble import RandomForestClassifier   # 导入随机森林分类器
Classifier=RandomForestClassifier(max_depth=3,random_state=0)
# 建立随机森林分类模型，设置决策树的最大深度和随机数种子
```

```
#from sklearn.linear_model import LogisticRegressionCV    # 导入 Logistic 回归分类类
#Classifier=LogisticRegressionCV( )    # 建立 Logistic 回归分类模型
''' 可以利用降维数据进行多种机器学习分类模型拟合，通过比较不同模型拟合结果，筛选最佳模型，此处选用了两种分类算法，只输出前一种方法的结果 '''
Classifier.fit(x_train,y_train)    # 拟合训练模型
y_pred=Classifier.predict(x_test)    # 利用训练模型对测试集进行预测
from sklearn.metrics import accuracy_score,confusion_matrix
    # 导入准确率和混淆矩阵函数
accu_score=accuracy_score(y_test,y_pred)    # 计算测试准确率
print('（1）训练模型的测试准确率：',round(accu_score,3))
confu_matr=confusion_matrix(y_test,y_pred)    # 构建实际类别与预测类别的混淆矩阵
print('（2）训练模型测试结果的混淆矩阵：\n',confu_matr)
from sklearn.metrics import ConfusionMatrixDisplay as CMD
    # 导入混淆矩阵可视化模块取别名为 CMD
CMdisplay=CMD(confusion_matrix=confu_matr,display_labels=Classifier.classes_)
CMdisplay.plot( )    # 可视化混淆矩阵
plt.title(' 图 7-10 降维数据拟合随机森林分类训练模型测试结果的混淆矩阵图 ',y=-0.25, fontsize=14)
plt.show( )
```

五、实践结果

1. 将数据分割为训练集和测试集结果
（1）训练集特征和标签数据大小：2485，2485。
（2）测试集特征和标签数据大小：622，622。

2. 对特征数据进行标准化转换结果
（1）训练集特征数据标准化后的数据（前5人）：
[[0.6062888   0.56880071 -0.8958729   0.26663889 -1.07941732]
 [0.80617231 0.75209189 0.6201986   0.3538687   0.21017501]
 [0.78265661 1.02702866 1.64787122 0.67371134 1.17736926]
 [-0.18148742 -0.71423756 -0.33624919 -0.75104224 -0.27342212]]

（2）测试集特征数据标准化后的数据（前5人）：
[[-0.76787669 0.11652568 0.94801417 0.73585205 1.33002416]
 [-0.12594845 -0.61029918 -0.46482038 -0.63103744 -0.42979508]
 [-0.47160212 0.68829458 1.32477005 1.24100687 1.49000773]
 [1.96031833 3.45022908 2.45503769 2.28103148 1.33002416]]

3. 进行独立成分分析降维结果
（1）训练集特征数据降维结果：
[[0.9805674 0.29553296] [0.68072172 -0.56339158] [0.35229033 -1.27343106]
    …   …   …   …   …
 [-1.88251343 -0.47579794] [1.26664437 1.16848371] [-1.22916353 1.0291196]]

（2）测试集特征数据降维结果：

[[-1.07469499 -0.82277513][-0.05238683 0.58485162][-0.80470257 -1.27420403]

　　...　　　　...　　　　...　　　　...　　　　...　　　　...

[0.06592106 0.09818228] [1.22494187 -0.58001516] [0.9587664 0.84051655]]

4．分别根据训练集和测试集 FastICA 降维数据绘制标签类别可视化图

绘图结果分别见图 7-8、图 7-9。

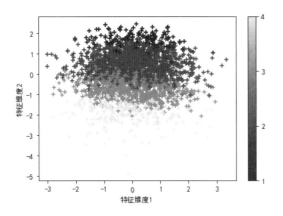

图 7-8　训练集数据降维结果与标签类别散点图　　图 7-9　测试集数据降维结果与标签类别散点图

5．利用降维数据拟合随机森林分类，计算准确率，构建混淆矩阵及其可视化结果

（1）训练模型的测试准确率：0.804。

（2）训练模型测试结果的混淆矩阵：

[[19　24　 0　 0]

[4 303　23　 0]

[0　44 142　 6]

[0　 0　21　36]]

（3）降维数据拟合随机森林分类训练模型测试结果的混淆矩阵图见图 7-10。

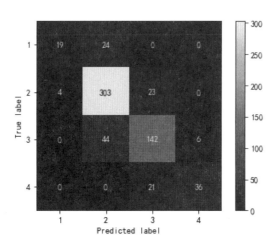

图 7-10　降维数据拟合随机森林分类训练模型测试结果的混淆矩阵图

第四节 非负矩阵分解

非负矩阵分解（non-negative matrix factorization，NMF）是一种替代的分解方法，它假设数据和成分都是非负的。它通过优化 X 和矩阵乘积 WH 之间的距离 d，将样本 X 分解为非负元素的两个矩阵 W 和 H，其乘积近似于非负矩阵 X。最广泛使用的距离函数是 Frobenius 范数，它是欧几里德（Euclidean）范数在矩阵当中的扩展。这种因式分解可用于降维、源分离或主题提取等。NMF 已逐渐成为信号处理、生物医学工程、模式识别、计算机视觉和图像工程等研究领域中最受欢迎的多维数据处理方法之一。此外，NMF 在文本数据处理方面也表现出色。本节主要介绍 sklearn.decomposition.NMF 类的用法实践。

一、实践数据

实践数据文件为":/Python 机器学习 202406—数据 /GDAdults312804.xlsx"。

二、实践任务

以成年人的年龄（Age）、身高（Height）、体重（Weight）、腰围（Waistl）、收缩压（SBP）、舒张压（DBP）等为特征变量，以体质分类（BMILev）为类别标签，进行机器学习非负矩阵分解（NMF），然后根据降维成分进行 Logistic 回归分类。完成如下具体任务：
（1）将数据分割为训练集和测试集。
（2）对特征数据进行标准化（特征缩放）转换。
（3）进行非负矩阵分解降维，输出降维结果。
（4）分别根据训练集和测试集 NMF 降维数据绘制标签类别可视化图。
（5）利用降维数据拟合 Logistic 回归分类，计算准确率，构建混淆矩阵及其可视化评估模型。

三、NMF 语法

1. 导入

from sklearn.decomposition import NMF

2. 定义

（1）语法。

NMF(n_components=None,*,init=None,solver="cd",beta_loss="frobenius",tol=1e-4,max_iter=200,random_state=None,alpha_W=0.0,alpha_H="same",l1_ratio=0.0,verbose=0,shuffle=False)

（2）参数说明。

n_components：整型，默认为 None，如果不设置，将保留全部特征。

init：设置初始化方法，包括 'random'、'nndsvd'、'nndsvda'、'nndsvdar' 和 'custom'。默认为 None，如果 n_components 小于或等于样本数或特征数，None 表示采用 'nndsvda'，否则表示采用 'random'。

solver：可选 'cd' 或 'mu'，默认为 'cd'，表示数字化方法。

beta_loss：浮点型，或者是 'frobenius'（或 2）、'kullback-leibler'（或 1）或 'itakura-saito'（或 <= 0），默认为 'frobenius'。将 Beta 差异降至最低的参数，度量样本 X 与其矩阵乘积 WH 之间的距离。

tol：浮点型，默认为 1e-4。设置终止的容允度。

max_iter：整型，默认为 200，设置超时溢出的最大迭代次数。

random_state：整型，随机数种子。默认为 None。

alpha_W：浮点型，默认为 0.0。设置与 W 的正则化项相乘的常数。

alpha_H：浮点型，默认为 "same"。设置与 H 的正则化项相乘的常数。"same" 表示与 alpha_W 的设置一致。

l1_ratio：浮点型，默认为 0.0。表示 L1 和 L2 范式（正则化）混合比例，0<=l1_ratio<=1。l1_ratio=0 表示对元素（算子）进行 L2 正则化，l1_ratio=1 表示对元素（算子）进行 L1 正则化。

verbose：整型，默认为 0，设置是否冗余。

shuffle：布尔型，默认为 False。如果是 True，则随机化 CD 求解器协变量的顺序。

四、实践程序

```python
#非负矩阵分解（先拆分后标化）
import pandas as pd  # 导入 Pandas 库，取别名为 pd
data=pd.read_excel('D:/Python 机器学习 202406—数据 /GDAdults312804.xlsx',
       usecols=['Age','Height','Weight','Waistl','SBP','DBP','BMILev'])
''' 读取 GDAdults312804.xlsx 数据文件中指定列数据生成数据帧，
   变量 BMILev 赋值：体重过低 =1，正常 =2，超重 =3，肥胖 =4。'''
   #1.将数据分割为训练集和测试集
from sklearn.model_selection import train_test_split  # 导入拆分数据函数
x_train,x_test,y_train,y_test=train_test_split(data.iloc[:,0:6],
        data.iloc[:,6],test_size=0.2,random_state=2)
   #随机拆分为训练集和测试集自变量（索引号为 0:6 列的特征数据）和因变量（索引号为 6 的列
   # 'BMILev'），设置数据拆分比例，设置随机数种子
     #2.对特征数据（不含标签数据 'BMILev'）进行 0～1 标准化（特征缩放）转换
     #非负矩阵分解要求标准化特征值不能有负值，因此采用 0～1 标准化法
from sklearn.preprocessing import MinMaxScaler   # 导入数据标准化（特征缩放）方法
MinMaxS=MinMaxScaler()  # 创建标准化处理对象
x_train=MinMaxS.fit_transform(x_train)  # 对训练集特征数据（不含 'BMILev'）进行特征缩放拟合转换
x_test=MinMaxS.fit_transform(x_test)  # 对测试集特征数据（不含 'BMILev'）进行特征缩放拟合转换
     #3.进行非负矩阵分解降维
from sklearn.decomposition import NMF  # 导入非负矩阵分解类
nmf=NMF(n_components=2,max_iter=300)
   # 构建非负矩阵分解模型 nmf，设置降维成分数和最大迭代次数
```

```python
x_train=nmf.fit_transform(x_train,y_train)   # 拟合 NMF 训练模型并转换数据
print('（1）训练集特征数据降维结果：\n',x_train)   # 训练集特征数据降维结果
x_test=nmf.transform(x_test)   # 利用 NMF 训练模型转换测试集特征数据
print('（2）测试集特征数据降维结果：\n',x_test)   # 测试集特征数据降维结果
    # 4. 分别根据训练集和测试集 NMF 降维数据绘制标签类别可视化图
import matplotlib.pyplot as plt   # 导入 matplotlib 的 pyplot 模块取别名为 plt
plt.rcParams['font.sans-serif']=['SimHei']   # 设置中文字体为黑体，用来正常显示中文标签
plt.rcParams['axes.unicode_minus']=False   # 设置正常显示负号
plt.scatter(x_train[:,0],x_train[:,1],c=y_train,cmap='cividis',marker='o')
    # 绘制训练集数据降维结果与标签类别散点图，设置标记点颜色类别、颜色映射和标记样式
plt.xlabel(' 特征维度 1')
plt.ylabel(' 特征维度 2')
plt.colorbar(ticks=[1,2,3,4])   # 添加颜色条，设置颜色条刻度值，表示体质分类
plt.title(' 图 7-11 训练集数据降维结果与标签类别散点图 ',y=-0.25,fontsize=14)
plt.show( )   # 输出图形
plt.scatter(x_test[:,0],x_test[:,1],c=y_test,cmap='viridis',edgecolors='k',marker='s')
    # 绘制测试集数据降维结果与标签类别散点图，设置标记点颜色类别、颜色映射、边框颜色和标
    # 记样式
plt.colorbar(ticks=[1,2,3,4])   # 添加颜色条，设置颜色条刻度值，表示体质分类
plt.xlabel(' 特征维度 1')
plt.ylabel(' 特征维度 2')
plt.title(' 图 7-12 测试集数据降维结果与标签类别散点图 ',y=-0.25,fontsize=14)
plt.show( )   # 输出图形
    # 5. 利用降维数据拟合 Logistic 回归分类，计算准确率，构建混淆矩阵及其可视化评估模型
from sklearn.linear_model import LogisticRegressionCV   # 导入 Logistic 回归分类模型类
Classifier=LogisticRegressionCV(max_iter=300)   # 建立 Logistic 回归分类模型，设置最大迭代次数
''' 可以利用降维数据进行多种机器学习分类模型拟合，通过比较不同模型拟合结果，筛选最佳
模型 '''
Classifier.fit(x_train,y_train)   # 拟合训练模型
y_pred=Classifier.predict(x_test)   # 利用训练模型对测试集进行预测
from sklearn.metrics import accuracy_score,confusion_matrix
    # 导入准确率和混淆矩阵函数
accu_score=accuracy_score(y_test,y_pred)   # 计算测试准确率
print('（1）训练模型的测试准确率：',round(accu_score,3))
confu_matr=confusion_matrix(y_test,y_pred)   # 构建实际类别与预测类别的混淆矩阵
print('（2）训练模型测试结果的混淆矩阵：\n',confu_matr)
from sklearn.metrics import ConfusionMatrixDisplay as CMD
    # 导入混淆矩阵可视化模块取别名为 CMD
CMdisplay=CMD(confusion_matrix=confu_matr,display_labels=Classifier.classes_)
CMdisplay.plot( )   # 可视化混淆矩阵
```

```
plt.title(' 图 7-13 降维数据拟合 Logistic 回归分类训练模型测试结果的混淆矩阵图 ',y=-0.25,
fontsize=14)
plt.show( )
```

五、实践结果

1. 将数据分割为训练集和测试集

未输出结果。

2. 对特征数据进行特征缩放转换

未输出结果。

3. 进行非负矩阵分解降维结果

（1）训练集特征数据降维结果：

[[0.01012729 0.18384724] [0.09812338 0.17573091] [0.02742683 0.21465225]

...　　　　　　　　...　　　　　　　　...

[0.11331688 0.0867481] [0.06889464 0.14542339] [0.10071428 0.05733451]]。

（2）测试集特征数据降维结果：

[[0.1141453 0.13788858] [0.06230419 0.1427245] [0.08083455 0.18792254]

...　　　　　　　　...　　　　　　　　...

[0.11807629 0.14502961] [0.02634133 0.23234272] [0.03472844 0.17700684]]。

4. 分别根据训练集和测试集 NMF 降维数据绘制标签类别可视化图

绘图结果分别见图 7-11、图 7-12。

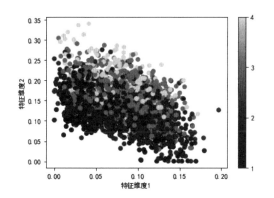

图 7-11　训练集数据降维结果与标签类别散点图

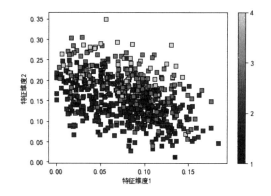

图 7-12　测试集数据降维结果与标签类别散点图

5. 利用降维数据拟合 Logistic 回归分类，计算准确率，构建混淆矩阵及其可视化结果

（1）训练模型的测试准确率：0.572。

（2）训练模型测试结果的混淆矩阵：

[[0 42   1   0]

 [1 248 79   2]

 [0 87 91 14]

 [0 13 27 17]]。

（3）降维数据拟合 Logistic 回归分类训练模型测试结果的混淆矩阵图见图 7-13。

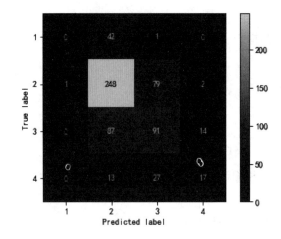

图 7-13　降维数据拟合 Logistic 回归分类训练模型测试结果的混淆矩阵图

第五节　截断奇异值分解

截断奇异值分解（truncated singular value decomposition，TSVD）是奇异值分解（SVD）的一个变体，它只计算指定的 K 个最大的奇异值。SVD 是一种矩阵因子分解方法。任意一个 m×n 的矩阵，都可以表示为三个矩阵的乘积（因子分解）的形式，分别是 m 阶正交矩阵、由降序排列的非负的对角线元素组成的 m×n 矩阵和 n 阶正交矩阵，称为该矩阵的奇异值分解。矩阵的奇异值分解一定存在，但不唯一。SVD 用因子分解的方式近似地表示原始矩阵，可以看作矩阵数据压缩的一种方法。然而，传统的 SVD 在处理大规模矩阵时面临着计算复杂度和存储开销较大的问题。为了解决这个问题，TSVD 应运而生。TSVD 被广泛应用于图像压缩、降维、模式识别等领域。通过选择适当的截断阈值或保留的奇异值个数，可以在保证数据损失尽可能小的前提下，实现更高效的数据处理。本节主要介绍 sklearn.decomposition.TruncatedSVD 类的用法实践。

一、实践数据

实践数据文件为 ":/Python 机器学习 202406——数据 /GDAdults312804.xlsx"。

二、实践任务

以成年人的年龄（Age）、身高（Height）、体重（Weight）、腰围（Waistl）、收缩压（SBP）、舒张压（DBP）等为特征变量，以体质分类（BMILev）为类别标签，利用 TruncatedSVD 类进行机器学习截断奇异值分解降维，然后根据降维成分进行 Logistic 回归分类。完成如下具体任务：

（1）将数据分割为训练集和测试集。
（2）对特征数据进行标准化（特征缩放）转换。
（3）进行截断奇异值分解降维拟合和数据转换，输出相关结果。
（4）分别根据训练集和测试集 TSVD 降维数据绘制标签类别可视化图。
（5）利用降维数据拟合 Logistic 回归分类，计算准确率，构建混淆矩阵及其可视化评估模型。

三、TruncatedSVD 语法

1. 导入

from sklearn.decomposition import TruncatedSVD

2. 定义

（1）语法。

TruncatedSVD(n_components=2,*,algorithm='randomized',n_iter=5, n_oversamples=10,power_iteration_normalizer='auto', random_state=None, tol=0.0)

（2）参数说明。

n_components：整型，默认值为 2。设置输出数据的维度数（成分数）。

algorithm：SVD 求解器采用的算法，可选 'arpack' 或 'randomized'，默认为 'randomized'。

n_iter：整型，默认为 5。设置随机 SVD 求解器的迭代次数。不适用于 ARPACK。

n_oversamples：整型，默认为 10。设置随机 SVD 求解器过度采样样本量。不适用于 ARPACK。

power_iteration_normalizer：随机 SVD 求解器的幂迭代归一化器，可设置为 'auto'、'QR'、'LU' 或 'none'，默认为 'auto'。

random_state：整型，设置随机状态，可以是随机状态实例或 None，默认为 None。适用于随机 SVD。当设置为一个整型数据时（数据本身无大小含义），重复调用函数的结果是一致的，否则不一致。

tol：浮点型，默认为 0.0，适用于 ARPACK，表示 algorithm='arpack' 时，计算得到奇异值的容忍度，取值范围为 0.0 至无穷大。如果是随机 SVD 求解器，则忽略。

四、实践程序

```
#截断奇异值分解（先拆分后标化）
import pandas as pd  #导入 Pandas 库，取别名为 pd
import numpy as np  #导入 NumPy 库，取别名为 np
data=pd.read_excel('D:/Python 机器学习 202406—数据 /GDAdults312804.xlsx',
    usecols=['Age','Height','Weight','Waistl','SBP','DBP','BMILev'])
''' 读取 GDAdults312804.xlsx 数据文件中指定列数据生成数据帧
  变量 BMILev 赋值为体重过低 =1，正常 =2，超重 =3，肥胖 =4。'''
    #1.将数据分割为训练集和测试集
from sklearn.model_selection import train_test_split  #导入拆分数据函数
x_train,x_test,y_train,y_test=train_test_split(data.iloc[:,0:6],
    data.iloc[:,6],test_size=0.1,random_state=2)
#随机拆分为训练集和测试集自变量（索引号为 0:6 列的特征数据）和因变量（索引号为 6 的列
# 'BMILev'），设置数据拆分比例，设置随机数种子
    #2.对特征数据（不含标签数据 'BMILev'）进行 0～1 标准化（特征缩放）转换
from sklearn.preprocessing import MinMaxScaler  #导入数据标准化（特征缩放）方法
MinMaxS=MinMaxScaler()  #创建特征缩放处理对象
```

```
x_train=MinMaxS.fit_transform(x_train)   #对训练集特征数据进行特征缩放拟合转换
x_test=MinMaxS.fit_transform(x_test)    #对测试集特征数据进行特征缩放拟合转换
    #3.进行截断奇异值分解降维拟合和数据转换
from sklearn.decomposition import TruncatedSVD   #导入截断奇异值分解类
svd=TruncatedSVD(n_components=2)    #构建截断奇异值分解模型svd，设置降维成分数
svdfit=svd.fit(x_train)   #截断奇异值分解降维拟合
print('（1）训练集特征数据选定的成分可解释的方差（特征值）：',svdfit.explained_variance_)
print('（2）训练集特征数据选定的成分的贡献率：',svdfit.explained_variance_ratio_)
print('（3）训练集特征数据选定的成分的合计贡献率：',svdfit.explained_variance_ratio_.sum())
print('（4）训练集特征数据选定的成分的累计贡献率：',np.cumsum(svdfit.explained_variance_ratio_))
print('（5）训练集特征数据选定的成分相关的奇异值：',svdfit.singular_values_)
print('（6）给求解器设置的参数：\n',svdfit.get_params())
x_train=svd.fit_transform(x_train,y_train)   #拟合SVD训练模型并转换数据
print('（7）训练集特征数据降维结果：\n',x_train)   #训练集特征数据降维结果
x_test=svd.transform(x_test)   #利用SVD训练模型转换测试集特征数据
print('（8）测试集特征数据降维结果（前8个）：\n',x_test[0:8])
    #测试集特征数据降维结果
    #4.分别根据训练集和测试集TSVD降维数据绘制标签类别可视化图
import matplotlib.pyplot as plt   #导入matplotlib的pyplot模块取别名为plt
plt.rcParams['font.sans-serif']=['SimHei']   #设置中文字体为黑体，用来正常显示中文标签
plt.rcParams['axes.unicode_minus']=False   #设置正常显示负号
plt.scatter(x_train[:,0],x_train[:,1],c=y_train,cmap='cividis',marker='o')
    #绘制训练集数据降维结果与标签类别散点图，设置标记点颜色类别、颜色映射和标记样式
plt.xlabel('特征维度1')
plt.ylabel('特征维度2')
plt.colorbar(ticks=[1,2,3,4])   #添加颜色条，设置颜色条刻度值，表示体质分类
plt.title('图7-14 训练集数据降维结果与标签类别散点图',y=-0.25,fontsize=14)
plt.show()   #输出图形
plt.scatter(x_test[:,0],x_test[:,1],c=y_test,cmap='viridis',edgecolors='k',marker='d')
    #绘制测试集数据降维结果与标签类别散点图，设置标记点颜色类别、颜色映射、边框颜色和标
    #记样式
plt.colorbar(ticks=[1,2,3,4])   #添加颜色条，设置颜色条刻度值，表示体质分类
plt.xlabel('特征维度1')
plt.ylabel('特征维度2')
plt.title('图7-15 测试集数据降维结果与标签类别散点图',y=-0.25,fontsize=14)
plt.show()   #输出图形
    #5.利用降维数据拟合Logistic回归分类，计算准确率，构建混淆矩阵及其可视化评估模型
from sklearn.linear_model import LogisticRegressionCV
    #导入Logistic回归分类模型类
```

```
Classifier=LogisticRegressionCV(max_iter=300)
    #建立 Logistic 回归分类模型，设置最大迭代次数
''' 可以利用降维数据进行多种机器学习分类模型拟合，通过比较不同模型拟合结果，筛选最佳模型 '''
Classifier.fit(x_train,y_train)    #拟合训练模型
y_pred=Classifier.predict(x_test)    #利用训练模型对测试集进行预测
from sklearn.metrics import accuracy_score,confusion_matrix
    #导入准确率和混淆矩阵函数
accu_score=accuracy_score(y_test,y_pred)    #计算测试准确率
print('（1）训练模型的测试准确率：',round(accu_score,3))
confu_matr=confusion_matrix(y_test,y_pred)    #构建实际类别与预测类别的混淆矩阵
print('（2）训练模型测试结果的混淆矩阵：\n',confu_matr)
from sklearn.metrics import ConfusionMatrixDisplay as CMD
    #导入混淆矩阵可视化模块取别名为 CMD
CMdisplay=CMD(confusion_matrix=confu_matr,display_labels=Classifier.classes_)
CMdisplay.plot( )    #可视化混淆矩阵
plt.title('图 7-16 降维数据拟合 Logistic 回归分类训练模型测试结果的混淆矩阵图 ',y=-0.25,fontsize=14)
plt.show( )
```

五、实践结果

1．将数据分割为训练集和测试集

未输出结果。

2．对特征数据进行特征缩放转换

未输出结果。

3．进行截断奇异值分解降维拟合和数据转换相关结果

（1）训练集特征数据选定的成分可解释的方差（特征值）：[0.04702312 0.05391068]。

（2）训练集特征数据选定的成分的贡献率：[0.33664618 0.38595534]。

（3）训练集特征数据选定的成分的合计贡献率：0.7226015222113132。

（4）训练集特征数据选定的成分的累计贡献率：[0.33664618 0.72260152]。

（5）训练集特征数据选定的成分相关的奇异值：[57.12370758 12.28191659]。

（6）给求解器设置的参数：

{'algorithm': 'randomized', 'n_components': 2, 'n_iter': 5, 'n_oversamples': 10, 'power_iteration_normalizer': 'auto', 'random_state': None, 'tol': 0.0}。

（7）训练集特征数据降维结果：

[[1.30018391 -0.07836428] [1.13322875 0.14746273] [1.30569799 0.51750579]

　　　　…　　　　　　　　　…　　　　　　　　　…

[1.02745258 0.26128637] [1.0003755 -0.07887987] [0.8418344 0.26774117]]。

（8）测试集特征数据降维结果（前 8 个）：

[[1.12731505 0.20190386] [0.83624389 -0.04141487]

[1.14955401 -0.06556883] [1.7109778 -0.61184304]

[1.17305123 0.06776487] [1.10639777 0.06851338]

[0.96849264 0.0103148] [0.79348737 0.53087333]]。

4．分别根据训练集和测试集 TSVD 降维数据绘制标签类别可视化图

绘图结果见图 7-14、图 7-15。

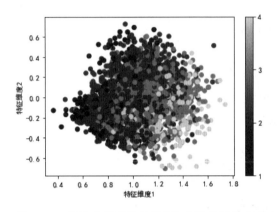 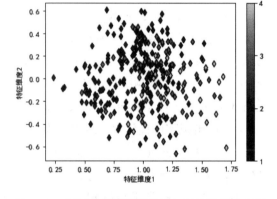

图 7-14 训练集数据降维结果与标签类别散点图　　图 7-15 测试集数据降维结果与标签类别散点图

5．降维数据拟合 Logistic 回归分类，计算准确率，构建混淆矩阵及其可视化结果

（1）训练模型的测试准确率：0.585。

（2）训练模型测试结果的混淆矩阵：

[[6 18   0   0]

[1 140 21   0]

[0 63 30   6]

[0 13   7   6]]

（3）降维数据拟合 Logistic 回归分类训练模型测试结果的混淆矩阵图见图 7-16。

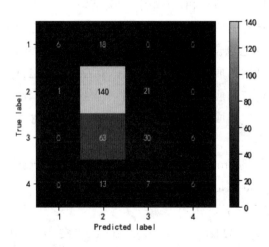

图 7-16 降维数据拟合 Logistic 回归分类训练模型测试结果的混淆矩阵图

第六节 线性判别分析

第四章第二节介绍了"线性判别分析"分类,除了用于分类之外,LDA 还是一种著名的监督线性降维方法。其主要原理是将输入数据影射到由最大化类间分离的具有判别性的方向组成的线性子空间。输出的维度必然小于类的数量,因此,它是一种比较强的降维,只有在多类情况下才有意义。本节主要介绍 sklearn.discriminant_analysis.LinearDiscriminantAnalysis 类用于降维的方法实践。

一、实践数据

实践数据文件为":/Python 机器学习 202406—数据 /GDAdults312804.xlsx"。

二、实践任务

以成年人的年龄(Age)、身高(Height)、体重(Weight)、腰围(Waistl)、收缩压(SBP)、舒张压(DBP)等测量指标为特征变量,以体质分类(BMILev)为标签值,利用线性判别分析类(LinearDiscriminantAnalysis)进行降维,然后根据降维结果进行随机森林分类。完成如下具体任务:
(1)将数据分割为训练集和测试集。
(2)对特征变量进行标准化转换。
(3)利用训练集拟合线性判别降维分析,利用训练模型对测试集降维。
(4)分别根据训练集和测试集 LDA 降维数据绘制标签类别可视化图。
(5)利用降维数据拟合随机森林机器学习分类,计算准确率,构建混淆矩阵及其可视化。

三、LinearDiscriminantAnalysis 语法

1. 导入
from sklearn.discriminant_analysis import LinearDiscriminantAnalysis
2. 定义
LinearDiscriminantAnalysis(solver='svd', shrinkage=None, priors=None, n_components=None, store_covariance=False, tol=0.0001, covariance_estimator =None)
3. 参数说明
见第四章第二节"线性判别分析"。

四、实践程序

#线性判别分析(降维)(先拆分后标化)
import pandas as pd # 导入 Pandas 库,取别名为 pd
data=pd.read_excel('D:/Python 机器学习 202406—数据 /GDAdults312804.xlsx',

```
        usecols=['Age','Height','Weight','Waistl','SBP','DBP','BMILev'])
# 读取 GDAdults312804.xlsx 数据文件中指定列数据生成数据帧
# 变量 BMILev 赋值为体重过低 =1，正常 =2，超重 =3，肥胖 =4。
    # 1. 将数据分割为训练集和测试集
from sklearn.model_selection import train_test_split   # 导入拆分数据函数
x_train,x_test,y_train,y_test=train_test_split(data.iloc[:,0:6],
        data.iloc[:,6],test_size=0.2,random_state=2)
# 随机拆分为训练集和测试集自变量（索引号 0:6 列）和因变量（索引号为 6 的列 'BMILev'）
# 设置数据拆分比例，设置随机数种子
    # 2. 对特征数据（不含标签数据 'BMILev'）进行标准化转换
from sklearn.preprocessing import StandardScaler   # 导入数据标准化方法
scaler=StandardScaler()   # 创建标准化处理对象
x_train=scaler.fit_transform(x_train)   # 对训练集特征数据进行标准化转换
x_test=scaler.fit_transform(x_test)   # 对测试集特征数据进行标准化转换
    # 3. 进行线性判别分析降维
from sklearn.discriminant_analysis import LinearDiscriminantAnalysis
  # 导入线性判别分析类
LDA=LinearDiscriminantAnalysis(n_components=2)   # 构建线性判别分析模型，设置降维成分数
x_train=LDA.fit_transform(x_train,y_train)   # 拟合 LDA 训练模型并转换数据
print('（1）训练集特征数据降维结果：\n',x_train)   # 训练集特征数据降维结果
x_test=LDA.transform(x_test)   # 利用 LDA 训练模型转换测试数据
print('（2）测试集特征数据降维结果：\n',x_test)   # 测试集特征数据降维结果
    # 4. 分别根据训练集和测试集 LDA 降维数据绘制标签类别可视化图
import matplotlib.pyplot as plt   # 导入 matplotlib 的 pyplot 模块取别名为 plt
plt.rcParams['font.sans-serif']=['SimHei']   # 设置中文字体为黑体，用来正常显示中文标签
plt.rcParams['axes.unicode_minus']=False   # 设置正常显示负号
plt.scatter(x_train[:,0],x_train[:,1],c=y_train,alpha=0.6)
  # 绘制训练集数据降维结果与标签类别散点图，设置标记点颜色的透明度
plt.colorbar(ticks=[1,2,3,4])   # 添加颜色条，设置颜色条刻度值，表示体质分类
plt.xlabel(' 特征维度 1')
plt.ylabel(' 特征维度 2')
plt.title(' 图 7-17 训练集数据降维结果与标签类别散点图 ',y=-0.25)
plt.show( )   # 输出图形
plt.scatter(x_test[:,0],x_test[:,1],c=y_test,alpha=0.6)
  # 绘制测试集数据降维结果与标签类别散点图，设置标记点颜色的透明度
plt.colorbar(ticks=[1,2,3,4])   # 添加颜色条，设置颜色条刻度值，表示体质分类
plt.xlabel(' 特征维度 1')
plt.ylabel(' 特征维度 2')
plt.title(' 图 7-18 测试集数据降维结果与标签类别散点图 ',y=-0.25)
plt.show( )   # 输出图形
```

#5.利用降维数据拟合随机森林分类，计算准确率，构建混淆矩阵及其可视化
from sklearn.ensemble import RandomForestClassifier　#导入随机森林分类器
Classifier=RandomForestClassifier(max_depth=2,random_state=0)　#建立随机森林分类模型
Classifier.fit(x_train,y_train)　#拟合训练模型
y_pred=Classifier.predict(x_test)　#利用训练模型对测试集进行预测
from sklearn.metrics import accuracy_score,confusion_matrix
　#导入准确率和混淆矩阵函数
accu_score=accuracy_score(y_test,y_pred)　#计算测试准确率
print('（1）训练模型的测试准确率：',round(accu_score,3))
confu_matr=confusion_matrix(y_test,y_pred)　#构建实际类别与预测类别的混淆矩阵
print('（2）训练模型测试结果的混淆矩阵：\n',confu_matr)
from sklearn.metrics import ConfusionMatrixDisplay as CMD　#导入混淆矩阵可视化模块
CMdisplay=CMD(confusion_matrix=confu_matr,display_labels=Classifier.classes_)
CMdisplay.plot( )　#可视化混淆矩阵
plt.title(' 图 7-19 降维数据拟合随机森林分类训练模型测试结果的混淆矩阵图 ',y=-0.25, fontsize=15)
plt.show( )

五、实践结果

1．将数据分割为训练集和测试集
未输出结果。
2．对特征变量进行标准化转换
未输出结果。
3．利用训练集拟合线性判别分析降维，利用训练模型对测试集降维结果
（1）训练集特征数据降维结果：
[[-0.57419275 -2.55776638] [-0.8068241 -0.12423716] [-1.76728947 0.09374074]
　　　　…　　　　　　　…　　　　　　　…
 [-1.39281091 0.64426997] [3.08088539 0.0272938] [0.50355253 -1.0286153]]。
（2）测试集特征数据降维结果：
[[-1.59874439 0.18342026] [1.56117351 -0.01010847] [-2.90594973 0.95844652]
　　　　…　　　　　　　…　　　　　　　…
 [1.62768823 1.79503704] [-1.44038613 -0.72239002] [2.62978733 -0.21540203]]。
4．分别根据训练集和测试集 LDA 降维数据绘制标签类别可视化图
绘图结果见图 7-17、图 7-18。

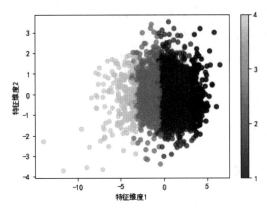

图 7-17 训练集数据降维结果与标签类别散点图

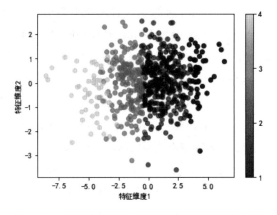

图 7-18 测试集数据降维结果与标签类别散点图

5. 利用降维数据拟合随机森林机器学习分类，计算准确率，构建混淆矩阵及其可视化结果

（1）训练模型的测试准确率：0.825。

（2）训练模型测试结果的混淆矩阵：

[[0 43   0   0]
[0 319 11   0]
[0   2 189   1]
[0   0 52   5]]

（3）降维数据拟合随机森林分类训练模型测试结果的混淆矩阵图见图 7-19。

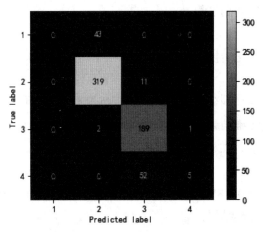

图 7-19 降维数据拟合随机森林分类训练模型测试结果的混淆矩阵图

第七节 因子分析

因子分析（factor analysis，FA）是一种从分析多个原始指标的相关关系入手，找出支配这种相关关系的有限个不可观测的潜在变量，并用这些潜在变量来解释原始指标之间的相关性或协方差关系的多元统计分析方法，是一个具有高斯隐变量的简单线性生成模型。FA 假设观测值是由低维潜在因子的线性变换和添加的高斯噪声形成的，这些因子符合均值为零和单位协方差的高斯分布，噪声也是零均值，并且具有任意的对角协方差矩阵。在 Scikit-learn 库中，sklearn.decomposition.FactorAnalysis 类使用基于 SVD 的方法对载荷矩阵进行最大似然估计，将潜在变量转换为观测变量实现因子分析。

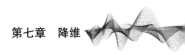

一、实践数据

实践数据文件为":/Python 机器学习 202406—数据 /GDAdults312804.xlsx"。

二、实践任务

以成年人的年龄（Age）、身高（Height）、体重（Weight）、腰围（Waistl）、收缩压（SBP）、舒张压（DBP）等测量指标为特征变量，利用因子分析估算器（FactorAnalysis）进行降维。完成以下任务：
（1）对特征变量进行标准化转换。
（2）将转换后的数据拟合因子分析降维。

三、FactorAnalysis 语法

1. 导入

from sklearn.decomposition import FactorAnalysis

2. 定义

FactorAnalysis(n_components=None, *, tol=0.01, copy=True, max_iter=1000, noise_variance_init=None,svd_method='randomized',iterated_power=3, rotation= None, random_state=0)

3. 参数说明

n_components：整型，默认值为 None。设置潜在空间的维数，即变换后获得的 X 的成分数量。如果为 None，则 n_components 设置为特征数。

tol：浮点数，默认为 1e-2。设置对数似然增加停止的容忍度。

copy：布尔型，默认为 True。设置是否复制 X。如果为 False，则在拟合过程中会覆盖输入的 X。

max_iter：整型，默认为 1000。设置最大迭代次数。

noise_variance_init：形如 (n_features,) 的数组，默认为 None。设置每个特征的噪声方差的初始猜测值。如果为 None，则默认为 np.ones(n_features)。

svd_method：包括 'lapack' 和 'randomized'，默认为 'randomized'。设置使用哪种奇异值分解 SVD（singular value decomposition）方法。'lapack' 是使用 scipy.linalg 的标准 SVD，'randomized' 是使用快速随机化 SVD 函数。默认为 'randomized'。对于大多数应用，'randomized' 将足够精确，同时提供显著的速度增益。通过为 iterated_power 设置更高的值，也可以提高准确性。如果这还不够，为了获得最大的精度，就应该选择 'lapack'。

iterated_power：整型，默认为 3。设置幂方法的迭代次数。仅当 svd_method 设为 'randomized' 时适用。

rotation：包括 'varimax'（方差最大法）和 'quartimax'（四次方最大旋转），默认为 None。设置旋转方式。

random_state：整型或随机状态实例，默认为 0。仅当 svd_method 设为 'randomized' 时适用。传递一个整型数据以获得跨多个函数调用的可重复结果。

四、实践程序

```python
# 因子分析
import pandas as pd   # 导入 Pandas 库,取别名为 pd
from sklearn.preprocessing import StandardScaler   # 导入数据标准化方法
from sklearn.decomposition import FactorAnalysis   # 导入 FactorAnalysis 类
data=pd.read_excel('F:/Python 机器学习 202406—数据 /GDAdults312804.xlsx',
     usecols=['Age','Height','Weight','Waistl','SBP','DBP'])
    # 读取 GDAdults312804.xlsx 数据文件中指定列数据生成数据帧
    # 1. 对数据进行 Z-score 标准化
scaler=StandardScaler()   # 创建标准化处理对象
scaler.fit(data)   # 对数据进行标准化拟合
dataS=scaler.transform(data)   # 对拟合数据进行标准化转换
dataS=pd.DataFrame(dataS,columns=data.columns)
print('Z-score 标准化后的数据:\n',dataS)
    # 2. 拟合因子分析模型
FA_model=FactorAnalysis(n_components=3,random_state=0,rotation='varimax')
   # 构建因子分析模型,设置因子数和随机状态种子,设置方差最大法旋转
results=FA_model.fit(dataS)   # 采用以 SVD 为基础的方法拟合因子分析模型
print('(1)因子分析类的实例: ',results)
print('(2)因子分析模型估算器的参数:\n',results.get_params(deep=True))
print('(3)因子分析模型计算得到的原始特征的协方差矩阵(相关系数):\n',results.get_covariance())
print('(4)特征因子名(默认): ',results.get_feature_names_out())
print('(5)因子分析模型的精确度矩阵:\n',results.get_precision())
print('(6)样本平均对数似然比(log-likelihood): ',results.score(dataS))
print('(7)每个样本的对数似然比(log-likelihood):\n',results.score_samples(dataS))
print('(8)因子分析模型对特征进行降维得到的潜在因子(方法 1)数据形状: ',
      results.transform(dataS).shape)
print('(9)因子分析模型对特征进行降维得到的潜在因子(方法 1)值:\n',results.transform(dataS))
print('(10)因子分析模型对特征进行降维得到的潜在因子(方法 2)数据形状: ',
      FA_model.fit_transform(dataS).shape)
print('(11)因子分析模型对特征进行降维得到的潜在因子(方法 2)值:\n',FA_model.fit_transform(dataS))
print('(12)因子分析模型对特征进行降维得到的潜在因子(方法 3)数据形状: ',
      FA_model.transform(dataS).shape)
print('(13)因子分析模型对特征进行降维得到的潜在因子(方法 3)值:\n',FA_model.transform(dataS))
```

五、实践结果

1. 数据标准化结果

Z-score 标准化后的数据：

	Age	Height	Weight	Waistl	SBP	DBP
0	-2.190011	0.828423	-0.190285	-0.913841	-1.215957	-1.359141
1	0.460352	0.626688	1.106465	1.296061	-0.839111	-1.359141
2	-1.578389	2.845771	2.949701	2.216854	-1.310169	-1.446360
3	0.936058	-1.817863	-1.459246	-0.443214	0.055899	-0.138084
4	1.071974	-0.476920	-0.394059	0.457117	-0.179630	-0.923049
...	...	...	...	...	...	...
3102	1.004016	-0.797322	-0.319960	1.183520	1.045121	0.734100
3103	0.596268	1.398027	1.745577	1.480219	-0.085418	0.298008
3104	0.460352	-1.343193	-1.607446	-0.381828	0.715380	1.519065
3105	0.868100	0.424953	0.837852	0.753816	-0.744899	-0.661394
3106	0.664226	-1.212658	-2.144671	-1.343545	0.432746	-0.399739

[3107 rows x 6 columns]。

2. 将转换后的数据拟合因子分析降维结果

（1）因子分析类的实例：FactorAnalysis(n_components=3, rotation='varimax')。

（2）因子分析模型估算器的参数：

{'copy': True, 'iterated_power': 3, 'max_iter': 1000, 'n_components': 3, 'noise_variance_init': None, 'random_state': 0, 'rotation': 'varimax', 'svd_method': 'randomized', 'tol': 0.01}。

（3）因子分析模型计算得到的原始特征的协方差矩阵（相关系数）：

[[0.99999441 -0.27754885 -0.11236567 0.20315467 0.4925567   0.29675122]
 [-0.27754885 0.99998302 0.59354694 0.20629625 -0.09755813 0.07219139]
 [-0.11236567 0.59354694 1.0000099   0.7788168   0.1325394   0.2947699]
 [0.20315467 0.20629625 0.7788168   1.00001537 0.32688313 0.35950374]
 [0.4925567 -0.09755813 0.1325394   0.32688313 1.000017   0.69506316]
 [0.29675122 0.07219139 0.2947699   0.35950374 0.69506316 0.99999175]]。

（4）特征因子名（默认）：['factoranalysis0' 'factoranalysis1' 'factoranalysis2']。

（5）因子分析模型的精确度矩阵：

[[1.57350067e+00 3.10656950e-02 8.53824481e-01 -7.85135777e-01
  -6.26166764e-01 -3.37800494e-03]
 [3.10656950e-02 2.08370260e+00 -2.24879219e+00 1.29641886e+00
   7.04674433e-02 -1.18147722e-02]
 [8.53824481e-01 -2.24879219e+00 5.71199835e+00 -4.06814587e+00
   2.89858409e-01 -5.13715692e-01]
 [-7.85135777e-01 1.29641886e+00 -4.06814587e+00 4.14407116e+00
  -3.81337324e-01 1.13812056e-01]

[-6.26166764e-01 7.04674433e-02 2.89858409e-01 -3.81337324e-01

 2.39894034e+00 -1.43504763e+00]

[-3.37800494e-03 -1.18147722e-02 -5.13715692e-01 1.13812056e-01

-1.43504763e+00 2.10983357e+00]]。

（6）样本平均对数似然比（log-likelihood）：–7.000123803214991。

（7）每个样本的对数似然比（log-likelihood）：

[-6.98535887 -7.28167368 -12.60822391 …… -8.72559371 -6.19854991 -6.75201839]。

（8）因子分析模型对特征进行降维得到的潜在因子（方法 1）数据形状：(3107, 3)。

（9）因子分析模型对特征进行降维得到的潜在因子（方法 1）值：

[[-0.74535453 -1.09550413 0.71410737] [1.52781544 -1.0640502 0.01001586]

[2.49822934 -1.58045187 1.79436325] … … …

[-0.48967588 0.69271061 -1.94202723] [0.94053406 -0.86181396 0.25504371]

[-1.43386074 0.53481851 -1.66167173]]。

（10）因子分析模型对特征进行降维得到的潜在因子（方法 2）数据形状：(3107, 3)。

（11）因子分析模型对特征进行降维得到的潜在因子（方法 2）值：

[[-0.74535453 -1.09550413 0.71410737] [1.52781544 -1.0640502 0.01001586]

[2.49822934 -1.58045187 1.79436325] … … …

[-0.48967588 0.69271061 -1.94202723] [0.94053406 -0.86181396 0.25504371]

[-1.43386074 0.53481851 -1.66167173]]。

（12）因子分析模型对特征进行降维得到的潜在因子（方法 3）数据形状：(3107, 3)。

（13）因子分析模型对特征进行降维得到的潜在因子（方法 3）值：

[[-0.74535453 -1.09550413 0.71410737] [1.52781544 -1.0640502 0.01001586]

[2.49822934 -1.58045187 1.79436325] … … …

[-0.48967588 0.69271061 -1.94202723] [0.94053406 -0.86181396 0.25504371]

[-1.43386074 0.53481851 -1.66167173]]。

第八节　特征选择

在 Scikit-learn 库的 sklearn.feature_selection 模块中的类可用于样本集的特征选择 / 降维，以提高估算器的准确度得分或提高其在高维数据集上的性能。这些类包括可配置策略单变量特征选择器（GenericUnivariateSelect）、转换和逆转换特征选择器（SelectorMixin）、顺序特征选择转换器（SequentialFeatureSelector）和方差阈值特征选择器（VarianceThreshold）。其中，VarianceThreshold 类是一种简单的特征选择基础方法，它剔除了方差不符合某个阈值的所有特征（低方差特征）。默认情况下，它会剔除所有零方差特征，即在所有样本中具有相同值的特征。这种特征选择算法只考虑特征（X），而不考虑期望的输出（y），因此可用于无监督学习。本节主要介绍 sklearn.feature_selection.VarianceThreshold 类进行特征选择的用法实践。

一、实践数据

实践数据文件为":/Python 机器学习 202406—数据 /GDAdults312804.xlsx"。

二、实践任务

以成年人的年龄（Age）、身高（Height）、体重（Weight）、腰围（Waistl）、收缩压（SBP）、舒张压（DBP）为特征数据，以体质分类（BMILev）为标签数据，采用 VarianceThreshold 类进行特征选择降维分析。完成以下具体任务：

（1）将数据分割为训练集和测试集。
（2）对特征数据进行标准化转换。
（3）按照训练集和测试集进行特征选择降维分析。

三、VarianceThreshold 语法

1. 导入
from sklearn.feature_selection import VarianceThreshold
2. 定义
（1）语法。
VarianceThreshold(threshold=0.0)
特征选择将剔除方差低于设定阈值（threshold）的特征。特征选择算法只针对特征变量（X），不适用于输出结果值（y），因此，适用于无监督学习。
（2）参数说明。
threshold：浮点型，默认值为 0。训练集中方差低于该设定值的特征将被移除。

四、实践程序

```
#特征选择（降维）（先拆分后标化）
import pandas as pd   #导入 Pandas 库，取别名为 pd
data=pd.read_excel('D:/Python 机器学习 202406—数据/GDAdults312804.xlsx',
    usecols=['Age','Height','Weight','Waistl','SBP','DBP'])
 #读取 GDAdults312804.xlsx 数据文件中指定列数据生成数据帧
 #1.将数据分割为训练集和测试集
from sklearn.model_selection import train_test_split   #导入拆分数据函数
x_train,x_test=train_test_split(data,
    test_size=0.5,random_state=2)
 #随机拆分特征变量数据为训练集和测试集
 #设置数据拆分比例，设置随机数种子
 #2.对特征数据进行标准化转换
from sklearn.preprocessing import StandardScaler   #导入数据标准化方法
scaler=StandardScaler()   #创建标准化处理对象
x_train=scaler.fit_transform(x_train)   #对训练集特征数据进行标准化拟合转换
x_test=scaler.fit_transform(x_test)   #对测试集特征数据进行标准化拟合转换
```

# 3. 进行特征选择降维分析
from sklearn.feature_selection import VarianceThreshold
　# 导入特征选择 VarianceThreshold 类
selector=VarianceThreshold(threshold=1-1e-17)　# 构建特征选择分析模型，设置选择的方差阈值
selectorfit=selector.fit(x_train)
print('（1）各特征的方差：\n',selectorfit.variances_)
print('（2）用于特征选择拟合的特征数：',selectorfit.n_features_in_)
x_train=selector.fit_transform(x_train)　# 拟合特征选择训练模型并转换数据
print('（3）训练集特征选择降维结果：\n',x_train)
print('（4）训练集特征选择降维结果形状：',x_train.shape)
x_test=selector.transform(x_test)　# 利用特征选择训练模型转换测试集数据
print('（5）测试集特征选择降维结果：\n',x_test)
print('（6）测试集特征选择降维结果形状：',x_test.shape)

五、实践结果

1. 将数据分割为训练集和测试集

未输出结果。

2. 对特征数据进行标准化转换

未输出结果。

3. 按照训练集和测试集进行特征选择降维分析结果

（1）各特征的方差：

[1.　1.　1.　1.　1.　1.]。

（2）用于特征选择拟合的特征数：6。

（3）训练集特征选择降维结果：

[[-0.18326565　2.75650816　1.94200059] [-0.19369175　1.02516734　0.45787052]

[0.29633474　0.04251443　-0.41514718]　　　…　　　　…　　　　…

[0.48400446　-0.05107156　0.10866344] [-1.25715348　-0.33182953　0.02136167]

[-1.39269272　0.13610042　0.10866344]]。

（4）训练集特征选择降维结果形状：(1553, 3)。

（5）测试集特征选择降维结果：

[[0.9236563　0.73353275　-0.0358378] [-0.43264811　-0.30999328　-0.29730234]

[1.28533748　0.25920273　1.01002034]　　　…　　　　…　　　　…

[0.9738898　1.72962577　1.70725911] [-.43264811　-0.30999328　-1.16885079]

[0.39118124　1.20786276　1.35863972]]。

（6）测试集特征选择降维结果形状：(1554, 3)。

第八章 图像处理和图像识别

在 Python 的图像处理领域，Pillow 是一个较为基础的第三方图像处理库，它是 PIL（Python imaging library）的一个分支。由于 PIL 库没有随着 Python 版本的更新而更新，Pillow 库应运而生，它提供了图像处理的常用功能，包括裁剪图像、调整图像大小和图像颜色处理等；除了 Pillow 库外，Python 提供的图像处理库还包括 Scikit-image 库和 OpenCV 库等多种，而它们的功能则比较丰富，主要用于机器视觉、图像分析等，使用起来也相对较为复杂。本章首先介绍较为基础的 Pillow 库如何处理图像，然后介绍如何进行图像数字化和如何利用机器学习算法进行图像分类。

第一节 图像基本知识

一、颜色值

Python 中，一般使用 RGB 或 RGBA 来表示颜色。RGB 是一种色彩标准，用 R（红色）、G（绿色）和 B（蓝色）这三种基本颜色（颜色通道）来得到各种颜色；每个颜色通道可以看作图像信息的一个独立维度，它们共同决定了图像的颜色和亮度。RGBA 在 RGB 的基础上增加了不透明度 A（Alpha）。Python 中使用元组来表示色彩，形如 (R,G,B) 或 (R,G,B,A)。前者是 RGB，后者是 RGBA。图像模式为 8-bit（binary digit）位深度时，图像的亮度或者色度值取值范围是 0～255（2^8=256）。A=0 表示完全透明，A=255 表示完全不透明。常用颜色的英文名和对应的 RGB 值见表 8-1。

表 8-1 常用颜色的英文名和对应的 RGB 值

颜色	英文名	RGB 值
白色	white	(255,255,255)
黑色	black	(0,0,0)
红色	red	(255,0,0)
绿色	green	(0,255,0)
蓝色	blue	(0,0,255)
黄色	yellow	(255,255,0)
灰色	gray	(128,128,128)
紫色	purple	(128,0,128)

二、像素

像素（pixel，简写为 px）是数码感光元件上最小的感光单位，也是数字图像上最小的不可再分割的单元。例如，通常所说的照片长 1000、宽 800，是指横向 1000 个像素，纵向 800 个像素（总计 800000 个像素）。而每一个像素包含 RGB 三种颜色，也就是说 1 个像素包含 R、G、B 三个颜色值的信息，它们就是像素值。

三、图像坐标系

要在屏幕上定位一个像素的位置，需要使用到坐标系。图像坐标系与数学坐标系的不同之处在于 y 轴的正方向不同，图像坐标系的 x 轴正方向是从原点出发指向右，y 轴的正方向是从原点出发指向下，因此，原点 (0,0) 在左上方。图像坐标系示意见图 8-1。

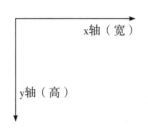

图 8-1　图像坐标系

第二节　Pillow 库安装及主要模块

一、安装和导入 Pillow 库

Anaconda 里包含 Pillow 库，为用户提供了图像处理的便利。如果你在使用 Anaconda，则不需要单独安装 Pillow 库。

在使用 Pillow 之前，如果需要专门安装 Pillow 库，可以使用 pip 命令进行安装：

pip install Pillow

安装完成后，我们可以使用 import 语句导入 Pillow 库和导入 Image 模块：

import PIL

from PIL import Image

导入 Image 模块后，我们就可以使用 Pillow 库提供的图像处理功能。

需要注意的是，导入 Pillow 库或从其中导入模块时，要用 PIL 来导入，而不能用 pillow 或 Pillow。

二、主要模块及功能

Pillow 库作为图像处理的常用库，主要有以下功能特点：

（1）支持包括"jpeg"、"png"、"bmp"、"gif"、"ppm"、"tiff"等各种格式的图像处理。同时，它支持图像格式之间的相互转换。

（2）提供了简洁易用的 API 接口，可以较轻松地完成多种常用图像处理任务，包括创建缩略图、生成预览图像、图像批量处理、调整图像大小、图像颜色处理、裁剪图像、像素处理、添加滤镜等。

（3）可以配合 Python GUI（图形用户界面）工具 Tkinter 一起使用。

（4）还能实现一些较为复杂的图像处理操作，包括给图像添加水印、合成 GIF 动态效果图等。

在 Pillow 库中，有二十多个模块，还支持许多插件。其中，最常用的是 Image 模块中同名的 Image 类，其他模块都是在 Image 模块的基础上对图像做进一步的特殊处理。Pillow 库的主要模块及功能见表 8-2。

表 8-2　Pillow 库的主要模块及功能

模块	功　　能
Image	最常用的模块，用于创建、编辑图像等
ImageDraw	提供图像绘图功能，例如线条、矩形、文本等
ImageFilter	提供各种图像滤镜对图像进行滤波处理
ImageEnhance	提供图像增强功能，如色彩、亮度、对比度等
ImageColor	提供操作 RGB 颜色空间的方法，用于颜色处理
ImageFont	提供添加文本、设置字体和字体大小的方法
ImageChops	提供图像合并功能，如加法、减法等
ImageStat	提供图像数据统计功能，如最大/最小像素值、平均像素值等
ImageMode	定义了不同的图像模式
ImagePalette	管理图像的调色板
BdfFontFile	解析 BDF（BDF 是一种字体文件格式）文件
Blplib	提供查看 Warcraft III 的 .blp（Bitmap）文件的功能
PngImagePlugin	处理 PNG 格式图像文件
JpegImagePlugin	处理 JPEG 格式图像文件
SpiderImagePlugin	处理 Spider 格式图像文件
TiffImagePlugin	处理 TIFF 格式图像文件
CurImagePlugin	处理 Cur 格式图像文件
FliImagePlugin	处理 FLI 格式图像文件
PcfFontFile	处理 Pcf（字体配置文件）文件
ContainerIO	提供了打开和保存包含多个文件的图像格式的功能
FontFile	基类，用于处理字体文件
FontTools	提供字体工具，如名称和格式转换
ImageSequence	用于处理图像序列的类
PaletteFile	用于处理调色板文件的类

第三节 Image 模块和 Image 类的主要功能用法

Image 模块和 Image 类的主要功能包括图像打开和保存、图像缩放和裁剪、图像旋转和翻转、图像格式转换、图像分析、图像合成和图像动画等。同时，还包括查看图像格式和像素大小等属性。Image 模块和 Image 类的主要功能见表 8-3。

表 8-3　Image 模块和 Image 类的主要函数 / 方法 / 属性的功能

函数 / 方法 / 属性	功　　能
Image.open( )	打开图像文件
Image.new( )	新建图像
Image.merge( )	图像合并
Image.paste( )	粘贴图像
img.save( )	保存图像文件，或进行 JPEG、PNG、BMP 等图像格式转换
img.show( )	显示图像
img.copy( )	复制图像
img.resize( )	图像缩放
img.crop( )	图像裁剪
img.rotate( )	图像旋转
img.transpose( )	图像翻转
img.thumbnail( )	生成缩略图
img.histogram( )	图像分析，获取图像的直方图
img.alpha_composite( )	图像合成
img.save_all_as_gif( )	图像动画
img.split( )	将图像分解为 RGB 颜色通道
img.filename	图像名称
img.format	图像格式
img.size	以元组（宽度，高度）形式输出图像的像素值大小
img.height	输出图像的高度（像素值）
img.width	输出图像的宽度（像素值）
img.getpixel((x,y))	输出给定像素点坐标为（x,y）位置的 RGB 颜色值（像素值）

以下分别介绍各种功能的用法实践。

本节实践数据在":/Python 机器学习 202406—数据 /"文件夹中，其中有河边鸽子 pigeon200801.jpg 和 pigeon200802.jpg、雪景 snow2008.jpg、树景 trees2008.jpg 和瀑布 waterfall2008.jpg 共 5 个图像文件，见图 8-2 至图 8-6，他们将作为相关用法实践的用例图像。

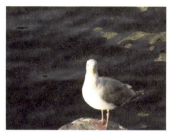
图 8-2　pigeon200801.jpg 图像

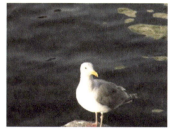
图 8-3　pigeon200802.jpg 图像

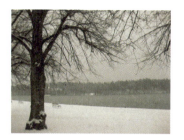
图 8-4　snow2008.jpg 图像

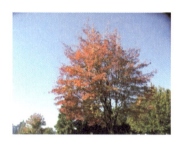
图 8-5　trees2008.jpg 图像

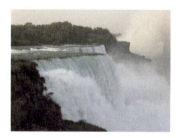
图 8-6　waterfall2008.jpg 图像

一、打开图像

1. 语法

Image.open(fp, mode="r", formats=None)，返回一个 Image 对象。

fp：为文件名（字符串），os.PathLike 对象或文件对象。

mode：是模式，如果设置，只能设为 "r"。

formats：为尝试加载文件的格式列表或元组，运行 python3-m PIL 或者通过函数 PIL.features.pilinfo( ) 可以查看全部格式集，None 表示尝试全部格式。

2. 用法示例程序

```
from PIL import Image   # 从 Pillow 库导入 Image 模块
img=Image.open('D:/Python 机器学习 202406—数据 /pigeon200801.jpg')
  # 打开给定目录中的图像文件 pigeon200801.jpg，赋值给 img
img.show( )   # 显示 img 中的 pigeon200801.jpg 图像
```

3. 运行结果

打开图像 pigeon200801.jpg，结果见图 8-7。

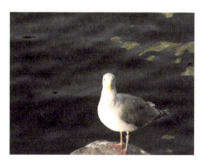
图 8-7　pigeon200801.jpg 图像

二、保存图像

1. 语法

img.save(fp,format=None,**params)

fp 为文件名（字符串），os.PathLike 对象或文件对象。format=None 覆盖可选的格式。

save( ) 方法可以将处理后的图像保存为不同格式的文件，也可以用 save( ) 方法进行图像文件格式转换。

2. 用法示例程序

from PIL import Image　# 从 Pillow 库导入 Image 模块
img=Image.open('D:/Python 机器学习 202406—数据 /trees2008.jpg')
　# 打开给定目录中的图像文件 trees2008.jpg，赋值给 img
img.save('D:/Python 机器学习 202406—数据 /trees200801.png',"PNG")
　# 将图像 img 保存为图像文件 trees200801.png，转换为 PNG 格式
img01=Image.open('D:/Python 机器学习 202406—数据 /trees200801.png')
　# 打开给定目录中的图像文件 trees200801.png，赋值给 img01
img01.show( )　# 显示 img01 中的 trees200801.png 图像

3. 运行结果

将图像 trees2008.jpg 转换为图像文件 trees200801.png，结果见图 8-8。

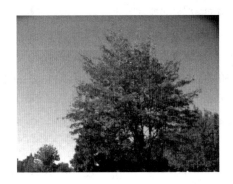

图 8-8　trees200801.png 图像

三、查看图像的属性

图像的属性包括 filename、format、mode、size、width、height、palette、info、is_animated、n_frames 和 has_transparency_data 等。

1. 用法示例程序

from PIL import Image　# 从 Pillow 库导入 Image 模块
img=Image.open('F:/Python 机器学习 202406—数据 /trees2008.jpg')
　# 打开给定目录中的图像文件 trees2008.jpg，赋值给 img
print('（1）图像的名称：',img.filename)
print('（2）图像的格式：',img.format)
print('（3）图像的大小 (宽度像素 , 高度像素)：',img.size)

print('（4）图像的高度（像素）：',img.height)
print('（5）图像的宽度（像素）：',img.width)
print('（6）图像的颜色模式：', img.mode)
print('（7）图像是否只读（1为只读）：', img.readonly)
print('（8）获取图像(100,100)像素处的RGB颜色值：',img.getpixel((100,100)))
#print('（9）图像的字典信息：', img.info)　#临时禁止运行

　　2. 运行结果

　　（1）图像的名称：F:/Python 机器学习 202406—数据 /trees2008.jpg。

　　（2）图像的格式：JPEG。

　　（3）图像的大小 (宽度像素 , 高度像素)：(2816, 2112)。

　　（4）图像的高度（像素）：2112。

　　（5）图像的宽度（像素）：2816。

　　（6）图像的颜色模式：RGB。

　　（7）图像是否只读（1为只读）：1。

　　（8）获取图像(100,100)像素处的RGB颜色值：(125,171,255)。

四、图像缩放

　　1．语法

　　img.resize(size, resample=None, box=None, reducing_gap=None)

　　size：为需要的缩放图像宽度和高度像素大小的元组数据。

　　resample=None：为可选的重采样过滤器，包括 Resampling.NEAREST、Resampling.BOX、Resampling.BILINEAR、Resampling.HAMMING、Resampling.BICUBIC 和 Resampling.LANCZOS。如果图像模式为 "1"（bi-level image）或 "P"，它的设置为 Resampling.NEAREST；如果图像模式指定了位数，如 "I;16"，则默认设为 Resampling.NEAREST。其他情况下，默认设为 Resampling.BICUBIC。

　　box：为一个可选的4个浮点数构成的元组，提供要缩放的原图像区域。这些值必须在 (0,0,width,height) 矩形内。如果省略或无，则使用整个源图像。

　　reducing_gap：通过分两步调整图像大小来优化应用，可以是 None（不执行第一步），也可以大于 1.0。

　　2．用法示例程序

from PIL import Image　# 从 Pillow 库导入 Image 模块
img=Image.open('D:/Python 机器学习 202406—数据 /snow2008.jpg')
　　# 打开给定目录中的图像文件 snow2008.jpg，赋值给 img
print('（1）图像 snow2008.jpg 的原图像像素大小：',img.size)
　　# 输出图像的大小（宽度和高度）
img.show( )　# 显示 img 中的图像 snow2008.jpg
new_size=(900,1200)　# 设置新的宽度和高度像素
img.resize(new_size).show( )
　　# 根据新设的宽度和高度像素值改变图像大小后显示图像

print('（2）调整后的图像像素大小：',img.resize(new_size).size)

3. 运行结果

（1）图像 snow2008.jpg 的原图像像素大小：(2816,2112)，见图 8-9。

（2）缩小后的图像像素大小：(900,1200)，见图 8-10。

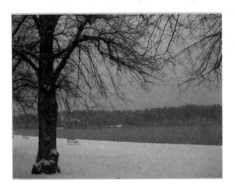
图 8-9　snow2008.jpg 原图像

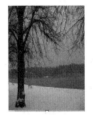
图 8-10　缩小后的图像

五、图像裁剪

1. 语法

img.crop(box=None)

box 设置裁剪矩形，为 (左 , 上 , 右 , 下) 坐标像素大小的元组。

2. 用法示例程序

from PIL import Image　# 从 Pillow 库导入 Image 模块
img=Image.open('D:/Python 机器学习 202406—数据 /pigeon200801.jpg')
　# 打开给定目录中的图像文件 pigeon200801.jpg，赋值给 img
print('（1）图像 pigeon200801.jpg 的原图像像素大小：',img.size)
box=(1000,700,2600,2100)
　# 设置裁剪的左上角坐标为 (1000,700)，右下角坐标为 (2600,2100)
img.crop(box).show( )　# 根据给定坐标裁剪图像后显示
print('（2）裁剪后的图像像素大小：',img.crop(box).size)

3. 运行结果

（1）图像 pigeon200801.jpg 的原图像像素大小：(2816,2112)。

（2）裁剪后的图像像素大小：(1600,1400)。

（3）图像 pigeon200801.jpg 裁剪后的图像，见图 8-11。

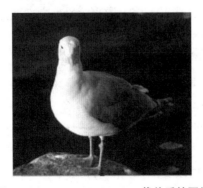
图 8-11　pigeon200801.jpg 裁剪后的图像

六、图像旋转

1. 语法

img.rotate(angle,resample=0,expand=False,center=None,translate=None,fillcolor =None)

angle 设置逆时针旋转角度。resample 设置可选的重采样滤波器（NEAREST=0，LANCZOS=1，BILINEAR=2，BICUBIC=3，BOX=4，HAMMING=5）。expand 设置是否展开。center 设置旋转中心（坐标点）。translate 设置旋转后的平移操作。fillcolor 为旋转图像外部区域设置颜色。

2. 用法示例程序

from PIL import Image # 从 Pillow 库导入 Image 模块
img=Image.open('D:/Python 机器学习 202406—数据 /waterfall2008.jpg')
 # 打开给定目录中的图像文件 waterfall2008.jpg，赋值给 img
img.show( ) # 显示原图像
img.rotate(60,resample=2,expand=True,translate=(200,200),fillcolor='green').show( )
 # 逆时针旋转 60 度，重采样滤波器设置为 BILINEAR，展开图像，旋转后平移，设置旋转图像的
 # 外部颜色，显示完成旋转的图像

3. 运行结果

图像 waterfall2008.jpg 的原图像见图 8-12，旋转平移后的图像见图 8-13。

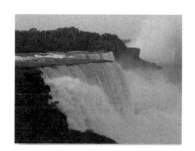
图 8-12　waterfall2008.jpg 原图像

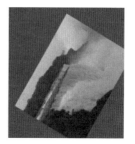
图 8-13　旋转平移后的图像

七、图像翻转

1. 语法

img.transpose(method)，返回一个 Image 对象。

参数 method 可以是 Image.FLIP_LEFT_RIGHT（0，左右翻转）、Image.FLIP_TOP_BOTTOM（1，上下翻转）、Image.ROTATE_90（2，旋转 90 度）、Image.ROTATE_180（3，旋转 180 度）、Image.ROTATE_270（4，旋转 270 度）、Image.TRANSPOSE（5，先左右翻转再旋转 90 度）或者 Image.TRANSVERSE（6，先左右翻转再旋转 -90 度）。method 的设置方式有多种，如，method=Image. Transpose.FLIP_LEFT_RIGHT，method=Image.FLIP_LEFT_RIGHT，Image.Transpose. FLIP_LEFT_ RIGHT，Image.FLIP_LEFT_RIGHT，method=0，method=1，等。或者不写参数名，只给定参数值 1、2、3、4、5 或 6。

2. 用法示例程序

from PIL import Image # 从 Pillow 库导入 Image 模块

```
img=Image.open('D:/Python 机器学习 202406—数据/pigeon200802.jpg')
    #打开给定目录中的图像文件 pigeon200802.jpg，赋值给 img
img.show( )    #显示原图像 pigeon200802.jpg
img.transpose(Image.FLIP_LEFT_RIGHT).show( )
    #将原图像左右互调位置并显示图像
img.transpose(1).show( )    #将原图像上下翻转位置并显示图像
```

3. 运行结果

图像 pigeon200802.jpg 的原图像见图 8-14，左右互调后的图像见图 8-15，上下翻转后的图像见 8-16。

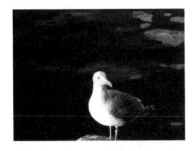 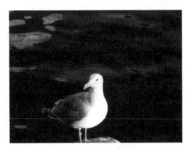 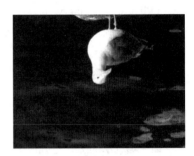

图 8-14　pigeon200802.jpg 原图像　　　图 8-15　左右互调后的图像　　　图 8-16　上下翻转后的图像

八、新建图像

1. 语法

Image.new(mode,size,color=0)

mode 设置图像的模式，如 'RGB'、'RGBA' 等，为字符串格式。size 设置图像的大小，由宽度和高度像素组成的元组。color 设置图像的颜色，默认为黑色。

2. 用法示例程序

```
from PIL import Image    #从 Pillow 库导入 Image 模块
Image.new(mode='RGB',size=(300,300),color=(255,0,0)).show( )
    #新建一个 300*300 像素大小的红色图像并显示图像
new_img=Image.new("RGBA", (300,100), "green")
    #创建一个 300*100 像素大小的绿色图像，赋值给 new_img
new_img.show( )    #显示新建的图像
```

3. 运行结果

新建图像结果见图 8-17、图 8-18。

图 8-17　新建红色图像　　　　　　　图 8-18　新建绿色图像

九、图像复制

1. 语法

img.copy( )

2. 用法示例程序

from PIL import Image   # 从 Pillow 库导入 Image 模块
img=Image.open('D:/Python 机器学习 202406－数据 /pigeon200802.jpg')
   # 打开给定目录中的图像文件 pigeon200802.jpg，赋值给 img
img.copy( ).show( )   # 复制原照片并显示

3. 运行结果

图像 pigeon200802.jpg 的复制图像结果见图 8-19。

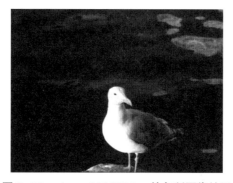

图 8-19　pigeon200802.jpg 的复制图像结果

十、图像粘贴

1. 语法

img.paste(im,box=None,mask=None)

im：表示原图或者像素值，im 的范围要小于 img。

box：表示粘贴的区域，若为 (x1,y1) 则将原图左上角对齐 (x1,y1) 点，其他超出被粘贴图像的区域被抛弃。若为 (x1,y1,x2,y2) 原图粘贴和此区域一致。若省略或为 None，则原图和被粘贴的图像左上角对齐。

mask：为可选的掩映图像。

需要注意的是，paste( ) 方法是在原图上修改它的 Image 对象，它不会返回粘贴后图像的 img 对象。如果想调用 paste( )，同时还要保持原始图像的未修改版本，则需要先复制图像，然后在副本上调用 paste( ) 方法。

2. 用法示例程序

from PIL import Image   # 从 Pillow 库导入 Image 模块
img1=Image.open('D:/Python 机器学习 202406－数据 /snow2008.jpg')
   # 打开给定目录中的图像文件 snow2008.jpg，赋值给 img1
img_obj1=img1.copy( )   # 复制原图像赋值给 img_obj1
img2=Image.open('D:/Python 机器学习 202406－数据 /pigeon200802.jpg')

\# 打开给定目录中的图像文件 pigeon200802.jpg，赋值给 img2
print('（1）原图像像素大小：',img2.size)
box=(1150,900,2400,2000)　　# 设定裁剪图像的像素坐标值
img_obj2=img2.crop(box)　　# 按照设定坐标值对图像 img2 进行裁剪赋值给 img_obj2
print('（2）裁剪图像像素大小：',img_obj2.size)
img_obj1.paste(img_obj2,(img2.size[0]-img_obj2.size[0],img2.size[1]-img_obj2.size[1]))
#img_obj1.paste(img_obj2,(1566,1012))
　　# 按照给定左上角坐标值起始将 img_obj2 粘贴到 img_obj1 中
img_obj1.show( )　　# 显示粘贴后的图像

3．运行结果

（1）原图像像素大小：(2816,2112)。

（2）裁剪图像像素大小：(1250,1100)。

（3）在图像 snow2008.jpg 中粘贴了 pigeon200802.jpg 的裁剪图像后得到的新图像见图 8-20。

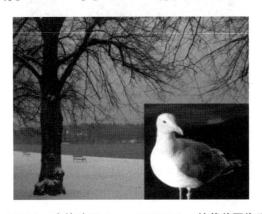

图 8-20　snow2008.jpg 中粘贴了 pigeon200802.jpg 的裁剪图像后得到的新图像

十一、图像合并

1．语法

Image.merge(mode,bands)

mode 设置输出合成图像的模式。bands 设置合并新图像的通道像素值序列，输出图像中每个通道包含一个单通道图像的像素值序列，所有通道必须具有相同的大小。使用 merge( ) 可以将一组单通道图像合并成新的多通道图像。

2．用法示例程序

from PIL import Image　　# 从 Pillow 库导入 Image 模块
img1=Image.open('D:/Python 机器学习 202406－数据 /snow2008.jpg')
　　# 打开给定目录中的图像文件 snow2008.jpg，赋值给 img1
img2=Image.open('D:/Python 机器学习 202406－数据 /trees2008.jpg')
　　# 打开给定目录中的图像文件 trees2008.jpg，赋值给 img2
R1,G1,B1=img1.split( )　　# 提取图像 img1 的 RGB 像素值
R2,G2,B2=img2.split( )　　# 提取图像 img2 的 RGB 像素值
rgb=R2,G1,B2　　# 重新组合 RGB 像素值序列，生成一个新的三通道像素值 rgb

img3=Image.merge('RGB',bands=rgb)　# 合并像素值，组成一张新的图像 img3
img3.show( )　# 显示合并成的新图像

3．运行结果

由图像 snow2008.jpg 和 trees2008.jpg 的部分像素值组合而成的新图像见图 8-21。

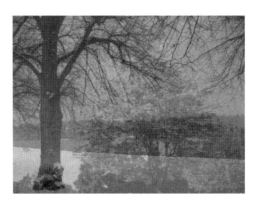

图 8-21　snow2008.jpg 和 trees2008.jpg 的部分像素值组合而成的新图像

十二、图像合成

1．语法

Image.alpha_composite(img1,img2)

img1 为第一张图像，必须是 RGBA 模式。

img2 为第二张图像，必须是 RGBA 模式，且与第一张图像大小相同。

alpha_composite( ) 方法用于将多个图像合成一张图像。

2．用法示例程序

（1）# 图像合成示例程序之一：

```
from PIL import Image,ImageDraw  # 导入 Image 模块和 ImageDraw 模块
    # 在白底上绘制黄色椭圆形
img1=Image.new('RGBA',(168,128),(255,255,255,0))
    # 根据给定的模式（'RGBA'）、大小（168*128 像素）和颜色（白色）创建新图像，返回图像
    # 对象
img1_draw=ImageDraw.Draw(img1)   # 在 img1 上绘图
img1_draw.ellipse((20,20, 168-20, 128-20),(255,200,0))
    # 在 img1 上绘制椭圆型，设置大小和颜色（黄色）
img1.show( )
    # 在白底上绘制绿色正方形
img2=Image.new('RGBA',(108,88),(255,255,255,0))
img2_draw=ImageDraw.Draw(img2)
img2_draw.rectangle((10,10,108-10,88-10),(0,128,0))
    # 在 img2 上绘制长方形，设置大小和颜色（绿色）
img2.show( )
```

# 在 img1 大小的白底上粘贴 img2
img_past=Image.new('RGBA',img1.size,(255,255,255,0))
　# 创建模式、大小与 img1 一样的白底框
img_past.paste(img2) 　# 将 img2 粘贴到白底框中
img_past.show( )
　　# 将粘贴的 img2 合并到 img1
img1_2=Image.alpha_composite(img1,img_past)
img1_2.show( )

（2）# 图像合成示例程序之二：
from PIL import Image 　# 从 Pillow 库导入 Image 模块
img1=Image.open('F:/Python 机器学习 202406—数据 /waterfall2008.jpg').convert('RGBA')
　# 打开给定目录中的图像文件 waterfall2008.jpg，转化为 'RGBA' 模式，赋值给 img1
img2=Image.open('F:/Python 机器学习 202406—数据 /pigeon200802.jpg').convert('RGBA')
　# 打开给定目录中的图像文件 pigeon200802.jpg，转化为 'RGBA' 模式，赋值给 img2
print('（2.1）pigeon200802.jpg 原图像像素大小：',img2.size)
box=(1150,900,2400,2000) 　# 设定裁剪图像的像素坐标值
img2_box=img2.crop(box) 　# 按照设定坐标值对图像 img2 进行裁剪赋值给 img2_box
print('（2.2）pigeon200802.jpg 裁剪图像像素大小：',img2_box.size)
img_new=Image.new('RGBA',img1.size,(255,255,255,0))
　# 创建模式、大小与 img1 一样的白底像框
img_new.paste(img2_box,(img2.size[0]-img2_box.size[0],img2.size[1]-img2_box.size[1]))
　# 将裁剪得到的图像 img2_box 粘贴到白底像框中，设置位置像素坐标
img_new=Image.alpha_composite(img1,img_new) 　# 将 img_new 合并到 img1 中
img_new.show( ) 　# 显示新合成的图像

　　3．运行结果
　（1）用法示例程序之一运行结果，合成过程中的系列图像见图 8-22。

 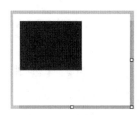 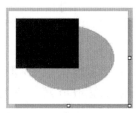

图 8-22　合成过程中的系列图像

（2）用法示例程序之二运行结果。
（2.1）pigeon200802.jpg 原图像像素大小: (2816,2112)。
（2.2）pigeon200802.jpg 裁剪图像像素大小: (1250,1100)。
（2.3）由图像 waterfall2008.jpg 和 pigeon200802.jpg 的裁剪图像合成的新图像见图 8-23。

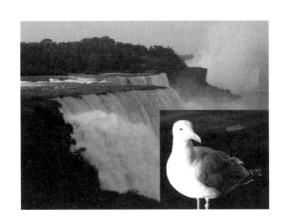

图 8-23　waterfall2008.jpg 和 pigeon200802.jpg 的裁剪图像合成的新图像

十三、改变像素生成新图像

1．语法

Image.eval(img,fun)

img 表示输入的图像。fun 表示给输入图像中的每一个像素值应用此函数，fun( ) 函数只允许接受一个整型参数，如果一个图像含有多个通道，则每个通道都会应用这个函数。

2．用法示例程序

from PIL import Image　# 从 Pillow 库导入 Image 模块

img=Image.open('F:/Python 机器学习 202406—数据 /trees2008.jpg')

　# 打开给定目录中的图像文件 trees2008.jpg，赋值给 img

img.show( )　# 显示原图像

img_eva=Image.eval(img,lambda i:i*3)　# 改变像素值（原像素值 ×3）生成新图像

img_eva.show( )　# 显示新图像

3．运行结果

图像 trees2008.jpg 的原图像和改变其像素值后生成的新图像分别见图 8-24、图 8-25。

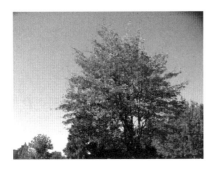　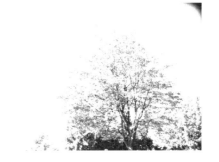

图 8-24　trees2008.jpg 原图像　　　　图 8-25　改变 trees2008.jpg 像素值后的图像

十四、生成缩略图像

1．语法

img.thumbnail(size,resample=Image.BICUBIC,reducing_gap=2.0)

size 是指定缩略图像的像素大小，是由宽度和高度像素组成的元组；resample 是可选的重

采样滤波器，可以是 Image.NEARST、Image.BOX、Image.BILINEAR、Image.HAMMING、Image.BICUBIC 或者 Image.LANCZOS，默认为 image.BICUBIC。reducing_gap 通过两步调整图像大小来应用优化，默认值为 2.0。该值越小，调整大小的速度越快。

2. 用法示例程序

```
from PIL import Image   # 从 Pillow 库导入 Image 模块
img=Image.open('D:/Python 机器学习 202406—数据 /waterfall2008.jpg')
  # 打开给定目录中的图像文件 waterfall2008.jpg，赋值给 img
print('（1）图像 waterfall2008.jpg 的原图像大小：',img.size)   # 输出原图像的大小
size=(600,200)   # 设置缩略图的像素大小
img.thumbnail(size, resample=Image.BILINEAR)
  # 按设置的 600*200 像素生成缩略图，需要注意的是图像是按照比例缩小
print('（2）图像 waterfall2008.jpg 缩略后的图像大小：',img.size)
  # 输出缩略后图像的大小
img.show( )   # 显示缩略图
```

3. 运行结果

（1）图像 waterfall2008.jpg 的原图像大小：(2816,2112)。

（2）图像 waterfall2008.jpg 缩略后的图像大小：(267,200)，见图 8-26。

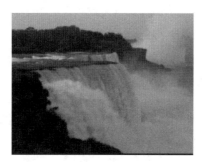

图 8-26　waterfall2008.jpg 的缩略图像

十五、图像颜色直方图

1. 语法

img.histogram(mask=None, extrema=None)

histogram( ) 方法能获取图像颜色的直方图，以便分析图像的色彩分布。它返回包含像素值频数的列表。

mask：掩模图像，如果要统计整幅图像的像素值频数分布直方图，就要把它设为 None；如果要统计图像中某一部分的像素值频数分布直方图，就要制作一个掩模图像并使用它。

extrema：手动指定的 extrema 的可选元组。

2. 用法示例程序

```
# 图像颜色（像素值频数分布）直方图
from PIL import Image   # 从 Pillow 库导入 Image 模块
img=Image.open('D:/Python 机器学习 202406—数据 /pigeon200802.jpg')
  # 打开给定目录中的图像文件 pigeon200802.jpg，赋值给 img
```

```
img.show( )    #显示图像
R,G,B=img.split( )    #RGB 通道像素分割
print('（1）RGB 通道像素值个数：',len(img.histogram( )))
print('（2）RGB 通道像素值频数的列表（直方图）：\n',img.histogram( ))
print('（3）R 通道像素值个数：',len(R.histogram( )))
print('（4）R 通道像素值频数的列表（直方图）：\n',R.histogram( ))
    #绘制原图像 RGB 通道像素值的直方图
import numpy as np    #导入 NumPy 库，取别名为 np
import matplotlib.pyplot as plt    #导入 matplotlib.pyplot 包取别名为 plt
plt.rcParams['font.sans-serif']='SimHei'    #设置中文字体为黑体
plt.rcParams['axes.unicode_minus']=False    #设置正常显示负号
pixel_values=np.asarray(img.histogram( ))
    #计算原图像 RGB 像素值频数的列表并转化为数组
plt.bar(range(256*3),pixel_values,color='gray')
    #绘制原图像 RGB 像素值的直方图，设置 x 轴 y 轴取值，设置颜色
plt.xlabel('Pixel value（RGB）')
plt.ylabel('Frequency')
plt.title(' 图 8-28 pigeon200802.jpg 的 RGB 颜色直方图 ',y=-0.25)
plt.show( )
    #绘制 R 通道像素值的直方图
pixel_values=np.asarray(R.histogram( ))
    #计算 R 通道像素值频数的列表并转化为数组
plt.bar(range(256),pixel_values,color='gray')
    #绘制 R 通道像素值直方图，设置 x 轴 y 轴取值，设置颜色
plt.xlabel('Pixel value（R）')    #设置 x 轴标签
plt.ylabel('Frequency')    #设置 y 轴标签
plt.title(' 图 8-29 pigeon200802.jpg 的 R 通道颜色直方图 ',y=-0.25)    #设置标题
plt.show( )    #显示直方图
    #绘制灰度图像素值的直方图
gray_img=img.convert('L')    #将图像转化为灰度图像
pixel_values=np.asarray(gray_img.histogram( ))
    #计算灰度图像素值频数的列表并转化为数组
print('（5）灰度图像素值个数：',len(gray_img.histogram( )))
print('（6）灰度图像素值频数的列表（直方图）：\n',gray_img.histogram( ))
plt.bar(range(256),pixel_values,color='gray')
    #绘制灰度图像素值直方图，设置 x 轴 y 轴取值，设置颜色
plt.xlabel('Pixel value（灰度图）')
plt.ylabel('Frequency')
plt.title(' 图 8-30 pigeon200802.jpg 灰度图的颜色直方图 ',y=-0.25)
plt.show( )    #显示直方图
```

3. 运行结果

（1）RGB 通道像素值个数：768。

（2）RGB 通道像素值频数的列表（直方图）：

[66, 55, 87, 149, 248, 398, 609, 985, 1375, 2055, 3057, 4518, 6354, 8467, 11748, 15572, 20729, 26907, 34915, 44262, 55161, 66379, 79060, 92101, 106204, 119811, 132701, 146059, 156853, 167288, 175060, 182603, 188598, 191690, 194651, 193619, …, 1840, 1882, 2231, 2346, 2416, 2596, 2980, 2858, 2975, 3006, 3094, 3036, 3115, 3203, 3569, 3757, 3941, 3906, 3788, 3637, 3980, 4143, 3987, 2930, 4582, 2000, 1726, 4457, 6543, 463, 6530, 371, 61111, 713]。

（3）R 通道像素值个数：256。

（4）R 通道像素值频数的列表（直方图）：

[66, 55, 87, 149, 248, 398, 609, 985, 1375, 2055, 3057, 4518, 6354, 8467, 11748, 15572, 20729, 26907, 34915, 44262, 55161, 66379, 79060, 92101, 106204, 119811, 132701, 146059, 156853, 167288, 175060, 182603, 188598, 191690, 194651, 193619, …, 1265, 1331, 1329, 1408, 1326, 1399, 1406, 1440, 1452, 1487, 1518, 1569, 1655, 1726, 1808, 1982, 2198, 2189, 2338, 2617, 3179, 3261, 3270, 3393, 3829, 4328, 4836, 5860, 13110, 90272, 41068]。

（5）灰度图像素值个数：256。

（6）灰度图像素值频数的列表（直方图）：

[0, 0, 0, 0, 0, 2, 1, 4, 14, 24, 48, 87, 218, 420, 805, 1316, 2241, 3508, 5198, 7465, 10421, 14302, 19884, 27782, 38864, 53163, 69660, 85344, 99965, 112990, 125356, 139064, 150644, 160555, 167536, 172358, 175091, 176004, 177594, 180436, 182623, …, 1392, 1360, 1314, 1373, 1521, 1479, 1400, 1377, 1418, 1350, 1405, 1418, 1534, 1585, 1630, 1712, 2027, 2037, 2008, 1949, 2084, 2198, 2498, 2483, 2989, 3460, 3628, 3536, 3572, 4121, 4662, 4204, 5219, 5605, 6160, 4871, 5142, 5604, 5252, 7506, 79837, 313]。

（7）图像 pigeon200802.jpg 原图像及其颜色直方图，分别见图 8-27 至图 8-30。

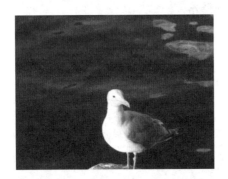

图 8-27　pigeon200802.jpg 原图像

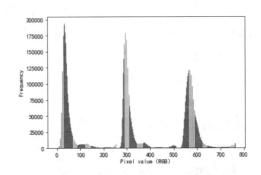

图 8-28　pigeon200802.jpg 的 RGB 颜色直方图

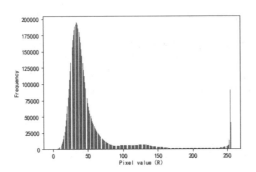

图 8-29　pigeon200802.jpg 的 R 通道颜色直方图

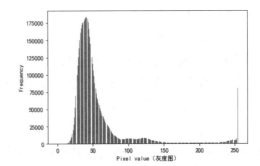

图 8-30　pigeon200802.jpg 灰度图的颜色直方图

十六、分解像素值

1. 语法

img.split( )

使用 split( ) 函数可以将图像分解为多个通道像素值元组。

2. 用法示例程序

```
# 分解像素值 (R、G、B)
from PIL import Image    # 从 Pillow 库导入 Image 模块
import numpy as np    # 导入 NumPy 库，取别名为 np
img1=Image.open('F:/Python 机器学习 202406－数据 /pigeon200801.jpg')
  # 打开给定目录中的图像文件 pigeon200801.jpg，赋值给 img1
img2=Image.open('F:/Python 机器学习 202406－数据 /waterfall2008.jpg')
  # 打开给定目录中的图像文件 waterfall2008.jpg，赋值给 img2
R1,G1,B1=img1.split( )   # 分解提取 img1 图像的 RGB 三个通道的像素值
print('（1）img1 图像的 RGB 三个通道的像素值（数组）：
print(np.asarray(R1),'\n',np.asarray(G1),'\n',np.asarray(B1))
R2,G2,B2=img2.split( )   # 分解提取 img2 图像的 RGB 三个通道的像素值
print('（2）img2 图像的 RGB 三个通道的像素值（数组）：
print(np.asarray(R2),'\n',np.asarray(G2),'\n',np.asarray(B2))
rgb=R2,G1,B1   # 重新组合像素值，生成一个新的像素值 rgb
print('（3）新组合的 RGB 三个通道的像素值（数组）：
print(np.asarray(R2),'\n',np.asarray(G1),'\n',np.asarray(B1))
img3=Image.merge('RGB',bands=rgb)   # 根据新组合的像素值，生成一张新的图像
img3.show( )   # 显示新生成的图像
```

3. 运行结果

（1）img1 图像的 RGB 三个通道的像素值（数组）：

[[21 18 19 ... 96 95 93] [24 22 20 ... 100 99 97]

 [28 26 26 ... 91 95 99]   ... ...

 [18 21 23 ... 27 26 27] [21 22 25 ... 28 27 27]

 [27 28 28 ... 26 26 27]]

[[30 30 33 ... 83 79 77] [29 29 30 ... 83 81 79]

 [26 28 32 ... 74 76 80]   ... ...

 [20 20 19 ... 30 27 26] [19 18 19 ... 31 29 28]

 [24 22 20 ... 30 29 29]]

[[45 42 42 ... 93 90 88] [48 45 42 ... 99 97 95]

 [50 49 48 ... 93 98 102]   ... ...

 [33 34 33 ... 49 55 60] [32 32 31 ... 46 52 56]

 [35 32 31 ... 41 48 52]]。

（2）img2 图像的 RGB 三个通道的像素值（数组）：

[[194 193 196 ... 191 195 194] [199 197 197 ... 192 193 193]
 [198 199 199 ... 192 191 191]   ...   .
 [19 17 15 ... 141 138 136] [19 17 16 ... 139 135 133]
 [19 18 17 ... 139 137 133]]
[[179 178 179 ... 165 167 166] [180 178 178 ... 166 167 167]
 [175 176 176 ... 169 168 168]   ...   .
 [20 18 14 ... 148 147 147] [19 17 15 ... 145 146 144]
 [16 15 14 ... 148 148 146]]
[[184 183 185 ... 176 179 178] [186 184 184 ... 175 176 176]
 [183 184 186 ... 177 176 176]   ...   .
 [14 13 10 ... 177 178 177] [11   9 10 ... 177 176 176]
 [9   8   7 ... 179 180 178]]。

（3）新组合的 RGB 三个通道的像素值（数组）：

[[194 193 196 ... 191 195 194] [199 197 197 ... 192 193 193]
 [198 199 199 ... 192 191 191]   ...   .
 [19 17 15 ... 141 138 136] [19 17 16 ... 139 135 133]
 [19 18 17 ... 139 137 133]]
[[30 30 33 ... 83 79 77] [29 29 30 ... 83 81 79]
 [26 28 32 ... 74 76 80]   ...   .
 [20 20 19 ... 30 27 26] [19 18 19 ... 31 29 28]
 [24 22 20 ... 30 29 29]]
[[45 42 42 ... 93 90 88] [48 45 42 ... 99 97 95]
 [50 49 48 ... 93 98 102]   ...   .
 [33 34 33 ... 49 55 60] [32 32 31 ... 46 52 56]
 [35 32 31 ... 41 48 52]]。

（4）由图像 pigeon200801.jpg 和 waterfall2008.jpg 像素值组合成的新图像，见图 8-31。

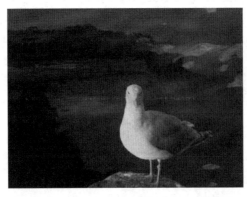

图 8-31　由 pigeon200801.jpg 和 waterfall2008.jpg 像素值组合成的新图像

第四节 ImageStat 模块图像统计

一、语法

ImageStat.Stat(img,mask)

对图像 img 进行统计，如果 mask 被赋值，则仅针对它所定义的区域进行统计。ImageStat 的图像统计函数 Stat( ) 的属性见表 8-4。

表 8-4 ImageStat 的图像统计函数 Stat( ) 的属性

ImageStat.Stat(img,mask).extrema	统计图像各通道像素点颜色值（像素值）的最小值/最大值
ImageStat.Stat(img,mask).count	统计图像各通道的像素值个数
ImageStat.Stat(img,mask).sum	统计图像各通道像素值的总和
ImageStat.Stat(img,mask).sum2	统计图像各通道像素值的平方和
ImageStat.Stat(img,mask).mean	统计图像各通道像素值的算术平均值
ImageStat.Stat(img,mask).median	统计图像各通道像素值的中位数
ImageStat.Stat(img,mask).rms	统计图像各通道像素值的均方根
ImageStat.Stat(img,mask).var	统计图像各通道像素值的方差
ImageStat.Stat(img,mask).stddev	统计图像各通道像素值的标准差

二、用法示例程序

```
#图像统计
from PIL import Image,ImageStat   # 从 Pillow 库导入 Image 和 ImageStat 模块
import numpy as np   # 导入 NumPy 库，模块取别名为 np
img=Image.open('F:/Python 机器学习 202406—数据 /pigeon200801.jpg')
  #打开给定目录中的图像文件 pigeon200801.jpg，赋值给 img
print('（1）图像模式：',img.mode)
print('（2）图像大小：',img.size,', ',img.size[0]*img.size[1])
  # 利用 ImageStat 模块的 Stat( ) 函数属性进行图像统计
img_stats=ImageStat.Stat(img)
print('（3）图像各通道像素点颜色值（像素值）的最小值/最大值：',img_stats.extrema)
print('（4）图像各通道的像素值个数：',img_stats.count)
print('（5）图像各通道所有像素值的总和：',img_stats.sum)
print('（6）图像各通道所有像素值的平方和：',img_stats.sum2)
print('（7）图像各通道所有像素值的算术平均值：\n',img_stats.mean)
print('（8）图像各通道所有像素值的中位数：',img_stats.median)
print('（9）图像各通道所有像素值的均方根：\n',img_stats.rms)
print('（10）图像各通道所有像素值的方差：\n',img_stats.var)
print('（11）图像各通道所有像素值的标准差：\n',img_stats.stddev)
```

#利用图像像素分解和基本统计函数进行图像统计
print('（12）图像各通道像素值：\n',img.split( ),'\n',np.asarray(img.split( )))
print('（13）图像各通道像素值总和：',np.asarray(img.split( )).sum( ))
R,G,B=np.asarray(img.split( ))
print('（14）图像 R、G、B 各个通道的像素值之和：\n',
    'R：',R.sum( ),'；G：',G.sum( ),'；B：',B.sum( ))
print('（15）图像 R、G、B 各个通道的像素值之平均值：\n',
    'R：',R.mean( ),'；G：',G.mean( ),'；B：',B.mean( ))
print('（16）图像 R、G、B 各个通道的像素值之方差：\n',
    'R：',R.var( ),'；G：',G.var( ),'；B：',B.var( ))
print('（17）图像 R、G、B 各个通道的像素值之标准差：\n',
    'R：',R.std( ),'；G：',G.std( ),'；B：',B.std( ))

三、运行结果

（1）图像模式：RGB。

（2）图像大小：(2816,2112)，5947392。

（3）图像各通道像素点颜色值（像素值）的最小值/最大值：[(0,255), (2,255), (0,255)]。

（4）图像各通道的像素个数：[5947392,5947392,5947392]。

（5）图像各通道所有像素值的总和：[277365418.0,292786679.0,369795603.0]。

（6）图像各通道所有像素值的平方和：[25472924326.0,24363981305.0,31367520053.0]。

（7）图像各通道所有像素值的算术平均值：
[46.636478308475375, 49.22942341786114, 62.17777523324509]。

（8）图像各通道所有像素值的中位数：[33,37,53]。

（9）图像各通道所有像素值的均方根：
[65.44494703153927, 64.00454972255214, 72.62343890035174]。

（10）图像各通道所有像素值的方差：
[2108.079982944086, 1673.0462551315952, 1408.0881447571749]。

（11）图像各通道所有像素值的标准差：
[45.9138321526758, 40.902888102572845, 37.52450059304154]。

（12）图像各通道像素值：
(<PIL.Image.Image image mode=L size=2816x2112 at 0x283E5014B50>, <PIL.Image.Image image mode=L size=2816x2112 at 0x283E50148D0>, <PIL.Image.Image image mode=L size=2816x2112 at 0x283E5014650>)。
[[[21 18 19 ... 96 95 93] [24 22 20 ... 100 99 97]
  [28 26 26 ... 91 95 99]   ... ...
  [18 21 23 ... 27 26 27] [21 22 25 ... 28 27 27]
  [27 28 28 ... 26 26 27]]
 [[30 30 33 ... 83 79 77] [29 29 30 ... 83 81 79]
  [26 28 32 ... 74 76 80]   ... ...

[20 20 19 ... 30 27 26] [19 18 19 ... 31 29 28]

[24 22 20 ... 30 29 29]]

[[45 42 42 ... 93 90 88] [48 45 42 ... 99 97 95]

[50 49 48 ... 93 98 102]   ...   .

[33 34 33 ... 49 55 60] [32 32 31 ... 46 52 56]

[35 32 31 ... 41 48 52]]]。

（13）图像各通道像素值总和：939947700。

（14）图像 R、G、B 各个通道的像素值之和：

R：277365418；G：292786679；B：369795603。

（15）图像 R、G、B 各个通道的像素值之平均值：

R：46.636478308475375；G：49.22942341786114；B：62.17777523324509。

（16）图像 R、G、B 各个通道的像素值之方差：

R：2108.0799829440834；G：1673.0462551315943；B：1408.0881447571765。

（17）图像 R、G、B 各个通道的像素值之标准差：

R：45.913832152675774；G：40.90288810257283；B：37.52450059304156。

第五节　其他模块的用法

一、图像滤镜

1. 语法

可以采用 filter( ) 方法形成图像的滤镜效果。在 ImageFilter 模块中，预先定义好了多种滤镜，可供 filter( ) 方法使用，因此，使用滤镜时要同时调用 ImageFilter 模块。

from PIL import Image,ImageFilter

img.filter(ImageFilter.Filter)

Filter 是滤镜。Image Filter 模块中的滤镜种类见表 8-5。

表 8-5　ImageFilter 模块中的滤镜种类

滤镜的种类	简写	滤镜的种类	简写
模糊滤镜	BLUR	核滤镜	Kernel(size,kernel,scale=None,offset=0)
轮廓滤镜	CONTOUR	等级滤波	RankFilter(size,rank)
细节滤镜	DETAIL	最大值滤镜	MaxFilter(size=3)
边界增强滤镜	EDGE_ENHANCE	最小值滤镜	MinFilter(size=3)
边界增强加强版滤镜	EDGE_ENHANCE_MORE	中值滤波滤镜	MedianFilter(size=3)
浮雕滤镜	EMBOSS	波形滤镜	ModeFilter(size=3)
寻找边界滤镜	FIND_EDGES	三维颜色对照表	Color3DLUT( )
平滑滤镜	SMOOTH	半径均值像素滤镜	BoxBlur(radius)
平滑滤镜加强版	SMOOTH_MORE	高斯核扩展框滤镜	GaussianBlur (radius=2)
锐化滤镜	SHARPEN	非锐掩影滤镜	UnsharpMask (radius=2,percent=150,threshold=3)

2. 用法示例程序

from PIL import Image,ImageFilter　# 从 Pillow 库导入 Image 和 ImageFilter 模块
img1=Image.open('F:/Python 机器学习 202406—数据 /pigeon200801.jpg')
　# 打开给定目录中的图像文件 pigeon200801.jpg，赋值给 img1
img2=Image.open('F:/Python 机器学习 202406—数据 /waterfall2008.jpg')
　# 打开给定目录中的图像文件 waterfall2008.jpg，赋值给 img2
img1.filter(ImageFilter.EMBOSS).show( )　# 将 img1 进行浮雕滤镜
img2.filter(ImageFilter.MaxFilter(size=15)).show( )　# 将 img2 进行最大值滤镜

3. 运行结果

图像 pigeon200801.jpg 的浮雕滤镜和 waterfall2008.jpg 的最大值滤镜结果分别见图 8-32、图 8-33。

图 8-32　pigeon200801.jpg 的浮雕滤镜图

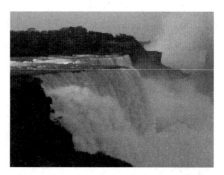
图 8-33　waterfall2008.jpg 的最大值滤镜图

二、添加水印

1. 语法

通过调用 ImageDraw 和 ImageFont 等模块中的方法，可以在图像上添加文本、形状等元素，实现水印效果。

2. 用法示例程序

＃添加水印
from PIL import Image, ImageDraw, ImageFont
　# 从 Pillow 库导入 Image,ImageDraw 和 ImageFont 模块
img=Image.open('F:/Python 机器学习 202406—数据 /trees2008.jpg')
　# 打开给定目录中的图像文件 trees2008.jpg，赋值给 img
print('（1）图像 trees2008.jpg 的原图像大小：',img.size)
img_draw=ImageDraw.Draw(img)　# 创建绘图对象
text="The maple leaf\n\n　2008"　# 设置拟添加的水印文本内容
font_size=ImageFont.truetype(font="arial.ttf",size=100)
　# 设置字体和字体大小
text_position=(img.width-800,img.height-2000)
　# 设置添加水印文本的起始像素坐标
img_draw.text(text_position,text,fill=(0,256,0),font=font_size)

\# 指定文本的位置、内容、颜色和字体等参数
img.save('F:/Python 机器学习 202406—数据 /trees2008dr.jpg')
　　\# 保存带水印的图像
imgdr=Image.open('F:/Python 机器学习 202406—数据 /trees2008dr.jpg')
　　\# 打开带水印的图像
print('（2）添加水印文本后的图像大小：',imgdr.size)
imgdr.show( )　　\# 显示带水印的图像

3．运行结果

（1）图像 trees2008.jpg 的原图像大小：(2816,2112)。

（2）添加水印文本后的图像大小：(2816,2112)。

（3）图像 trees2008.jpg 添加水印文本后的图像见图 8-34。

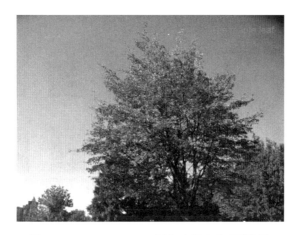

图 8-34　trees2008.jpg 添加水印文本后的图像

第六节　图像数字化处理

图像识别主要使用到计算机视觉、图像数字化技术、人工经验和机器学习算法。以五种食材的图像识别为例，图像识别主要技术步骤包括：①拍摄照片，生成图像样本数据，同时人工标注样本标签。②进行数据预处理，切割图像，提取颜色特征值。③根据颜色特征值构建图像分类的机器学习模型，评价模型。在本章第六节和第七节分别主要介绍五种食材的图像特征值提取和机器学习分类实践。

一、实践数据

现有鸡蛋、红枣、蘑菇、土豆和小番茄五种食材的照片 jpg 文件，分别有自行拍摄的图像 156、169、168、159 和 165 张，合计 817 张。其中，鸡蛋图像的文件名为 eggs001、eggs002 至 eggs156，红枣图像的文件名为 jujube001、jujube002 至 jujube169，蘑菇图像的文件名为 mushroom001、mushroom002 至 mushroom168，土豆图像的文件名为 potato001、potato002 至 potato159，小番茄图像的文件名为 tomato001、tomato002 至 tomato165。全部图像文件保存在":/Python 机器学习 202406—图像 /"文件夹中。

五种食材的部分照片及文件名组图见图 8-35。

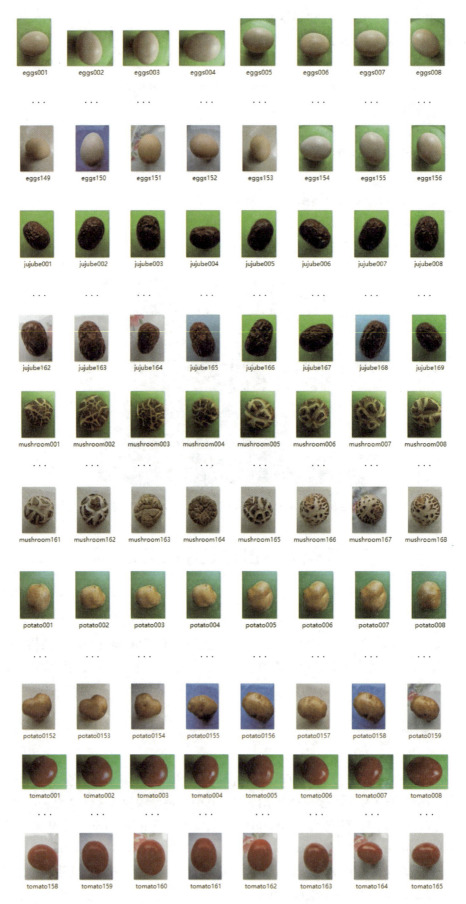

图 8-35　五种食材的部分照片及文件名组图

二、实践任务

（1）读取五种食材的原始图像文件。
（2）进行五种食材的图像切割、数据转化和特征值提取。
（3）创建包含图像特征值列名和标签列名的五种食材的数据帧，将数据帧输出保存为 Excel 文件，统计五种食材的图像数量。

三、主要技术路线

图像数字化处理的主要技术路线包括：图像切割、图像数字化和特征值提取。

（1）图像切割。首先，将人工拍摄的五种食材的各个 jpg 图像进行切割，提取中央 i×i 像素的子图像。设原始图像的大小是 M×N 像素，则截取中心区域的子图像宽度是从（M/2–i/2）个像素到（M/2+i/2）个像素，高度是从（N/2–i/2）个像素到（N/2+i/2）个像素。图像切割的目的是确保去除图像中不属于处理对象特征的杂质，以避免干扰。同时，切割得到的子图像的大小将决定计算工作量。

（2）图像数字化。将截取的图像转换成像素值矩阵，生成 RGB 三个颜色通道的像素值。

（3）特征值提取。图像特征主要包括颜色特征、纹理特征、形状特征和空间关系特征等，本例主要关注颜色特征。表达颜色特征的方式有颜色直方图和颜色矩，前者产生更多的特征维数。本例采用颜色矩来提取图像特征。各阶颜色矩的计算方法及其意义如下：

一阶颜色矩：采用一阶原点矩，即像素值的均值，反映图像的整体明暗程度。

$$E = \frac{1}{N} \times \sum pix$$

二阶颜色矩：采用二阶中心矩的平方根，即像素值的标准差，反映图像颜色的分布范围。

$$std = \sqrt{\frac{1}{N} \sum (pix-E)^2}$$

三阶颜色矩：采用三阶中心矩的立方根，即相对于像素值均值的对称性，反映图像颜色分布的对称性。

$$s = \sqrt[3]{\frac{1}{N} \sum (pix-E)^3}$$

四、实践程序

```
#图像数字化处理（全部）
from PIL import Image   # 从 Pillow 库导入 Image 包
import numpy as np   # 导入 NumPy 库，取别名为 np
import pandas as pd   # 导入 Pandas 库，取别名为 pd
import os,re   # 导入 os 模块和 re 模块
#1. 读取原始图像文件
pictureNames=[]   #设置空列表，用于存放图像名数据
```

```python
path='D:/Python 机器学习 202406—图像 /'   # 获取图像文件所在目录
fileNames=os.listdir(path)   # 获取指定目录中所有文件和子目录列表
for i in fileNames:   # 遍历图像文件名
    if re.findall(".jpg$",i) !=[ ]:
        pictureNames.append(i)
    # 搜索与正则表达式相匹配的图像文件名称字符串，$ 表示以它前面的字母结尾
    # 将搜索到的文件名添加到图像文件名列表中
print('（1）原始图像文件数量：',len(pictureNames))
print('（2）原始图像文件名（前 5 个和后 5 个）：\n',pictureNames[:5],pictureNames[-5:])
    # 2.进行图像切割、数据转化和特征值提取
n=len(pictureNames)   # 计算图像文件数据长度
data=np.zeros([n,9])   # 创建以 0 值填充的 n 行 9 列的二维数组，用于存放图像特征提取值
labels=[ ]   # 设置存放图像标签值的空列表
for i in range(n):   # 设置遍历 n 张图像的循环
    picture=Image.open(path+pictureNames[i])   # 打开并标识给定的图像文件
    M,N=picture.size   # 获取图像的像素总数
    #（1）进行图像切割（清理杂质）
    central_image=picture.crop((M/2-50,N/2-50,M/2+50,N/2+50))
    # 指定裁剪区域的左上角和右下角坐标，从原始图像中裁剪出中心区域
    #（2）进行图像数字化
    R,G,B=central_image.split( )   # 将原始图像的中心区域分割为 RGB 三个颜色通道
    Rpixel=np.asarray(R)   # 取出 R 通道像素值
    Gpixel=np.asarray(G)   # 取出 G 通道像素值
    Bpixel=np.asarray(B)   # 取出 B 通道像素值
    #（3）进行特征值提取
    def cube_root(x):
        dev_cube=np.mean((x-x.mean( ))**3)
        return np.sign(dev_cube)*abs(dev_cube)**(1/3)
    # 根据公式，自定义计算三阶颜色矩的函数，其中 np.sign( ) 函数取数据符号，abs( ) 取绝对值
    data[i,0]=Rpixel.mean( )   # 调用函数提取 R 通道的一阶颜色矩存放到 data 中第 1 列
    data[i,1]=Gpixel.mean( )   # 调用函数提取 G 通道的一阶颜色矩存放到 data 中第 2 列
    data[i,2]=Bpixel.mean( )   # 调用函数提取 B 通道的一阶颜色矩存放到 data 中第 3 列
    data[i,3]=Rpixel.std( )   # 调用函数提取 R 通道的二阶颜色矩存放到 data 中第 4 列
    data[i,4]=Gpixel.std( )   # 调用函数提取 G 通道的二阶颜色矩存放到 data 中第 5 列
    data[i,5]=Bpixel.std( )   # 调用函数提取 B 通道的二阶颜色矩存放到 data 中第 6 列
    data[i,6]=cube_root(Rpixel)   # 调用自定义函数提取 R 通道的三阶颜色矩存放到 data 中第 7 列
    data[i,7]=cube_root(Gpixel)   # 调用自定义函数提取 G 通道的三阶颜色矩存放到 data 中第 8 列
    data[i,8]=cube_root(Bpixel)   # 调用自定义函数提取 B 通道的三阶颜色矩存放到 data 中第 9 列
    label=pictureNames[i][0:4]   # 将图像名的索引号为 0:4 的值截取为图像标签赋值给 label
    labels.append(label)   # 将各个图像的标签名添加到标签列表中
```

print('（1）图像裁剪中心区域特征提取值：\n',data)
print('（2）图像标签值（前5个和后5个）：\n',labels[0:5],labels[-6:-1])
　　#3.创建含图像特征值列名和标签列名的五种食材的数据帧，将数据帧输出保存为Excel文件，
　　#统计五种食材的图像数量
dataF=pd.DataFrame(data,columns=['Rmean','Gmean','Bmean','Rstd','Gstd','Bstd','Rcuberoot','Gcuberoot',
'Bcuberoot'])
dataF['Category']=labels
　　#创建设置特征值列名和标签列名的数据帧
print('（1）中心区域图像特征提取值及对应标签：\n',dataF)
print('（2）五种食材的图像数量：\n',dataF.groupby('Category')['Category'].count( ))
print('（3）将五种食材的图像特征值输出保存为"五种食材图像特征值.xlsx"文件 ')
dataF.to_excel('D:/Python机器学习202406－数据/五种食材图像特征值.xlsx')

五、实践结果

1．读取五种食材的原始图像文件结果

（1）原始图像文件数量：817。

（2）原始图像文件名（前5个和后5个）：

['eggs001.jpg', 'eggs002.jpg', 'eggs003.jpg', 'eggs004.jpg', 'eggs005.jpg'] ['tomato161.jpg', 'tomato162.jpg', 'tomato163.jpg', 'tomato164.jpg', 'tomato165.jpg']。

2．五种食材的图像切割、图像数字化和特征值提取结果

（1）图像裁剪中心区域特征提取值：

[[137.0322　120.244　102.5069　…　1.69314591　1.49148646　1.16496278]
[124.7432　112.0688　99.2179　…　-0.77634516　-1.11586362　-0.64403496]
[124.8295　112.3449　99.1　…　0.77741848　0.73710351　0.73508306]
　…　　　…　　　…　　　…　　　…　　　…　　　…
[112.0405　9.7786　14.6786　…　-1.07840502　-0.6826767　0.94877352]
[116.5756　7.7927　12.5652　…　-1.05100988　-0.36317257　-0.84507916]
[112.3258　8.624　12.6561　…　-1.30459857　-0.27765193　-0.93757146]]。

（2）图像标签值（前5个和后5个）：

['eggs', 'eggs', 'eggs', 'eggs', 'eggs'] ['toma', 'toma', 'toma', 'toma', 'toma']。

3．创建含图像特征值列名和标签列名的五种食材的数据帧，将数据帧输出保存为Excel文件，统计五种食材的图像数量结果

（1）中心区域图像特征提取值及对应标签：

	Rmean	Gmean	Bmean	...	Gcuberoot	Bcuberoot	Category
0	137.0322	120.2440	102.5069	...	1.491486	1.164963	eggs
1	124.7432	112.0688	99.2179	...	-1.115864	-0.644035	eggs
2	124.8295	112.3449	99.1000	...	0.737104	0.735083	eggs
3	121.5555	108.0171	98.9324	...	0.904853	0.396337	eggs

4	100.4748	89.9473	80.2489	...	-1.129945	1.267328	eggs
..	...	...	...	...	...	...	...
812	107.7604	8.0693	15.4117	...	0.718213	-1.021816	toma
813	119.7467	8.8479	12.0225	...	-0.426074	-1.124967	toma
814	112.0405	9.7786	14.6786	...	-0.682677	0.948774	toma
815	116.5756	7.7927	12.5652	...	-0.363173	-0.845079	toma
816	112.3258	8.6240	12.6561	...	-0.277652	-0.937571	toma

[817 rows x 10 columns]。

（2）五种食材的图像数量：

Category
eggs   156
juju   169
mush   168
pota   159
toma   165

Name: Category, dtype: int64。

（3）将五种食材的图像特征值输出保存为"五种食材图像特征值.xlsx"文件。

该文件数据前5行见表8-6。

表8-6　五种食材图像特征值Excel文件数据前5行

Index	Rmean	Gmean	Bmean	Rstd	Gstd	Bstd	Rcuberoot	Gcuberoot	Bcuberoot	Category
0	137.0322	120.244	102.5069	2.267677922	2.490916297	2.169274623	1.693145913	1.491486463	1.164962784	eggs
1	124.7432	112.0688	99.2179	1.732932128	1.643187926	1.153698223	-0.776345157	-1.115863622	-0.644034963	eggs
2	124.8295	112.3449	99.10	1.494466376	1.69627356	1.616786937	0.777418484	0.737103509	0.735083058	eggs
3	121.5555	108.0171	98.9324	1.521354577	1.551195536	1.442092313	-0.998351782	0.904853023	0.396337247	eggs
4	100.4748	89.9473	80.2489	2.41800847	1.862558109	1.989660471	1.729076705	-1.129944743	1.2673283	eggs

第七节　图像分类

一、采用单一分类算法进行图像分类

（一）实践数据

实践数据为本章第六节生成的"五种食材图像特征值.xlsx"文件数据。

（二）实践任务

（1）导入"五种食材图像特征值.xlsx"文件数据。

（2）拆分数据，利用多层感知器分类算法（MLPC）构建五种食材图像分类训练模型，利用测试集数据对训练模型进行评估。

（3）利用训练模型和测试集数据进行五种食材图像分类预测，构建预测类别与实际类别的数据帧。

（4）构建食材种类预测结果验证的混淆矩阵，绘制混淆矩阵图。

（三）实践程序

```
# 多层感知机（食材分类）
# 1. 导入数据
import pandas as pd   # 导入 Pandas 库，取别名为 pd
data=pd.read_excel('D:/Python 机器学习 202406—数据/五种食材图像特征值.xlsx')
    # 读取五种食材图像特征值.xlsx 数据文件数据生成数据帧
print(' 待分析数据前 5 行：\n',data.head( ))
    # 2. 拆分数据，MLPC 模型训练和评估
from sklearn.model_selection import train_test_split   # 导入拆分数据函数
x_train,x_test,y_train,y_test=train_test_split(data.iloc[:,1:10],
        data.iloc[:,10],test_size=0.2,random_state=2)
    # 随机拆分为训练集和测试集自变量（索引号 1:10 列）和因变量（索引号为 10 的列）
    # 定义随机测试样本比例，定义随机数种子
from sklearn.neural_network import MLPClassifier   # 导入多层感知器类
model=MLPClassifier(max_iter=300)   # 建立多层感知器分类算法模型
model.fit(x_train,y_train)   # 拟合训练模型
    # 模型评估
print(' （1）%s（Score）：%0.2f%%' % ('MLPC 分类模型预测食材类别结果准确率 ',
        model.score(x_test,y_test)*100))   # 计算并输出模型预测结果准确率（%）
from sklearn.metrics import accuracy_score,precision_score,recall_score
    # 导入准确率、精确度和召回率函数
y_predict=model.predict(x_test)   # 计算模型对测试集预测值
print(' （2）MLPC 分类模型预测食材类别结果（前 10 个）：\n',y_predict[0:10])
accuracy=accuracy_score(y_test,y_predict)   # 计算准确率
precision=precision_score(y_test,y_predict,average='macro')  # 计算精确度
    # 'average' 参数可以是 'macro'（宏）、'binary'（二分类）、'micro'（微）
    # 'weighted'（加权）、'samples'（样本）或 None（无），默认为 'binary' 适用于二分类。
recall=recall_score(y_test,y_predict,average='macro')   # 计算召回率
print(' （3）%s（accuracy）：%0.2f%%' % (' 准确率 ',accuracy*100))
print(' （4）%s（precision）：%0.2f%%' % (' 精确度 ',precision*100))
print(' （5）%s（recall）：%0.2f%%' % (' 召回率 ',recall*100))
from sklearn.metrics import precision_recall_fscore_support
    # 导入精确度、召回率和 F1 分值等计算函数
Pre_Rec_Fs=precision_recall_fscore_support(y_test,y_predict,average='macro')
    # 计算精确度、召回率和 F1 分值
print(' （6）精确度、召回率和 F1 分值等：\n',Pre_Rec_Fs)   # 输出结果
    # 3. 模型预测，构建预测类别与实际类别的数据帧
probs=model.predict_proba(x_test)   # 预测测试集食材分类的概率
```

predDF=pd.DataFrame(probs)　#转化为数据帧
predDF['预测类别']=y_predict
predDF['实际类别']=list(y_test)
print('MLPC 分类模型预测食材类别与实际类别结果：\n',predDF)
　　#4.构建食材种类预测结果验证的混淆矩阵及其可视化
import matplotlib.pyplot as plt　#导入 matplotlib.pyplot 包取别名为 plt
plt.rcParams['font.sans-serif']=['SimHei']　#设置字体为中文黑体，用来正常显示中文标签
plt.rcParams['axes.unicode_minus']=False　#设置正常显示负号
from sklearn.metrics import confusion_matrix　#导入混淆矩阵函数
from sklearn.metrics import ConfusionMatrixDisplay　#导入混淆矩阵可视化函数
y_predict=model.predict(x_test)　#模型对测试集预测
confusion_Mx=confusion_matrix(y_test,y_predict)　#构建实际类别与预测类别的混淆矩阵
print('（1）MLPC 分类模型预测食材种类结果验证混淆矩阵：\n',confusion_Mx)
disp=ConfusionMatrixDisplay(confusion_matrix=confusion_Mx,display_labels=model.classes_)
disp.plot(colorbar=False)　#可视化混淆矩阵
plt.xlabel('预测类别',fontsize=11)
plt.ylabel('实际类别',fontsize=11)
plt.title('图 8-36 MLPC 分类模型预测食材种类结果验证混淆矩阵图',y=-0.25,fontsize=13)
　　#设置图的标题、垂直位置和字体大小
plt.show( )　#输出图形
　　（四）实践结果
　　1.导入数据结果
　　待分析数据前 5 行：

Unnamed:	0	Rmean	Gmean	...	Gcuberoot	Bcuberoot	Category
0	0	137.0322	120.2440	...	1.491486	1.164963	eggs
1	1	124.7432	112.0688	...	-1.115864	-0.644035	eggs
2	2	124.8295	112.3449	...	0.737104	0.735083	eggs
3	3	121.5555	108.0171	...	0.904853	0.396337	eggs
4	4	100.4748	89.9473	...	-1.129945	1.267328	eggs

[5 rows x 11 columns]。
　　2.拆分数据，MLPC 模型训练和评估结果
　　（1）MLPC 分类模型预测食材类别结果准确率（Score）：96.95%。
　　（2）MLPC 分类模型预测食材类别结果（前 10 个）：
['mush' 'pota' 'eggs' 'juju' 'eggs' 'juju' 'juju' 'juju' 'eggs' 'juju']。
　　（3）准确率（accuracy）：96.95%。
　　（4）精确度（precision）：97.09%。
　　（5）召回率（recall）：97.01%。
　　（6）精确度、召回率和 F1 分值等：
(0.9709130781499201, 0.9701026159849689, 0.9701264096307796, None)。

3. 模型预测，构建预测类别与实际类别的数据帧结果

MLPC 分类模型预测食材类别与实际类别结果：

	0	1	2	...	4	预测类别	实际类别
0	7.611836e-10	1.578106e-08	9.738598e-01	...	4.046833e-12	mush	mush
1	3.738565e-07	1.217521e-07	7.647756e-03	...	1.472073e-10	pota	pota
2	9.897214e-01	5.778977e-07	4.925831e-04	...	1.198216e-07	eggs	eggs
3	4.673096e-03	9.689857e-01	1.137415e-02	...	2.395291e-03	juju	juju
4	9.775843e-01	2.392619e-06	8.164589e-04	...	5.180095e-07	eggs	eggs
...	...	...	...	...	...	...	...
159	4.003139e-05	1.914388e-06	1.378137e-02	...	4.147400e-09	pota	pota
160	1.707782e-05	2.379352e-05	2.304744e-02	...	1.072600e-07	pota	pota
161	1.270607e-10	6.332095e-06	9.999384e-01	...	4.558446e-13	mush	mush
162	1.727699e-13	1.425565e-03	9.985674e-01	...	2.090047e-15	mush	mush
163	2.873154e-08	6.268488e-05	2.487233e-11	...	9.999372e-01	toma	toma

[164 rows x 7 columns]。

4. 构建食材种类预测结果验证的混淆矩阵及其可视化结果

（1）MLPC 分类模型预测食材种类结果验证混淆矩阵：

[[29 0 1 0 0]

[0 36 0 1 0]

[0 1 32 1 0]

[0 0 0 30 0]

[0 1 0 0 32]]。

（2）MLPC 分类模型预测食材种类结果验证混淆矩阵图见图 8-36。

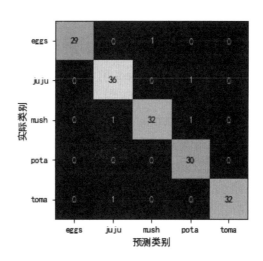

图 8-36 MLPC 分类模型预测食材种类结果验证混淆矩阵图

二、从多种学习算法中选择最佳模型进行图像分类

（一）实践数据

实践数据为本章第六节生成的"五种食材图像特征值.xlsx"文件。

（二）实践任务

通过搜索多种分类学习算法及其超参数来选择五种食材图像的最佳分类模型。候选的分类学习算法包括逻辑回归、决策树、随机森林、支持向量机和多层感知器五种，各候选算法的超参数应适合特征数据和模型要求。具体任务如下：

（1）导入和拆分数据为训练集和测试集。

（2）采用穷举搜索选择最佳分类算法模型，计算交叉验证得分，输出优选算法模型及其参数。

（3）构建食材种类优选模型预测结果验证的混淆矩阵并进行可视化。

（三）实践程序

```
#食材分类工作流机器学习（逻辑回归决策树随机森林支持向量机多层感知器）
#1.导入和拆分数据为训练集和测试集
import pandas as pd   #导入 Pandas 库，取别名为 pd
data=pd.read_excel('F:/Python 机器学习 202406－数据/五种食材图像特征值.xlsx')
  #读取五种食材图像特征值.xlsx 数据文件数据生成数据帧
print('（1）待分析数据前 5 行：\n',data.head(5))
from sklearn.model_selection import train_test_split   #导入拆分数据函数
x_train,x_test,y_train,y_test=train_test_split(data.iloc[:,1:10],
        data.iloc[:,10],test_size=0.2,random_state=2)
  #随机拆分为训练集和测试集自变量（索引号 1:10 列）和因变量（索引号为 10 的列）
  #定义随机测试样本比例，定义随机数种子
print('（2）训练集特征数据前 5 行：\n',x_train.head(5))
print('（3）训练集标签数据前 5 行：\n',y_train.head(5))
print('（4）测试集特征数据前 5 行：\n',x_test.head(5))
print('（5）测试集标签数据前 5 行：\n',y_test.head(5))
    #2.构建逻辑回归等五个候选分类器工作流，采用穷举搜索选择最佳分类算法模型
import numpy as np   #导入 NumPy 库，取别名为 np
from sklearn.linear_model import LogisticRegression   #导入 LogisticRegression 类
from sklearn.tree import DecisionTreeClassifier   #导入 DecisionTreeClassifier 类
from sklearn.ensemble import RandomForestClassifier   #导入 RandomForestClassifier 类
from sklearn.svm import SVC   #导入 SVC 分类器
from sklearn.neural_network import MLPClassifier   #导入 MLPClassifier 类
from sklearn.pipeline import Pipeline   #导入 Pipeline 函数
from sklearn.model_selection import GridSearchCV   #导入 GridSearchCV 类
from sklearn.model_selection import cross_val_score   #导入 cross_val_score 函数
np.random.seed(0)
```

''' 设置随机数生成器的种子为 0，以保证每次运行程序时所生成的随机数序列相同，方便进行可重复的测试和调试程序。'''
```python
pipe=Pipeline([('classifier',LogisticRegression())])
    # 创建多个候选分类器工作流，'classifier' 为候选分类器
    # 其中 LogisticRegression() 也可以换成其他候选分类器之一
Logistic_dict={'classifier':[LogisticRegression(max_iter=500,solver='liblinear')],
            'classifier__penalty':['l1','l2'],
            'classifier__C':np.logspace(0,4,10)}
    # 创建 LogisticRegression 分类器的候选超参数字典，候选超参数应适合数据和模型
Tree_dict={'classifier':[DecisionTreeClassifier()],
            'classifier__min_samples_split':[2,4],
            'classifier__max_features':[1,2,3]}
    # 创建 DecisionTreeClassifier 分类器的候选超参数字典，候选超参数应适合数据和模型
Forest_dict={'classifier':[RandomForestClassifier()],
            'classifier__min_samples_split':[2,4],
            'classifier__max_features':[1,2,3]}
    # 创建 RandomForestClassifier 分类器的候选超参数字典，候选超参数应适合数据和模型
SVC_dict={'classifier':[SVC()],
            'classifier__kernel':['poly','rbf','sigmoid'],
            'classifier__max_iter':[-1]}
    # 创建 SVC 分类器的候选超参数字典，候选超参数应适合数据和模型
MLPC_dict={'classifier':[MLPClassifier()],
            'classifier__activation':["identity","logistic","tanh","relu"],
            'classifier__max_iter':[500,1000]}
    # 创建 MLPClassifier 分类器的候选超参数字典，候选超参数应适合数据和模型
search_space=[Logistic_dict,Tree_dict,Forest_dict,SVC_dict,MLPC_dict]
    # 创建五个候选分类器及其超参数的搜索空间列表
gridsearch=GridSearchCV(pipe,search_space,cv=5)
    # 创建穷举搜索工作流交叉验证算法模型，设置 5 折交叉验证
best_model=gridsearch.fit(x_train,y_train)    # 对数据进行拟合，得到优选算法模型
print('（1）嵌套交叉验证得分：',cross_val_score(gridsearch,x_train,y_train).mean())
print('（2）优选算法模型：\n',best_model.best_estimator_)
best_calssifier_params=best_model.best_estimator_.get_params()
    # 返回优选算法模型及其参数
print('（3）优选算法模型及其参数：\n',best_calssifier_params)
y_pred=best_model.predict(x_test)    # 根据优选模型利用测试集特征值预测分类标签
print('（4）测试集分类标签预测值前 5 个：',y_pred[0:5])
    # 3. 构建食材种类优选模型预测结果验证的混淆矩阵及其可视化
import matplotlib.pyplot as plt    # 导入 matplotlib.pyplot 包取别名为 plt
plt.rcParams['font.sans-serif']=['SimHei']    # 设置字体为中文黑体，用来正常显示中文标签
```

```
plt.rcParams['axes.unicode_minus']=False    # 设置正常显示负号
from sklearn.metrics import confusion_matrix    # 导入混淆矩阵函数
from sklearn.metrics import ConfusionMatrixDisplay    # 导入混淆矩阵可视化函数
confusion_Mx=confusion_matrix(y_test,y_pred)    # 构建实际类别与预测类别的混淆矩阵
print('（1）优选模型预测食材种类结果验证混淆矩阵：\n',confusion_Mx)
disp=ConfusionMatrixDisplay(confusion_matrix=confusion_Mx,display_labels=best_model.classes_)
    # 可视化混淆矩阵
disp.plot(colorbar=True)    # 显示图例色条
plt.xlabel(' 预测类别 ',fontsize=11)    # 设置横轴标目及字体大小
plt.ylabel(' 实际类别 ',fontsize=11)    # 设置纵轴标目及字体大小
plt.title(' 图 8-37 优选模型预测食材种类结果验证混淆矩阵图 ',y=-0.25,fontsize=13)
    # 设置图的标题、垂直位置和字体大小
plt.show( )    # 输出图形
```

（四）实践结果

1．导入和拆分数据为训练集和测试集结果

（1）待分析数据前5行：

Unnamed:	0	Rmean	Gmean	...	Gcuberoot	Bcuberoot	Category
0	0	137.0322	120.2440	...	1.491486	1.164963	eggs
1	1	124.7432	112.0688	...	-1.115864	-0.644035	eggs
2	2	124.8295	112.3449	...	0.737104	0.735083	eggs
3	3	121.5555	108.0171	...	0.904853	0.396337	eggs
4	4	100.4748	89.9473	...	-1.129945	1.267328	eggs

[5 rows x 11 columns]

（2）训练集特征数据前5行：

	Rmean	Gmean	Bmean	...	Rcuberoot	Gcuberoot	Bcuberoot
502	111.8934	74.6879	37.1350	...	-6.752087	-5.908541	-2.319873
779	123.5867	3.9147	1.3759	...	-0.826871	0.450112	1.055732
275	20.9003	8.6765	2.6438	...	4.454679	2.681877	2.209636
589	133.9198	95.8885	51.9380	...	3.301850	4.649238	7.262202
699	87.0840	4.5097	1.5431	...	-0.501053	-0.579327	0.644484

[5 rows x 9 columns]

（3）训练集标签数据前5行：

502   pota

779   toma

275   juju

589   pota

699   toma

Name: Category, dtype: object

（4）测试集特征数据前5行：

	Rmean	Gmean	Bmean	...	Rcuberoot	Gcuberoot	Bcuberoot
398	103.5482	78.7039	41.3472	...	-9.148293	5.810174	6.828606
598	142.1440	101.1847	60.7354	...	6.009594	9.966332	13.120050
109	125.4442	108.4868	96.6687	...	-1.421983	-0.706313	0.280945
322	28.0210	10.9246	4.6056	...	1.600055	0.591320	0.864240
15	115.3704	97.3805	83.4557	...	0.807151	0.827369	0.993373

[5 rows x 9 columns]

（5）测试集标签数据前5行：

398   mush
598   pota
109   eggs
322   juju
15   eggs
Name: Category, dtype: object

2. 采用穷举搜索法选择最佳分类算法模型结果

（1）嵌套交叉验证得分：0.9540927774515561。

（2）优选算法模型：

Pipeline(steps=[('classifier',
                MLPClassifier(activation='logistic', max_iter=500))])。

（3）优选算法模型及其参数：

{'memory': None, 'steps': [('classifier', MLPClassifier(activation='logistic', max_iter=500))], 'verbose': False, 'classifier': MLPClassifier(activation='logistic', max_iter=500), 'classifier__activation': 'logistic', 'classifier__alpha': 0.0001, 'classifier__batch_size': 'auto', 'classifier__beta_1': 0.9, 'classifier__beta_2': 0.999, 'classifier__early_stopping': False, 'classifier__epsilon': 1e-08, 'classifier__hidden_layer_sizes': (100,), 'classifier__learning_rate': 'constant', 'classifier__learning_rate_init': 0.001, 'classifier__max_fun': 15000, 'classifier__max_iter': 500, 'classifier__momentum': 0.9, 'classifier__n_iter_no_change': 10, 'classifier__nesterovs_momentum': True, 'classifier__power_t': 0.5, 'classifier__random_state': None, 'classifier__shuffle': True, 'classifier__solver': 'adam', 'classifier__tol': 0.0001, 'classifier__validation_fraction': 0.1, 'classifier__verbose': False, 'classifier__warm_start': False}。

（4）测试集分类标签预测值前5个：['mush' 'pota' 'eggs' 'juju' 'eggs']。

3. 构建食材种类优选模型预测结果验证的混淆矩阵及其可视化结果

（1）优选模型预测食材种类结果验证混淆矩阵：

[[29 0 1 0 0]
 [0 36 0 1 0]
 [0 0 34 0 0]
 [0 0 1 29 0]
 [0 0 0 0 33]]

（2）优选模型预测食材种类结果验证混淆矩阵图，见图8-37。

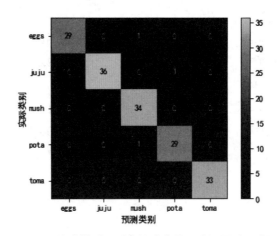

图 8-37 优选模型预测食材种类结果验证混淆矩阵图

主要参考文献

[1] 周志华. 机器学习[M]. 北京：清华大学出版社，2016.

[2] 颜虹. 医学统计学[M]. 2版. 北京：人民卫生出版社，2010.

[3] 曾四清. Python卫生健康统计分析与可视化——方法与实践[M]. 广州：中山大学出版社，2024.

[4] 薛靖波，夏尚，李召军，等. 基于无人机影像深度学习算法的血吸虫病家畜传染源智能识别研究[J]. 中国血吸虫病防治杂志，2023，35（2）：121-126.

[5] 王畅，熊汉江，涂建光，等. 无人机影像的松材线虫病半监督学习检测方法[J]. 武汉大学学报（信息科学版），2023，DOI：10.13203/j.whugis20220634.

[6] 中国高血压防治指南修订委员会，等. 中国高血压防治指南（2018年修订版）. 中国心血管杂志[J]. 2019，24（1）：24-56.

[7] [美]Albon. Python机器学习手册 从数据预处理到深度学习[M]. 韩慧昌，林然，徐江，译. 北京：电子工业出版社，2019.

[8] [美]萨拉赫. 机器学习基础——基于Python和scikit-learn的机器学习应用[M]. 邹伟，译. 北京：中国水利水电出版社，2020.

[9] 刘经纬，陈佳明. 创新创业+新工科教学质量提升研究——零基础学会Python人工智能[M]. 北京：首都经济贸易大学出版社，2020.

[10] 蒋良孝，胡成玉. 机器学习[EB/OL]. （2020-08-10）[2020-11-29］. https://www.icourse163.org/course/CUG-1003556007.

[11] 李侃，刘琼昕，毛先领，等. 机器学习[EB/OL]. （2023-02-20）[2023-06-15］. https://www.icourse163.org/course/BIT-1449601164?tid=1470107512.

[12] 礼欣，嵩天. Python机器学习应用[EB/OL]. （2017-05-16）[2020-11-04］. https://www.icourse163.org/learn/BIT-1001872001?tid=1001965001.

[13] 张朋，庞天晓，梁克维. 机器学习与人工智能[EB/OL]. （2021-04-05）[2021-07-09］. https://www.icourse163.org/course/ZJU-1206689820?tid=1464082448.

[14] Anaconda Inc. Anaconda Distribution[EB/OL]. （2023-09-29）[2023-11-08］. https://docs.anaconda.com/anaconda/.

[15] The Matplotlib development team. Matplotlib: Visualization with Python[EB/OL]. （2023-09-13）[2023-12-25］. https://matplotlib.org/.

[16] Scikit-learn developers（BSD License）. API Reference[EB/OL]. [2024-04-15］. https://scikit-learn.org/stable/api/index.html.

[17] Scikit-learn developers（BSD License）. User Guide—scikit-learn 1.5.2 documentation[EB/OL]. [2024-10-23］. https://scikit-learn.org/stable/user_guide.html.

[18] PEDREGOSA F, GAËL VAROQUAUX, GRAMFORT A, et al. Scikit-learn: machine learning in python[J]. JMLR, 2011, 12（85）：2825-2830.

[19] JEFFREY A. Clark and contributors. Pillow [EB/OL]. [2024-07-20]. https://pillow.readthedocs.io/en/stable/.

[20] 张敏. Python 数据分析与数据挖掘培训教材[Z]. 北京软数信息技术研究院, 广州泰迪智能科技有限公司, 2019.

[21] 利国. 机器学习模型在晚期血吸虫病预后预测中的应用研究[D]. 武汉: 华中科技大学, 2018.

[22] 张宁, 宁宁, 王冰洁, 等. 基于 LASSO 回归模型的四川省医疗服务需求分析与预测研究[J]. 中国急救复苏与灾害医学杂志, 2023, 18(11): 1448-1451.